MTA 特性与临床应用
Mineral Trioxide Aggregate
Properties and Clinical Applications

WILEY

MTA 特性与临床应用

Mineral Trioxide Aggregate
Properties and Clinical Applications

（美）穆罕默德·特拉白哲德
（Mahmoud Torabiejad） 主编

凌均棨　韦　曦　主审

黄湘雅　何文喜　主译

北方联合出版传媒（集团）股份有限公司
辽宁科学技术出版社
沈　阳

图文编辑

纪凤薇 康 鹤 刘 娜 王静雅 刘 菲 曹 勇 杨 洋 肖 艳 冯 琳 高世斌 丁 阳

This is translation of Mineral Trioxide Aggregate Properties and Clinical Applications,
Edited by Dr. Mahmoud Torabinejad, first published 2014
ISBN 978-1-1184-0128-6
© 2014 by John Wiley & Sons, Inc.

图书在版编目（CIP）数据

MTA特性与临床应用 /（美）穆罕默德·特拉白哲德（Mahmoud Torabiejad）主编；黄湘雅，何文喜主译. —沈阳：辽宁科学技术出版社，2020.3
ISBN 978-7-5591-1430-3

Ⅰ.①M… Ⅱ.①穆… ②黄… ③何… Ⅲ.①口腔科学 Ⅳ.①R78

中国版本图书馆CIP数据核字（2019）第282460号

出版发行：辽宁科学技术出版社
　　　　　（地址：沈阳市和平区十一纬路25号　邮编：110003）
印 刷 者：广州市番禺艺彩印刷联合有限公司
经 销 者：各地新华书店
幅面尺寸：210mm×285mm
印　　张：22
插　　页：4
字　　数：450千字
出版时间：2020年3月第1版
印刷时间：2020年3月第1次印刷
责任编辑：苏 阳 陈 刚 殷 欣
封面设计：袁　舒
责任校对：王春茹

书　　号：ISBN 978-7-5591-1430-3
定　　价：198.00元

投稿热线：024-23280336
邮购热线：024-23284502
E-mail:cyclonechen@126.com
http://www.lnkj.com.cn

编者名单
Contributors

Seung-Ho Baek, DDS, MSD, PhD
Professor, Department of Conservative Dentistry
Seoul National University,
School of Dentistry
Jongno-Gu, Seoul, Korea

David W. Berzins, PhD
Graduate Program Director for Dental Biomaterials
Associate Professor,
General Dental Sciences
Marquette University
Milwaukee, Wisconsin, USA

George Bogen, DDS
Private Practice, Endodontics
Los Angeles, California, USA

Ricardo Caicedo, Dr. Odont,
SE, CSHPE
Associate Professor of Endodontics
Department of Oral Health and Rehabilitation (Endodontics Division)
University of Louisville,
School of Dentistry
Louisville, Kentucky, USA

Joe H. Camp, DDS, MSD
Private Practice of Endodontics,
Charlotte, North Carolina, USA
and
Adjunct Professor
School of Dentistry,
University of North Carolina,
Chapel Hill, North Carolina, USA

Nicholas Chandler, BDS, MSc, PhD
Associate Professor of Endodontics
Faculty of Dentistry,
University of Otago
Dunedin, New Zealand

Robert P. Corr, DDS, MS
Private Practice, Endodontist
Colorado Springs, Colorado, USA

Till Dammaschke, Prof. Dr. med. dent.
Department of Operative Dentistry,
Westphalian Wilhelms-University
Münster, Germany

Lawrence Gettleman, DMD, MSD
Professor of Prosthodontics &
Biomaterials
Department of Oral Health and
Rehabilitation (Prosthodontics Division)
University of Louisville,
School of Dentistry
Louisville, Kentucky, USA

George T.-J. Huang, DDS,
MSD, DSc
Professor & Director for Stem Cells and
Regenerative Therapies
College of Dentistry,
Department of Bioscience Research
University of Tennessee Health Science
Center
Memphis, Tennessee, USA

Ron Lemon, DMD
Associate Dean, Advanced Education
Program Director, Endodontics
UNLV, School of Dental Medicine
Las Vegas, Nevada, USA

Ingrid Lawaty, D.M.D.
Private Practice of Endodontics
Santa Barbara, California, USA

Masoud Parirokh, DMD, MS
Professor & Chairman,
Department of Endodontics,
Kerman University of Medical Sciences
School of Dentistry
Kerman, Iran

Shahrokh Shabahang, DDS,
MS, PhD
Associate Professor,
Department of Endodontics
Loma Linda University School of
Dentistry
Loma Linda, California, USA

Su-Jung Shin, DDS, MSD, PhD
Associate Professor, Department of
Conservative Dentistry
Yonsei University,
College of Dentistry,
Gangnam Severance Hospital
Seoul, Korea

Mahmoud Torabinejad, DMD, MSD,
PhD
Professor of Endodontics
Director of Advanced Education in
Endodontics
Department of Endodontics
Loma Linda University School of
Dentistry
Loma Linda, California, USA

David E. Witherspoon, BDSc, MS
Private Practice, Endodontist
North Texas Endodontic Associates
Plano, Texas, USA

译者名单
Translators

主　审：

凌均棨（中山大学光华口腔医学院）　　韦　曦（中山大学光华口腔医学院）

主　译：

黄湘雅（中山大学光华口腔医学院）　　何文喜（空军军医大学口腔医院）

副主译：

古丽莎（中山大学光华口腔医学院）　　麦　穗（中山大学光华口腔医学院）

张光东（南京医科大学口腔医学院）

参　译：

王　娟（空军军医大学口腔医院）　　　王　娟（南京医科大学口腔医学院）

王志华（空军军医大学口腔医院）　　　王晓丽（空军军医大学口腔医院）

安少锋（中山大学光华口腔医学院）　　关　卿（空军军医大学口腔医院）

张福裕（南京医科大学口腔医学院）　　陈　筑（贵阳市口腔医院）

罗志容（贵州医科大学附属口腔医院）　罗　瑶（南京医科大学口腔医学院）

柳　鑫（空军军医大学口腔医院）　　　高　原（四川大学华西口腔医学院）

徐　海（南京医科大学口腔医学院）　　游洪霞（深圳市人民医院）

曾　倩（中山大学光华口腔医学院）　　霍丽珺（昆明医科大学附属口腔医院）

薛　晶（四川大学华西口腔医学院）

译者前言
Preface

随着口腔临床医学的发展，牙髓根尖周病学的治疗为保留天然牙提供了有效的治疗方法，这其中MTA的问世被认为是牙髓病学发展中的重要里程碑事件。MTA材料具有良好的生物相容性和封闭性，目前已广泛应用于盖髓术、活髓切断术、根尖屏障、根管穿孔、根尖倒充填、根管充填，以及牙髓再生术等众多领域，为牙髓病学疑难病例的治疗提供了完美的解决途径，是牙髓专科医生临床操作不可或缺的法宝。

本书是MTA发明者美国著名牙髓病学专家Dr.Mahmoud Torabinejad为介绍MTA而写的专著，内容涵盖了MTA的基础研究和在牙髓病学各学科领域的临床应用，包含了大量临床病例的治疗过程图片及视频资料。近年来，在MTA基础上研制的各种新型生物陶瓷硅酸钙基类水门汀也相继出现，在操作性能、固化时间等方面有了进一步提高，本书的第十章内容就专门介绍了这一类材料的特性与应用。本书内容丰富，图文并茂，病例全面详细，条理清晰，可作为口腔全科医生和牙髓专科医生全面了解MTA及相关材料的指导书籍。

目前本书已译成了多种文字在世界各国广泛传播，这次我们有机会将这本专著译成中文介绍给广大读者，我们真诚地希望这本书的出版能够为大家的临床工作提供有益的帮助。本书的译者来自国内各口腔医学院校牙体牙髓病科的中青年同行，具有良好的专业基础背景和丰富的临床实践经验，大家在繁忙的日常工作之余，仍然饱满热情、精益求精地完成了翻译工作。我们本着忠实原著的原则力求做到通俗易懂，但由于文化和理解的差异，译文表述中难免会有欠妥之处，恳请广大读者批评指正。

黄湘雅　何文喜

2019年11月于广州

前言
Preface

　　数十年来口腔医生都致力于通过各种预防和治疗方法保存天然牙齿。尽管尝试了各种努力，仍然有许多患者由于进行性的牙体龋损或受到外伤而需进行牙髓治疗。根管系统和牙周组织通过天然和部分人为因素（医源性）建立了各种交通支。牙髓组织被牙本质包裹于根管系统内，与牙周组织通过根尖孔和副根管及侧支根管等其他细小通道相连。牙釉质和牙本质的龋损或外伤，以及牙周治疗时去除牙骨质，均会导致根管系统内的牙髓组织和牙周组织穿通。

　　根管系统和牙周组织的医源性穿通多由治疗并发症所导致，如根管治疗时的穿孔等。牙髓通过天然或人为的通路暴露于口腔菌群后，可导致牙髓和牙周组织炎症及最终的组织破坏。牙髓和根尖周疾病在没有细菌感染时不会进展。因此牙髓治疗的主要目的是预防牙髓感染和炎症、去除坏死组织、消除微生物，以及阻止治疗后的再感染发生。

　　由于现存的修补或充填材料不具有足够的生物相容性，不能封闭牙齿内外表面的交通支通路，因而一种实验材料无机三氧化矿物聚合体（MTA）应运而生。在一系列实验中，我们团队进行了血污染及无污染下的染料渗漏体外测试、体外细菌渗漏、扫描电镜（SEM）检测边缘封闭性、固化时间、抗压强度、溶解性、细胞毒性、骨植入性，以及相应的动物实验。当代材料，如银汞，中间充填材料（IRM）或SuperEBA（邻乙氧基苯甲酸）用于对照。基于以上研究结果，我们认为MTA具有最佳的修补材料特性，可用于盖髓术、活髓切断术、根尖屏障、根管穿孔，以及根尖手术中的根尖倒充填，MTA可作为目前根管修补材料的理想选择。

　　自从MTA问世以来，有大量研究对其性能进行评估，约1000多篇文献报道了其性能研究和临床效果，MTA是牙科材料中研究最多的材料之一。基于这些有效的依据，可认为MTA具有良好生物相容性和封闭性，可安全地应用于盖髓术、活髓切断术、根尖屏障、根管穿孔、根尖倒充填、根管充填，以及牙髓再生术。与其他材料一样，MTA也有一些缺点，如固化时间较长及潜在的变色问题。本书的主要目的是整合MTA何时可用及何时适用的循证医学信息，提供最佳临床依据以满足临床治疗的需求。

本书适用于口腔医学生、口腔全科医生和专科医生。内容包含了口腔治疗操作中与牙髓病学及保存天然牙齿相关的必要信息。书中系统整理了牙髓及根尖周通路的相关知识、根尖闭合方法、MTA的理化性能、MTA在活髓治疗、死髓牙治疗和根尖开放、牙髓血运重建、根管穿孔修复、根管充填，以及牙髓外科手术根尖倒充填的临床应用。最后一章专门介绍了自20年前MTA问世后出现的一系列硅酸钙水门汀类材料。本书的特色包括：①用简单清晰的语言涵盖了本专业权威专家最新最切题的相关知识；②以彩图展示大量临床病例，同时附有DVD视频剪辑指导临床医生操作技巧，可作为精炼实时的教材。

感谢本书的编者们为读者分享其宝贵的资料和经验。他们的贡献将挽救数百万患牙。同时感谢本书的编辑John Wiley & Sons 和Mohammad Torabinejad，他们的合作和奉献使本书得以出版。此外，感谢我们的同事和学生提供了精彩病例及建设性建议，提高了本书的质量。

Mahmoud Torabinejad

目录
Contents

第3章　MTA的物理性能

Ricardo Caicedo和 Lawrence Gettleman

第4章　MTA在活髓保存治疗术的应用

Till Dammaschke, Joe H. Camp 和 George Bogen

第5章　牙髓坏死伴开放根尖孔患牙的治疗　**111**

Shahrokh Shabahang 和 David E. Witherspoon

第6章　再生牙髓病学（牙髓血运重建）　**141**

Mahmoud Torabinejad, Robert P. Corr和George T.–J. Huang

第8章　MTA根管充填　　　　　　　　**207**

George Bogen,Ingrid Lawaty和Nicholas Chandler

第 1 章　牙髓病和根尖周病的路径，病理特征及转归
Pulp and Periradicular Pathways, Pathosis, and Closure

Mahmoud Torabinejad

*Department of Endodontics, Loma Linda University
School of Dentistry, USA*

Mineral Trioxide Aggregate: Properties and Clinical Applications, First Edition.
Edited by Mahmoud Torabinejad.
© 2014 John Wiley & Sons, Inc. Published 2014 by John Wiley & Sons, Inc.

牙髓病及根尖周病的路径

根管系统和牙周组织可通过天然结构和人为（医源性）通路相联系。牙髓组织存在于根管系统内，周围被牙本质包绕，通过根尖孔，有时也可通过副根管和侧支根管同牙周相通。导致根管系统和牙周相通的医源性通路是指在根管治疗中造成的穿孔等意外情况。除此之外，去除龋坏的牙釉质和牙本质、牙外伤以及牙周治疗去除牙骨质的过程都有可能引起根管系统及牙髓组织和牙周的相通。

天然路径

根管系统和牙周组织的天然相通路径包括根尖孔、侧支根管和牙本质小管。

根尖孔

根尖开口是根管及其内容物和根尖周组织（牙骨质、牙周韧带和牙槽骨）相通的主要途径。初始根尖孔非常大（图1.1）。随着牙齿萌出和组织的持续形成，牙本质沉积和根尖孔周围不断沉

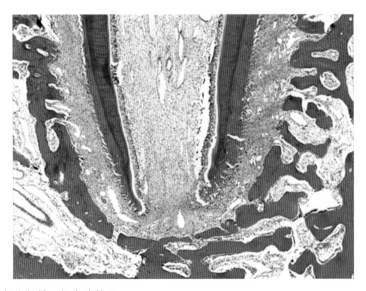

图1.1 新萌出牙齿的粗大根管，根尖孔敞开。

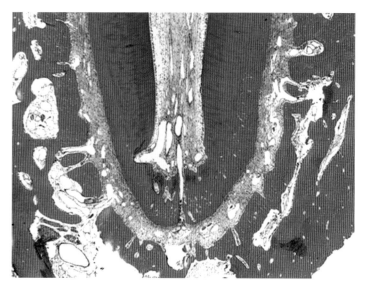

图1.2　随着牙齿萌出，牙本质沉积和根尖孔周围不断沉积牙骨质，导致根管空间狭窄。

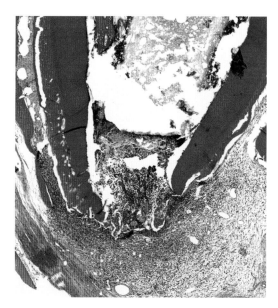

图1.3　刺激物通过根尖孔进入根尖周组织，产生根尖周病变，破坏根尖周组织。

积的牙骨质，导致根管空间狭窄（图1.2）。牙齿的持续被动萌出和近中移动使根尖形成新的牙骨质层沉积。随着牙齿成熟，根尖孔缩小。单根牙通常有单个根尖孔。然而，多根牙往往在每一个根尖包含多个根尖孔（Green 1956, 1960）。

　　坏死牙髓通过根尖孔进入根尖周组织产生炎症反应，导致如根尖牙周膜的破坏、骨和牙骨质甚至牙本质的吸收等严重后果（图1.3）。

侧支根管

当上皮根鞘在根管牙本质形成之前分解，或者牙乳头与牙囊之间的血管持续存在，牙周膜和牙髓组织可能会直接接触，这种沟通渠道被称为侧支根管或者副根管。一般而言，侧支根管出现的概率为：后牙大于前牙，根管的根尖部分大于根管冠方（Hess 1925; Green 1955; Seltzer *et al.*, 1963）（图1.4）。有报道多根牙根分叉处的侧支根管发生概率低的为2%~3%，高的达到76.8%（Burch & Hulen 1974; De Deus 1975;Vertucci & Anthony 1986）。这些变化毫无疑问使得侧支根管将根管系统中的毒性物质带入牙周组织产生根尖周炎。

牙本质小管

牙本质小管自牙髓延伸至釉牙本质界和釉牙骨质界。牙本质小管的直径靠近牙髓处约为2.5μm，靠近釉牙本质界和釉牙骨质界处约为1μm（Garberoglio & Brannstrom 1976）。尽管准确的牙本质小管数目还没有确定，但是其数目非常高，有学者研究表明靠近釉牙骨质界的牙本质小管数目大约为15000/mm²（Harrington 1979）。牙本质小管包含组织液，成牙本质细胞突起和神经纤

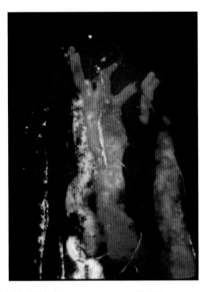

图1.4　上颌第一磨牙近颊根尖端多个侧支根管（Dr. John West供图）。

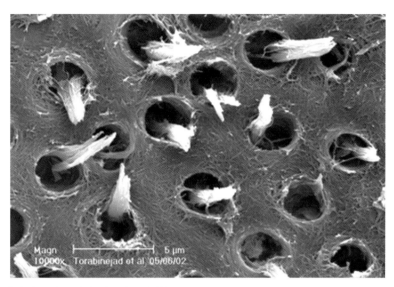

图1.5 扫描电镜下含有成牙本质突起的牙本质小管。

维（图1.5）。随着牙齿的增龄性变化或者外界刺激，这些小管的直径会减少或者钙化，导致牙本质小管通畅性减小。根管表面的一层连续的牙骨质是阻碍细菌及其代谢物进入根管的有效屏障。先天缺乏牙骨质、龋坏、在牙周治疗中去除了牙骨质，或者过于激烈的刷牙方式均会导致牙髓和牙周组织之间打开更多相通的小渠道。理论上来讲，这些牙本质小管可以携带产生的毒性代谢产物在牙髓病和牙周病之间相互交替运输。

病理性和医源性路径

在根管与口腔、根管与牙周组织之间产生病理性和医源性通路的途径包括：龋源性露髓、开髓、根管清理、根管成形和桩道预备过程中的根管穿孔、根管充填过程中导致的根管纵裂等。

龋坏

牙本质龋和牙釉质龋包含大量不同的细菌，如变形链球菌、乳酸杆菌和放线菌（McKay 1976）。这些微生物产生的毒素通过牙本质小管进入牙髓。研究表明，即使牙釉质中的小病灶也能够引起炎症细胞进入牙髓组织（Brannstrom & Lind 1965; Baume 1970）。由于牙本质中微生物及其产物的存在，慢性炎症细胞，如巨噬细胞、淋巴细胞和浆细胞，可局部浸润牙髓组织（在龋齿

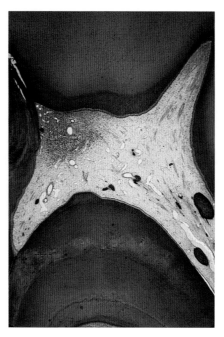

图1.6 人类磨牙龋齿暴露位置重度炎症的表现。

的牙本质小管基底处）。随着龋病朝着牙髓方向进展，炎症发展在强度和性质上有了明显的变化（图1.6）。当牙髓暴露后，牙髓主要被多形核白细胞（PMN）浸润，在牙髓暴露部位形成液化坏死区（Lin & Langeland 1981）。细菌定植于液化坏死区并持续发展，在牙髓最终彻底坏死之前可一直保持炎症状态，而在其他情况下，牙髓可能很快坏死。细菌毒力、宿主抵抗力、循环量、最重要的是引流量在该过程中发挥了重要作用。

微生物作用

牙髓组织暴露于口腔，使根管系统藏纳了细菌及其产物。由于细菌及其产物的存在，侧支循环的普遍缺失及其较低的顺应性（Van Hassel 1971; Heyeraas 1989），牙髓没有能力抵御入侵的细菌。细菌感染早晚会扩散到整个根管系统，细菌和/或细菌产物会从根管扩散至根尖周组织，势必导致根尖周病损。

为证明细菌在牙髓和根尖周病的重要性，Kakehashi等学者（1966）将传统大鼠和无菌大鼠的牙髓组织暴露于口腔菌群中。在传统大鼠口腔中发现牙髓病和根尖周病变。与此相反，在无菌大

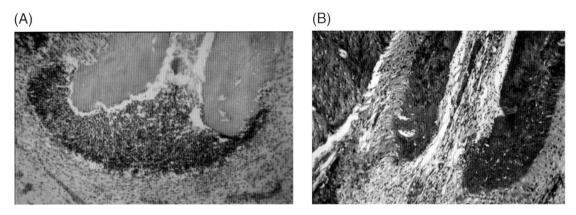

图1.7　（A）大鼠磨牙暴露于正常菌群中出现根尖病损。（B）无菌大鼠的磨牙暴露于正常口腔中，没有出现牙髓和根尖周病变。来源: Kakehashi 1965。经Elsevier同意再版。

鼠中未发现牙髓病和根尖周病变（图1.7）。Möller等（1981）在猴牙中封闭无菌的和感染的牙髓组织。6～7个月后，他们通过临床，影像学和组织学检查表明，在被切断的无菌牙髓的根尖周组织中没有发现任何病理变化。相反，感染牙髓的牙齿在根尖组织中产生炎症反应。这些研究表明，微生物在牙髓和根尖周病变的发病机制中具有重要作用。

根管穿孔

在开髓、根管清理和成形、或桩道预备过程中根管可能会出现穿孔。

开髓过程中根管穿孔

在开髓过程中根管侧方或根分叉区会出现穿孔（图1.8）。未注意牙齿长轴斜度及其与邻牙关系，以及未将车针与牙齿长轴平行均可能导致穿底或穿孔（详见第7章）。

开髓过程中为寻找髓腔和根管口而过度预备会导致意外穿孔。在多根牙中当车针仅通过一个

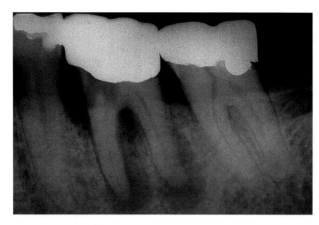

图1.8 开髓过度预备寻找根管口导致根管侧穿。

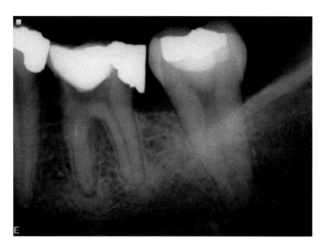

图1.9 开髓时没有正确把握车针深度导致穿底或穿孔。

小孔或钙化的平坦髓腔开髓时，会在根分叉区出现过度磨除髓底穿底或穿孔（图1.9）。桩道预备时也会发生根分叉穿孔。

根管清理和成形过程中根管穿孔

在根管清理和成形过程的不同阶段都可能产生根管穿孔。根管穿孔的位置至关重要，也就是说，穿孔是否发生在根尖部分，根中部或者根管冠方，这些将直接影响治疗和预后。穿孔的位置距离牙槽骨越远，其预后越好。根尖穿孔可能穿过根尖孔或直接穿过牙根出现。根管预备器械超出解剖根尖孔可导致根尖孔穿孔。工作长度不准确或预备过程中未确保准确的工作长度会导致根

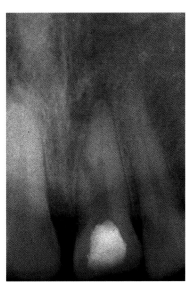

图1.10　根管清理和成形过程中用锉时由于向错误位置加压导致根管侧穿。

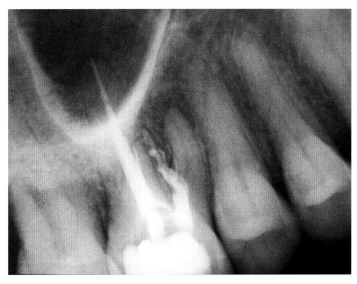

图1.11　根管锉、GG钻或者P钻过度扩大根管导致根管冠方穿孔。George Bogen供图。

尖部分穿孔。X线片显示终末锉穿出根尖可认为发生了意外穿孔。根管侧方穿孔常常因操作者在预备过程中没有准确维持根管的弯曲度或者形成台阶之后发生。有台阶的根管再疏通往往较为困难，强行用锉向非根管方向加压会人为地制造新的根管，最后导致根管侧穿（图1.10）。根管冠方穿孔是由于操作者在使用车针定位根管口的时候方向错误所致。其他原因也会导致冠方穿孔，如根管锉、GG钻或者P钻过度扩大根管（图1.11）。

桩道预备过程中根管穿孔

桩道预备过程中若桩道过大或方向错误会导致根管穿孔。理想的桩道是在适宜的工作长度根管预备完成后进行的保守扩大，以提供抗力并保留足够的根管充填物，确保严密的根尖封闭。预备时应该和牙根长轴平行。其宽度不超过根部宽度的1/3，其长度不超过工作长度的2/3（图1.12）。该预备最好先用手用器械完成。

牙根纵裂

尽管其他因素，如桩道预备和修复可能是导致纵向根裂的共同因素，但最主要的致病因素仍然是根管治疗程序（Gher *et al.* 1987）。显然，使用过度压力来充填预备不足或预备过度的根管容易导致随后产生的牙根纵裂（Holcomb *et al.* 1987）。预防根管纵裂的最好方法是适度的根管预备以及使用恰当的平衡压力充填根管。

X线片中，明显的根折（图1.13）或在不规则及充填不密实的根充材料与牙本质壁之间缺少明显的界限时，都提示有牙根纵裂的出现。长期的牙根纵折往往伴随有狭窄的牙周袋和/或窦道口以

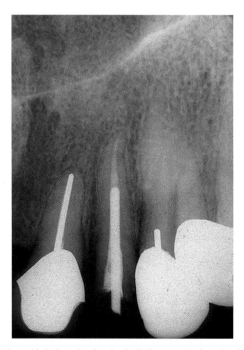

图1.12 理想的桩应与牙根长轴平行，其宽度不超过牙根宽度的1/3，长度不超过工作长度的2/3。

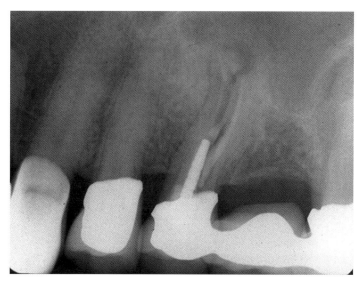

图1.13　明显的牙根折裂通常伴随狭窄的牙周袋和/或窦道口以及延伸至根尖部分的侧方透射影。

及延伸至纵折根尖部分的侧方透射影。

根尖周病变

与牙髓组织不同，根尖周组织（牙周韧带和牙槽骨）包含各种大量未分化细胞，可参与炎症及修复过程。此外，根尖周组织具有丰富的血供和淋巴引流。这些特性使根尖周组织可以同根管系统刺激物的破坏因素相抗衡。

根尖周病变的炎症过程

根据刺激的严重程度，病变的持续时间和宿主的抵抗力不同，牙髓或医源性所致的根尖病变范围可从轻微的炎症到广泛地组织破坏。根尖组织的损伤通常导致细胞损伤和炎症反应中非特异性和特异性免疫介质的释放（Torabinejad *et al.* 1985）（图1.14）。根管治疗期间根尖周组织的物理或化学损伤可释放组胺等血管活性胺，活化凝血因子，激活激肽系统、凝血连锁反应、纤溶系统以及根尖周病损补体系统中C3片段的释放（Pulver *et al.* 1978）。这些因子的释放引起了根尖周组织的炎症过程，引起炎症、肿胀、疼痛和组织破坏。在猫动物实验中通过吲哚美辛全身用药抑制

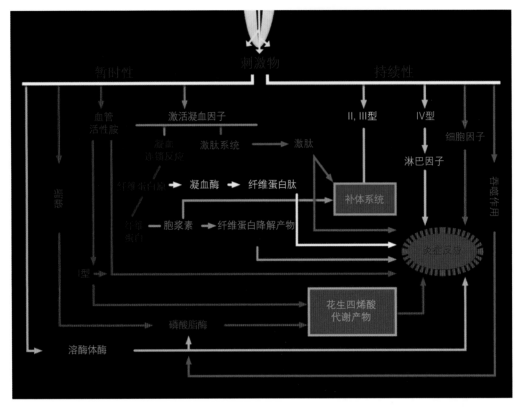

图1.14 感染根管内的刺激物进入根尖周组织可导致炎症反应中非特异性和特异性免疫介质的活化。

根尖病损的形成，发现另一组非特异性炎症介质（花生四烯酸代谢物）在根尖病变发病机制中具有重要作用（Torabinejad et al. 1979）。

除了非特异性炎性反应介质，免疫反应也可以参与根尖周病损的形成和持续过程（图1.14）。各种免疫因子的存在（如抗原，IgE，参与牙髓及根尖周病损病理过程的肥大细胞）提示Ⅰ型免疫反应可发生在根尖周组织。

目前，已在人类根尖病变中发现各种类型的免疫球蛋白和不同类型的免疫活性细胞，如中性粒细胞、白细胞、巨噬细胞、B细胞、T细胞、补体C3片段和免疫复合物（Torabinejad & Kettering 1985）。根尖周病变中这些成分的存在表明，Ⅱ型、Ⅲ型和Ⅳ型免疫反应也可参与这些病变的起源。

根管系统和牙周组织路径的封闭材料

目前，有大量材料可用于封闭根管系统和牙齿表面的交通支，包括：牙胶尖、银汞合金、聚羧酸锌水门汀、磷酸锌水门汀、氧化锌丁香油糊剂、IRM粘接剂、EBA粘接剂、Cavit，玻璃离子聚合物、复合树脂和其他材料，如金箔和金片、银尖、丙烯酸树脂粘接剂、HEMA聚合物和吸水性丙烯酸聚合物、Diaket根管封闭剂、钛螺丝和Teflon。多年来，现有的材料尚不能满足根管修复材料的"理想"性能。因此，1993年，一种实验性材料无机三氧化聚合物——MTA出现了。

通过一系列的测试，Torabinejad等进行了血液污染和无污染的体外染料渗透试验、细菌渗透体外试验、边缘密合性的扫描电镜观察、硬化时间、抗压强度、溶解性、细胞毒性、骨植入以及动物试验（Torabinejad *et al.* 1993; Higa et al. 1994; Pitt Ford *et al.*1995; Torabinejad *et al.* 1995a, b, c, d, e, f, g; Tang *et al.* 2001）。将现有的材料，如银汞合金，暂时充填材料IRM或SuperEBA（邻乙氧基苯甲酸）与MTA进行比较。MTA的封闭性在染色实验和细菌及内毒素渗透实验中均优于银汞合金和SuperEBA，且不受血液污染的影响（Torabinejad *et al.* 1993, 1995a; Higa *et al.* 1994; Tang *et al.* 2001）MTA的边缘密合性优于银汞合金、IRM和SuperEBA（Torabinejad *et al.* 1995 g）。研究发现，MTA的硬化时间小于3小时，该时间远远长于银汞合金和IRM的硬化时间。MTA的抗压强度和溶解性同IRM和SuperEBA相似（Torabinejad *et al.* 1995c）。MTA对口腔内的某些细菌也有一定的抗菌作用（Torabinejad *et al.* 1995e）。

Torabinejad等通过琼脂覆盖实验和放射性铬释放实验两种实验研究MTA的毒性作用。在琼脂覆盖实验中，MTA的毒性较IRM和SuperEBA低，毒性较银汞合金强。但是通过放射性铬释放法得出MTA的毒性较银汞合金、IRM和SuperEBA低（Torabinejad *et al.* 1995f）。在豚鼠下颌骨及胫骨中植入实验材料，MTA较其他测试材料的生物相容性好（Torabinejad *et al.* 1995d）。用MTA或银汞合金进行狗的根尖倒充填或穿孔修复以及猴的根尖倒充填，并进行组织学检查，发现MTA修复的根尖周围炎症较小，周围组织明显愈合（Pitt Ford *et al.* 1995;Torabinejad *et al.* 1995b, 1997）。此外，用MTA作为根尖倒充填或穿孔修复材料的长期研究显示，牙齿表面有新骨形成，但银汞充填没有这些变化（图1.15）。基于这些研究，MTA可认为是根尖充填的替代材料。

自从MTA被引进以来，已有大量文献研究该材料的各种性质。Parirokh和Torabinejad等（2010a）就MTA的理化特性以及抗菌活性对1993年11月到2009年9月的文献进行了检索（电子的和手动的），结论表明：大量的研究报道MTA和由钙、硅、铋组成的一种材料，具有硬化时间长、pH较高、抗压强度较低的特性。该材料的粉液比使其具有一定的抗菌性和抗真菌特性。基于学者

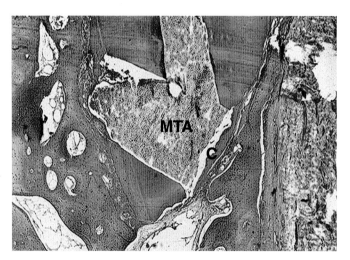

图1.15 用MTA作为狗根尖倒充填材料时表面形成牙骨质（C）。

们的研究，他们推断出MTA是一种影响周围环境的生物活性物质。在综述的第二部分，Torabinejad和Parirokh（2010）使用电子和手工方法就MTA密封性能和生物相容性对1993年11月到2009年9月的文献进行大量检索。综述表明大量对MTA特性的研究提供了可靠数据，证实MTA是一种封闭良好的生物相容材料。在综述的第三部分，Parirokh和Torabinejad（2010b）就MTA在动物和人体内的临床应用、缺点和作用机理对1993年11月到2009年9月的文献进行大量检索，表明MTA是一种很有潜力的材料，用于根管充填、穿孔修补、保髓治疗，在牙髓坏死和根尖孔开放的牙齿形成根尖屏障。此外，他们研究得出MTA有一些已知的缺点，如硬化时间长、成本高、可能会变色。关于它的作用方式，MTA接触到组织合成液时会有羟基磷灰石晶体形成。在牙髓病治疗中使用这种材料之后可以在病灶中形成钙化组织。

学者们根据现有的资料得出结论，MTA是封闭根管系统与外表面之间通路的首选材料。

参考文献

[1]Baume, L.J. (1970) Dental pulp conditions in relation to carious lesions. *International Dental Journal* **20**, 309–337.

[2]Brännström, M., Lind, P.O. (1965) Pulpal response to early dental caries. *Journal of Dental Research* **44**, 1045–1050.

[3]Burch, J.G., Hulen, S. (1974) A study of the presence of accessory foramina and the topography of molar furcations. *Oral Surgery, Oral Medicine, Oral Pathology* **38**, 451–455.

[4]De Deus, Q.D. (1975) Frequency, location, and direction of the lateral, secondary, and accessory canals. *Journal of*

Endodontics **1**, 361–366.

[5]Garberoglio, R., Brännström, M. (1976) Scanning electron microscopic investigation of human dentinal tubules. *Archives of Oral Biology* **21**, 355–362.

[6]Gher, M.E. Jr, Dunlap, R.M., Anderson, M.H., *et al.* (1987) Clinical survey of fractured teeth. *Journal of the American Dental Association* **114**, 174–177.

[7]Green, D. (1955) Morphology of the pulp cavity of the permanent teeth. *Oral Surgery, Oral Medicine, Oral Pathology* **8**, 743–759.

[8]Green, D. (1956) A stereomicroscopic study of the root apices of 400 maxillary and mandibular anterior teeth. *Oral Surgery, Oral Medicine, Oral Pathology* **9**, 1224–1232.

[9]Green, D. (1960) Stereomicroscopic study of 700 root apices of maxillary and mandibular posterior teeth. *Oral Surgery, Oral Medicine, Oral Pathology* **13**, 728–733.

[10]Harrington, G.W. (1979) The perio-endo question: differential diagnosis. *Dental Clinics of North America* **23**, 673–690.

[11]Hess, W. (1925) *The Anatomy of the Root-Canals of the Teeth of the Permanent Dentition.* John Bale Sons, and Danielsson, Ltd, London.

[12]Heyeraas, K.J. (1989) Pulpal hemodynamics and interstitial fluid pressure: balance of transmicrovascular fluid transport. *Journal of Endodontics* **15**, 468–472.

[13]Higa, R.K., Torabinejad, M., McKendry, D.J., *et al.* (1994) The effect of storage time on the degree of dye leakage of root-end filling materials. *International Endodontics Journal* **27**, 252–256.

[14]Holcomb, J.Q., Pitts, D.L., Nicholls, J.I. (1987) Further investigation of spreader loads required to cause vertical root fracture during lateral condensation. *Journal of Endodontics* **13**, 277–284.

[15]Kakehashi, S., Stanley, H.R., Fitzgerald, R.J. (1965) The effects of surgical exposures of dental pulps in germfree and conventional laboratory rats. *Oral Surgery, Oral Medicine, Oral Pathology* **20**, 340.

[16]Lin, L., Langeland, K. (1981) Light and electron microscopic study of teeth with carious pulp exposures. *Oral Surgery, Oral Medicine, Oral Pathology* **51**, 292–316.

[17]McKay, G.S. (1976) The histology and microbiology of acute occlusal dentine lesions in human permanent molar teeth. *Archives of Oral Biology* **21**, 51–58.

[18]Möller, A.J., Fabricius, L., Dahlén, G., *et al.* (1981) Influence on periapical tissues of indigenous oral bacteria and necrotic pulp tissue in monkeys. *Scandinavian Journal of Dental Research* **89**, 475–484.

[19]Parirokh, M., Torabinejad, M. (2010a) Mineral trioxide aggregate: a comprehensive literature review – Part I: chemical, physical, and antibacterial properties. *Journal of Endodontics* **36**(1), 16–27.

[20]Parirokh, M., Torabinejad, M. (2010b) Mineral trioxide aggregate: a comprehensive literature review – Part III: Clinical applications, drawbacks, and mechanism of action. *Journal of Endodontics* **36**(3), 400–413.

[21]Pitt Ford, T.R., Torabinejad, M., Hong, C.U., *et al.* (1995) Use of mineral trioxide aggregate for repair of furcal perforations. *Oral Surgery* **79**, 756–763.

[22]Pulver, W.H., Taubman, M.A., Smith, D.J. (1978) Immune components in human dental periapical lesions. *Archives of Oral Biology* **23**, 435–443.

[23]Seltzer, S., Bender, I.B., Ziontz, M. (1963) The interrelationship of pulp and periodontal disease. *Oral Surgery, Oral Medicine, Oral Pathology* **16**, 1474–1490.

[24]Tang, H.M., Torabinejad, M., Kettering, J.D. (2001) Leakage evaluation of root end filling materials using endo-

toxin. *Journal of Endodontics* **28**(1), 5–7.

[25]Torabinejad, M., Kettering, J.D. (1985) Identification and relative concentration of B and T lymphocytes in human chronic periapical lesions. *Journal of Endodontics* **11**, 122–125.

[26]Torabinejad, M., Parirokh, M. (2010) Mineral trioxide aggregate: a comprehensive literature review – part II: leakage and biocompatibility investigations. *Journal of Endodontics* **36**(2), 190–202.

[27]Torabinejad, M., Clagett, J., Engel, D. (1979) A cat model for the evaluation of mechanisms of bone resorption: induction of bone loss by simulated immune complexes and inhibition by indomethacin. *Calcified Tissue International* **29**, 207–214.

[28]Torabinejad, M., Eby, W.C., Naidorf, I.J. (1985) Inflammatory and immunological aspects of the pathogenesis of human periapical lesions. *Journal of Endodontics* **11**, 479–488.

[29]Torabinejad, M., Watson, T.F., Pitt Ford, T.R. (1993) The sealing ability of a mineral trioxide aggregate as a retrograde root filling material. *Journal of Endodontics* **19**, 591–595.

[30]Torabinejad, M., Falah, R., Kettering, J.D., *et al.* (1995a) Bacterial leakage of mineral trioxide aggregate as a root end filling material. *Journal of Endodontics* **21**, 109–121.

[31]Torabinejad, M., Hong, C.U., Lee, S.J., *et al.* (1995b) Investigation of mineral trioxide aggregate for root end filling in dogs. *Journal of Endodontics* **21**, 603–608.

[32]Torabinejad, M., Hong, C.U., Pitt Ford, T.R. (1995c) Physical properties of a new root end filling material. *Journal of Endodontics* **21**, 349–353.

[33]Torabinejad, M., Hong, C.U., Pitt Ford, T.R. (1995d) Tissue reaction to implanted SuperEBA and mineral trioxide aggregate in the mandibles of guinea pigs: A preliminary report. *Journal of Endodontics* **21**, 569–571.

[34]Torabinejad, M., Hong, C.U., Pitt Ford, T.R., *et al.* (1995e) Antibacterial effects of some root end filling materials. *Journal of Endodontics* **21**, 403–406.

[35]Torabinejad, M., Hong, C.U., Pitt Ford, T.R., *et al.* (1995f) Cytotoxicity of four root end filling materials. *Journal of Endodontics* **21**, 489–492.

[36]Torabinejad, M., Wilder Smith, P., Pitt Ford, T.R. (1995g) Comparative investigation of marginal adaptation of mineral trioxide aggregate and other commonly used root end filling materials. *Journal of Endodontics* **21**, 295–299.

[37]Torabinejad, M., Pitt Ford, T.R., McKendry, D.J., *et al.* (1997) Histologic assessment of MTA as root end filling in monkeys. *Journal of Endodontics* **23**, 225–228.

[38]Van Hassel, H.J. (1971) Physiology of the human dental pulp. *Oral Surgery, Oral Medicine, Oral Pathology* **32**, 126–134.

[39]Vertucci, F.J., Anthony, R.L. (1986) A scanning electron microscopic investigation of accessory foramina in the furcation and pulp chamber floor of molar teeth. *Oral Surgery, Oral Medicine, Oral Pathology* **62**, 319–326.

第 2 章　MTA 的化学性能
Chemical Properties of MTA

David W. Berzins

General Dental Sciences, Marquette University, USA

前言

　　三氧化矿物聚合物（Mineral trioxide aggregate 简称MTA）于1993年首次在文献中报道（Lee *et*

Mineral Trioxide Aggregate: Properties and Clinical Applications, First Edition.
Edited by Mahmoud Torabinejad.
© 2014 John Wiley & Sons, Inc. Published 2014 by John Wiley & Sons, Inc.

al. 1993），它是加入硅酸三钙、铝酸三钙、硅酸氧化三钙等三氧化物的一种矿化氧化聚合物。人们从Mahmoud Torabinejad和Dean White在4月初申请的最早的专利（美国专利号5,415,547以及5,769,638）中知道了MTA，他们将其描述为一种含有波特兰水门汀的牙科充填材料。1997年，美国食品药品监督局（FDA）认定塔尔萨牙科生产商（现为登士柏塔尔萨牙科专业生产商）生产的MTA和市场上修复牙髓组织的同类产品在用途及技术特征上基本相同。由FDA将其认定为其Ⅱ类医疗器材用于根管充填，因此，后来MTA以ProRoot MTA这个商品名推向市场。最早的MTA产品是灰色的，而牙齿颜色的MTA通常被称为"白色MTA"直到2002年才面世（图2.1和图2.2）。自从第一篇关于MTA的研究报道以来，已有数百个关于早期实验用水门汀材料和商品化ProRootMTA产品（还包括一些单一组分和/或类似产品）的进一步的研究。尽管实验用材料和商品化产品存在一些差异，但除非特别说明，本章将不对MTA的差异性进行叙述。

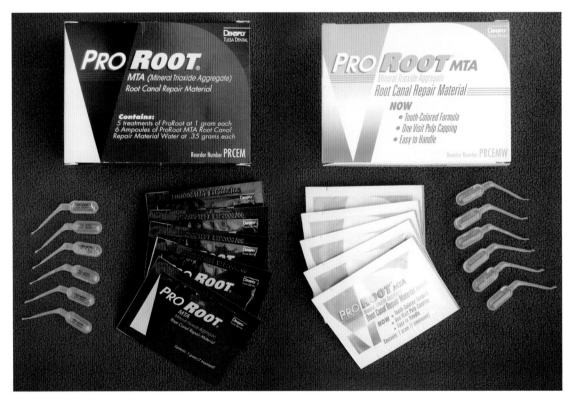

图2.1 灰色和牙色ProRoot MTA。由James Brozek提供。

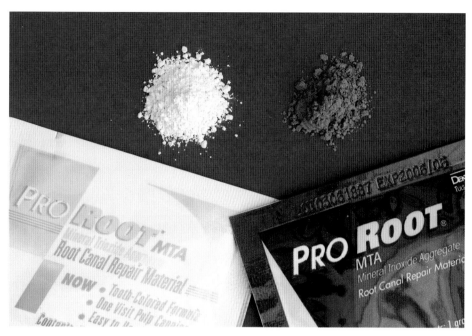

图2.2　灰色和白色ProRoot MTA粉。由James Brozek提供。

MTA 组成

如专利所述，MTA主要成分是波特兰水门汀。ProRoot MTA的材料安全数据表（MSDS）显示：MTA由约75%（重量百分比）的波特兰水门汀，20%的三氧化二铋（Bi_2O_3）和5%的二水硫酸钙或石膏（$CaSO_4 \cdot 2H_2O$）组成，另外还有一些微量元素。

波特兰水门汀

波特兰水门汀的起源可以追溯到19世纪中叶的英国，当时Aspdin家族参与了波特兰水门汀的开发。它因与从英国西南部多塞特县波特兰岛上挖掘的一种石灰岩相似而得名。今天，由于它作为混凝土、砂浆和灰泥的主要成分而成为特别常见的水硬水门汀。国际ASTM（American Society for Testing and Materials）（美国材料与试验协会前身）认可10种的波特兰水门汀（ASTM 标准C150 / C150M‑12 2012），但MTA中的波特兰水门汀仅指I型波特兰水门汀。从ASTMC150 / C150M的描述中可以看出：波特兰水门汀并没有对成分组成进行严格的界定，允许一定范围内的组分变化。另外，不同的水门汀生产商的原材料来源和制造工艺存在差异，因此在有关比较MTA和波特兰水门汀的研究报道中的解释应该注意这个问题。

波特兰水门汀是由最初获得的原材料（通常为石灰岩或碳酸钙，黏土和/或其他材料）制造而成，它是将各种原材料粉碎成小颗粒，并按照一定的比例混合形成特定的混合物。然后，将混合物研磨并混匀，放入旋转的圆柱形窑中，加热至1430~1650℃。这样经历了水分蒸发、黏土脱水和碳酸钙的脱碳（即去除二氧化碳以产生氧化钙）等一系列反应后，混合物最后融为一体。此时，混合物称为熔块，待熔块冷却后将其研磨成细粉末，即为波特兰水门汀成品。

MTA中的波特兰水门汀由硅酸三钙（$3CaO \cdot SiO_2$或Ca_3SiO_5，也称为A-水门汀石），硅酸二钙（$2CaO \cdot SiO_2$或Ca_2SiO_4，也称为B-水门汀石）和铝酸三钙（$3CaO \cdot Al_2O_3$或$Ca_3Al_2O_6$）组成。尽管后者在白色MTA中的含量要少于灰色MTA，但还是存在的（Asgary et al. 2005）。然而，铁铝酸四钙（$4CaO \cdot Al_2O_3 \cdot Fe_2O_3$）仅存在于灰色MTA中，白色MTA中却没有。换句话说，MTA中的波特兰水门汀也可以被认为是由CaO（石灰）、SiO_2（二氧化硅）和Al_2O_3（氧化铝）等的混合物，灰色MTA中还含有Fe_2O_3（氧化铁）。在典型的波特兰水门汀粉末中，硅酸三钙和硅酸二钙的含量最多，占水门汀质量比的75%~80%，铝酸三钙和铁铝酸四钙各占10%（Ramachandran et al. 2003）。然而，MTA中铝酸三钙的含量比普通波特兰水门汀要少，在白色MTA中Ca_3SiO_5、Ca_2SiO_4、$Ca_3Al_2O_6$、$CaSO_4$和Bi_2O_3的重量百分比分别为51.9%、23.2%、3.8%、1.3%和19.8%（Belío-Reyes et al. 2009）。这就提示MTA粉末是在实验室中生产的（Camilleri，2007、2008），而不是像其他人所说的那样是和波特兰水门汀一样产于矿窑中（Darvell & Wu 2011）。换言之，CaO、SiO_2、Al_2O_3和Fe_2O_3的重量百分比为50%~75%、15%~25%、<2%和0~0.5%（Darvell & Wu2011）。

氧化铋和石膏的作用

为了使波特兰水门汀作为牙科材料具有足够的X线阻射，所以在MTA中加入氧化铋作为阻射剂。有研究氧化铋参与形成硅酸钙水合物结构（后面详述），并且证明会随着时间的推移而渗出，因此，尽管氧化铋通常被认为是不溶于水的，但是，仍然有学者推测它并非完全惰性，在MTA固化过程中起着有限的作用（Camilleri2007, 2008）。然而，其他研究人员对此也提出异议（Darvell和Wu2011）。不管怎样，波特兰水门汀中加入的氧化铋降低了它的抗压强度，而增加了孔隙率（Coomaraswamy *et al.*，2007），这就表明氧化铋作用不仅仅是其X线阻射性。

在波特兰水门汀或 MTA中加入石膏主要是通过影响铝酸三钙的反应来改变其固化时间。关于MTA中是否存在真正的二水硫酸钙（石膏），还是半水硫酸钙（$CaSO_4 \cdot \frac{1}{2}H_2O$）或无水硫酸钙（$CaSO_4$）是有争议的（Camilleri2007, 2008; Belío–Reyes *et al.* 2009; Gandolfi *et al.* 2010b; Darvell & Wu，2011）。相比而言，普通波特兰水门汀含有硫酸钙成分的量大约是MTA中的2倍。

MTA粉末形态

有学者分析过MTA粉末的颗粒大小和形状（图2.3）。在白色MTA粉末中波特兰水门汀颗粒的直径从<1μm～30～50μm不等，而氧化铋颗粒为10～30μm（Camilleri，2007）。相比而言，白色MTA粉末的颗粒尺寸较灰色MTA更均匀一致一些（Komabayashi & Spångberg 2008），且含有更少量的较大颗粒（Camilleri *et al.* 2005），这就可以解释白色MTA操作性能优于灰色MTA的原因。就形态而言，大多数颗粒是不太规则的，有一些呈针形（Camilleri *et al.* 2005）。如前所述，由于波特兰水门汀商品的多样性，与常规波兰特水门汀进行比较是有问题的。但是Dammaschke和同事使用显微镜观察发现白色MTA粉末颗粒比波特兰水门汀粉末颗粒更均匀和更小（图2.4）（Dammaschke *et al.* 2005），但二者在颗粒形态方面没有明显的差别（Komabayashi & Spångberg 2008）。也就是说，如果MTA中的原始粉末颗粒就小于波特兰水门汀，那么固化（水合）MTA中的颗粒大小也小于普通波特兰水门汀（Asgary *et al.* 2004）。这也同样可以解释白色MTA和灰色MTA在颗粒大小方面的差异（Asgary *et al.* 2005, 2006）。总之，MTA中的波特兰水门汀成分比工业用普通波特兰水门汀更精细。

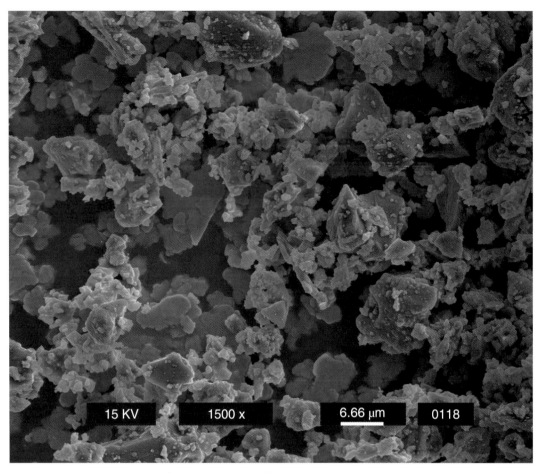

图2.3 扫描电子显微镜下的MTA粉末形态。来源：Lee等，2004。经Elsevier许可转载。

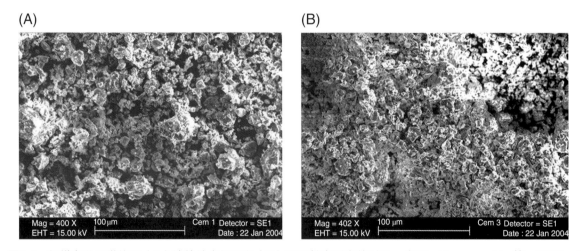

图2.4 扫描电子显微镜下（A）波特兰水门汀和（B）MTA粉末形态的对比。来源：Dammaschke等，2005。经Elsevier许可转载。

微量元素和化合物

有研究者发现白色MTA中没有而灰色MTA中含有铁（Camilleri *et al.* 2005; Song *et al.* 2006）。但是，也有在白色MTA中研究发现了微量的铁（Belío-Reyes *et al.* 2009）。此外，灰色MTA中镁（或以镁的氧化物形式存在的镁）所占的比例也多于白色MTA（Song *et al.* 2006），这可能是造成其颜色差异的原因。MTA中还包含其他的元素和化合物：如砷、钡、镉、氯、铬、铜、镓、铟、钾、锂、锰、钼、镍、五氧化二磷、铅、锶、二氧化钛、铊、钒和锌等（Funteas *et al.* 2003; Dammaschke *et al.* 2005; Monteiro Bramante *et al.* 2008; Comin-Chiaramonti *et al.* 2009; Chang *et al.* 2010; Schembri *et al.* 2010）。其中某些成分通常被认为有一定的毒性，但因其在MTA中含量低，而且MTA具有很好的生物相容性，因而他们可能对健康没有影响。如下所述，尽管氢氧化钙可能是与周围潮湿环境作用的产物，但是其在MTA粉末中确实也存在一些（Camilleri 2008; Chedella & Berzins 2010）。与波特兰水门汀相比，经典的MTA中含有较少的重金属成分（铜、锰、锶）（Dammaschke *et al.* 2005），但含有较多的铋元素（如用于X线阻射的氧化铋），因此，MTA中的波特兰水门汀成分更纯。由于波特兰水门汀和MTA的诸多相似性，文献中一直在讨论临床医生能否用波特兰水门汀来代替MTA，但是需要再次强调的是MTA是FDA经过认证和灭菌处理的可以用于患者的材料。因此，在临床治疗过程中不建议用波特兰水门汀来代替MTA。

固化反应

MTA是一种水硬性水门汀，这意味着它的固化需要与水反应，并且能在水中保持稳定。MTA粉末与水混合时产生放热反应而凝固。MTA的固化反应与波特兰水门汀基本相同，都可以通过对其各组分水合反应过程的分析来做出最好的解释。最重要的两个水合反应就是含量最高的两个组分，硅酸三钙和硅酸二钙。硅酸三钙是通过如下反应固化（Bhatty 1991; Ramachandran *et al.* 2003）：

$$2(3CaO \cdot SiO_2) + 6H_2O \rightarrow 3CaO \cdot 2SiO_2 \cdot 3H_2O + 3Ca(OH)_2$$

碳酸二钙的固化反应是类似的模式（Bhatty 1991; Ramachandran *et al.* 2003）：

$$2(2CaO \cdot SiO_2) + 4H_2O \rightarrow 3CaO \cdot 2SiO_2 \cdot 3H_2O + Ca(OH)_2$$

反应的主要产物是水合硅酸钙和氢氧化钙（波特兰水门汀也是这样）。氢氧化钙大部分是结晶，而且通过X线衍射法可以检出（XRD; Camilleri 2008）。但是水合硅酸钙则多为无定形，可以表现出多种形态。因此，水既是MTA的反应底物，又包含于MTA固化产物中。这对于理解后面描述的水对MTA性能影响是很重要的。水合硅酸钙可以被认为是在硅酸钙颗粒表面形成的一种凝胶，随着时间推移发生固化而形成的氢氧化钙为核心充满于孔隙中的固态网络结构（Gandolfi et al. 2010b）。MTA中的氢氧化钙占到水合产物的10%~15%（Camilleri 2008; Chedella & Berzins 2010），这低于波特兰水门汀中的含量（20%~25%; Ramachandran et al. 2003）。此外，将氢氧化钙暴露于含有二氧化碳的体液中会促使其部分转化为碳酸钙（Chedella & Berzins 2010; Darvell & Wu 2011）。

石膏影响波特兰水门汀中两种次要成分的水合反应。在石膏和水的存在的情况下，铝酸三钙通过如下反应形成钙铝矾[$Ca_6(AlO_3)_2(SO_4)_3 \cdot 32H_2O$]：

$$Ca_3(AlO_3)_2 + 3CaSO_4 + 32H_2O \rightarrow Ca_6(AlO_3)_2(SO_4)_3 \cdot 32H_2O$$

在固化的MTA中，钙铝矾呈细小的针状晶体（Gandolfi et al. 2010a）。在所有的石膏都参与反应后，铝酸三钙和钙铝矾通过如下反应形成单硫酸盐（Bhatty 1991; Ramachandran et al. 2003）：

$$Ca_6(AlO_3)_2(SO_4)_3 \cdot 32H_2O + Ca_3(AlO_3)_2 + 4H_2O \rightarrow 3Ca_4(AlO_3)_{22}(SO_4) \cdot 12H_2O$$

没有石膏，铝酸三钙可以生成六边形和/或立方形水合铝酸钙（分别是$4CaO \cdot Al_2O_3 \cdot 13H_2O$和$3CaO \cdot Al_2O_3 \cdot 6H_2O$）。当铝酸盐石膏存在时也可能形成钙铝矾的中间产物。最终，水合四钙铝铁酸盐与石膏产生如下反应（Bhatty 1991; Ramachandran et al. 2003）：

$$2Ca_2AlFeO_5 + CaSO_4 + 16H_2O \rightarrow Ca_4(AlO_3/FeO_3)_2(SO_4) \cdot$$
$$12H_2O + 2Al/Fe(OH)_3$$

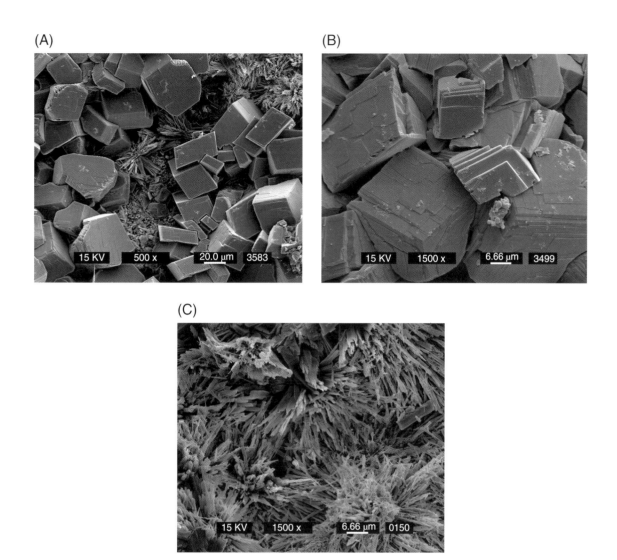

图2.5　固化的MTA在扫描显微镜下显示不同反应的颗粒形态（A）。高放大倍数下的立方体（B）和针状（C）颗粒。来源：Lee 等，2004。经 Elsevier转载许可。

在这3种反应物中，铝酸钙相的反应最先发生，其次是硅酸三钙相，最后是硅酸二钙相。尽管多种分析技术普遍支持上述固化反应确实在MTA固化过程中发生，但是我们应该意识到MTA是这些成分的混合物，它们之间可能存在着复杂的相互作用，同时还受到微量元素的影响。另外，因为用显微镜在固化7天（Lee *et al.* 2004）和30天（Camilleri 2008）的MTA中仍然能观察到硅酸钙粉末颗粒（Camilleri 2007），因此并非所有的粉末颗粒都充分发生反应。图2.5显示固化的MTA的扫描电子显微镜照片。

固化时间

MTA的使用说明指出其可操作时间为5分钟，完全固化则至少需要4个小时。然而，不同的研究人员报道的MTA固化时间不同，如165分钟（Torabinejad *et al.* 1995）、45~140分钟的初固化至终固化时间（Chng *et al.* 2005）、40~140分钟的初固化至终固化时间（Islam *et al.* 2006）、50分钟（Kogan *et al.* 2006）、220~250分钟（Ding *et al.* 2008）、151分钟（Huang *et al.* 2008）和150分钟（Porter *et al.* 2010）。固化时间的差异可能与这些研究所使用的研究方法不同有关，包括使用不同尺寸和/或重量的针将水门汀渗出的实验。

固化完全

与玻璃离子和银汞合金等其他牙科材料一样，MTA完全固化需要一定的时间。即使用前述的基本方法确定了MTA的固化，但量热研究数据显示7天时氢氧化钙的形成量达到最大值（Chedella & Berzins 2010），并且无定形水合硅酸钙的纯化需要更长的时间。同样，一些研究者观察了MTA随着反应的持续，实时的强度改变。Sluyk等观察了修复根分叉的MTA强度在72小时比24小时有了显著的增加（Sluyk *et al.* 1998）。VanderWeele等发现根分叉处修复材料的抗力从24~72小时及7天逐渐增强（VanderWeele *et al.* 2006）。Torabinejad等发现MTA的抗压强度从固化24小时的40MPa增加到21天的67MPa（Torabinejad *et al.* 1995）。

影响固化的因素：添加剂和催化剂

研究者通过加入各种添加剂来改善MTA的操作性能并延长固化时间。加入MTA（或者波兰水门汀和类似的产品）中的添加剂包括：氯化钙（$CaCl_2$）、次氯酸钠（NaOCl）、氯化钙（$CaCl_2$），次氯酸钠（NaOCl），氯己定葡萄糖酸盐，K-Y果冻，盐酸利多卡因，盐水，乳酸葡萄糖酸钙，氟硅酸钠（Na_2SiF 6），正磷酸钠（Na_2HPO_4），氟化钠（NaF），氯化锶（$SrCl_2$），羟基磷灰石[$Ca_{10}(PO_4)_6(OH)_2$]，磷酸三钙[$Ca_3(PO_4)_2$]，柠檬酸（$C_6H_8O_7$），甲酸钙，亚硝酸钙/硝酸盐，甲基纤维素，甲基羟乙基纤维素和水溶性聚合物（Ridi *et al.* 2005; Bortoluzzi *et al.* 2006a, b, 2009; Kogan *et al.* 2006; Ber *et al.* 2007; Wiltbank *et al.* 2007; Ding *et al.* 2008; Hong *et al.* 2008; Huang *et al.* 2008; Camilleri, 2009; Gandolfi *et al.* 2009; Hsieh *et al.* 2009; AlAnezi *et al.* 2011; Ji *et al.* 2011; Lee *et al.* 2011; Appelbaum *et al.* 2012）。

虽然许多添加剂成功地提高了固化时间、操作性能以及其他一些性能，但其临床和生物等效性在很大程度上尚未被证实。因此，除非已经证实其临床和生物等效性，建议谨慎使用MTA原料以外的添加剂。

水和湿度的影响

作为一种水硬水门汀，水和湿度是MTA固化和达到最佳性能的关键成分。然而，水分过多或过少将对MTA的固化和性能产生不利的影响。水分过多将导致孔隙率的增加或者固化过程中MTA的流失或材料的降解，使得固化MTA的强度降低（Walker et al. 2006）。另外，尽管水是在调拌过程中加入，但应考虑到在临床应用过程中牙齿和周围组织中的水分，有助于MTA的固化。例如，只要给予充足的反应时间，即使在根管内填入干燥的MTA粉末，从牙骨质和副根管中渗入的水分也可以使MTA完全固化（Budig & Eleazer 2008）。不过，在相对干燥环境中的MTA性能不如在相对潮湿环境中的MTA（Gancedo-Caravia & Garcia-Barbero 2006）。水还对其他的一些性能产生影响，如延展性，毕竟MTA的基本机制还是在固化前吸收水分（Gandolfi et al. 2009）。

与环境的相互作用

在不同临床应用中，在牙髓治疗中MTA会接触到不同的体液。在固化过程中和固化后这些体液可能对MTA的化学性能产生影响。

在固化过程中，如果MTA暴露于炎症牙髓和根尖周组织等酸性环境中，会影响反应产物的形成。Lee等发现将MTA混合2分钟后暴露于pH 5溶液中时（Lee et al. 2004），氢氧化钙的形成量会减少。此外，反应产物颗粒的表面溶解现象很明显，从而导致材料性能的弱化，如显微硬度的降低。另一项研究也证实了这一点（Namazikhah et al. 2008）。然而，当MTA与水混合后暴露于pH 5.0或7.4的磷酸盐缓冲液（PBS）中时，对其抗压强度没有影响（Watts et al. 2007）暴露于血清中造成其表面形态和化学结构的不同（Tingey et al. 2008），以及硬度的不同（Kang et al. 2012; Kim et al. 2012），因此也明确会影响MTA的固化过程。用MTA修复根分叉处的穿孔时，被血液污染的MTA较未被血液污染的MTA的抗力要差（VanderWeele et al. 2006）。MTA和血液的接触会导致MTA的抗压强度的减弱（Nekoofar et al. 2010）和显微硬度的下降（Nekoofar et al. 2011）。

同样的，MTA在固化过程中暴露于钙螯合剂，如乙二胺四乙酸（EDTA）冲洗液中，会对含有

50%～75%质量分数氧化钙的MTA是有问题的。如前所述，硅酸钙的凝固依赖于在水中的溶解以及随后反应产物的沉淀。EDTA冲洗液会螯合这一过程中释放的钙。因而，破坏MTA的水合反应而无法形成氢氧化钙（Lee *et al.* 2007）和阻碍硅酸钙水合物形成。在性能方面，固化过程中的MTA如果暴露于冲洗液（次氯酸钠，葡萄糖酸氯己定，EDTA和MTAD）中7天后的显微硬度和挠曲强度会低于仅暴露于蒸馏水中的MTA（Aggarwal *et al.* 2011）。其中，在EDTA和MTAD的影响最不利，后者不仅为酸性（pH 2），而且螯合钙。尽管临床上接触冲洗液可能产生很小的影响，但是如果在准备使用MTA的部位用过冲洗液（特别是EDTA和MTAD），就应该用大量的蒸馏水冲洗，来去除化学残留物。

对于固化的MTA，仅仅接触5分钟，MTAD（哪怕是很少量）和EDTA均会使其（混合72小时后）表面粗化，螯合钙和使其表面溶解（Smith *et al.* 2007）。然而，我们应该牢记MTA和这些溶液的接触是短暂的，更不用说其他材料，如牙本质同样受到影响。因此， 固化MTA与接触冲洗液的临床意义可能不会受到过分的关注。

反应区的变化

自MTA问世以来，许多研究显示，MTA具有很好的生物相容性和比同类牙科产品具有更好的封闭性。同样，其他一些研究发现储存在磷酸盐溶液中的MTA的表面会形成结晶，而储存在水中的MTA却没有（Camilleri *et al.* 2005）。Sarkar等首次用MTA的生物活性来解释这些现象（Sarkar *et al.* 2005）。他们对暴露于磷酸盐缓冲液中形成在MTA表面的球状沉积物的成分进行了分析，发现其与羟磷灰石相似。此外，他们观察到在牙本质和MTA之间的界面层（图2.6）。因此，他们认为，MTA的生物学活性体现在溶解钙，然后与磷酸盐复合形成羟基磷灰石晶体，进而堆积在MTA和牙本质之间的间隙。随着时间的推移，该机械堆积层转变为化学结合密封层。随后的研究证实这一反应层类似于羟基磷灰石结构（Bozeman *et al.* 2006），尽管其他研究认为其具有自然界中的磷灰石特征。然而，如上所述，MTA的生物学活性主要体现在其比许多其他同类牙科材料具有更好的封闭性能以及其在生理盐水中比在蒸馏水中具有更好的粘接性（Reyes–Carmona *et al.* 2010）。有一些研究者对磷灰石反应层形成进行了深入的探讨。研究结果发现初始的核心成分是作为形成碳酸磷灰石前体的无定形磷酸钙（Tay *et al.* 2007; Reyes–Carmona *et al.* 2009; Han *et al.* 2010）。MTA表面沉积物的形成相当快，在5小时后即可发生，并随着时间的推移不断沉积， 7天内的厚度并没有变化（图2.7）（Gandolfi *et al.* 2010）。

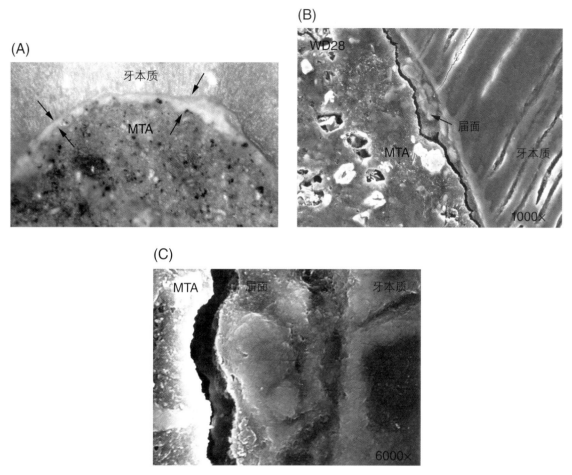

图2.6　（A）光学显微镜下MTA和牙本质界面结构，（B）扫描显微镜下MTA和牙本质界面的横截面结构，（C）较高放大倍数下B中结构。来源：Sarkar等，2005。经Elsevier许可转载。

　　由于MTA中硅酸钙的水合反应产生氢氧化钙，以及氢氧化钙和MTA相似的生物学反应，早期研究专注于氢氧化钙是MTA生物活性的产物（Pitt Ford *et al.* 1996; Far aco & Holland 2001）。然而，有证据表明水合硅酸钙也具有生物活性（Theriot *et al.* 2008），由于它占较高比例，因而可能还是与MTA生物相容性有关的较为重要的反应产物。氢氧化钙向碳酸磷灰石转化被认为主要通过溶解–沉淀反应，而水合硅酸钙表面形成的磷灰石被认为是通过阴离子交换过程和表面成核实现的。

(A)

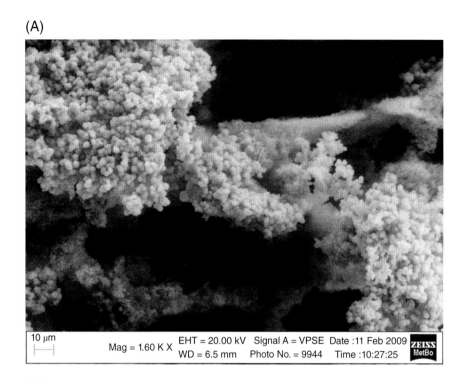

(B)

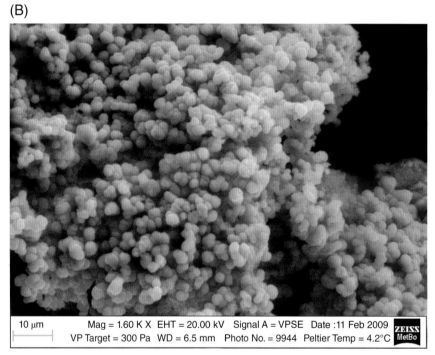

图2.7 在磷酸盐缓冲液中放置7天后的MTA。表面出现了像磷灰石一样的沉积物。 （A）1600倍， （B）3200倍。来源：Gandolfi *et al.* 2010。经John Wiley & Sons, Inc许可转载。

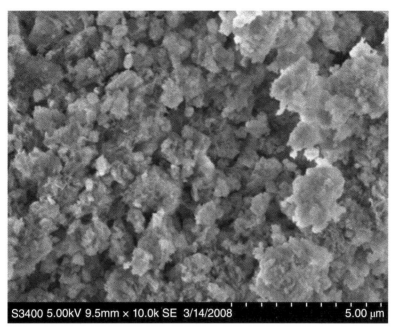

图2.8　水合硅酸钙的表面的磷灰石样的沉积物。来源：Nikhil Sarkar博士。

参考文献

[1]Aggarwal, V., Jain, A., Kabi, D. (2011) In vitro evaluation of effect of various endodontic solutions on selected physical properties of white mineral trioxide aggregate. *Australian Endodontics Journal* **37**, 61–64.

[2]Alanezi, A. Z., Zhu, Q., Wang, Y. H., *et al.* (2011) Effect of selected accelerants on setting time and biocompatibility of mineral trioxide aggregate (MTA). *Oral Surgery, Oral Medicine, Oral Pathology, Oral Radiology, and Endodontics* **111**, 122–127.

[3]Appelbaum, K. S., Stewart, J. T., Hartwell, G. R. (2012) Effect of sodium fluorosilicate on the properties of Portland cement. *Journal of Endodontics* **38**, 1001–1003.

[4]Asgary, S., Parirokh, M., Eghbal, M. J., *et al.* (2004) A comparative study of white mineral trioxide aggregate and white Portland cements using X–ray microanalysis. *Aust Endod J*, **30**, 89–92.

[5]Asgary, S., Parirokh, M., Eghbal, M. J., *et al.* (2005) Chemical differences between white and gray mineral trioxide aggregate. *Journal of Endodontics* **31**, 101–103.

[6]Asgary, S., Parirokh, M., Eghbal, M. J., *et al.* (2006) A qualitative X–ray analysis of white and grey mineral trioxide aggregate using compositional imaging. *Journal of Materials Sciience: Materials in Medicine* **17**, 187–191.

[7]ASTM Standard C150/C150M – 12, 2012, "Standard Specification for Portland Cement", ASTM International, West Conshohocken, PA.

[8]Belío-Reyes, I. A., Bucio, L., Cruz-Chavez, E. (2009) Phase composition of ProRoot mineral trioxide aggregate by

X-ray powder diffraction. *Journal of Endodontics* **35**, 875–878.

[9]Ber, B. S., Hatton, J. F., Stewart, G. P. (2007) Chemical modification of ProRoot MTA to improve handling characteristics and decrease setting time. *Journal of Endodontics* **33**, 1231–1234.

[10]Bhatty, J. I. (1991) A review of the application of thermal analysis to cement-admixture systems. *Thermochimica Acta* **189**, 313–350.

[11]Bortoluzzi, E. A., Broon, N. J., Bramante, C. M., *et al.* (2006a) Sealing ability of MTA and radiopaque Portland cement with or without calcium chloride for root-end filling. *Journal of Endodontics* **32**, 897–900.

[12]Bortoluzzi, E.A., Juárez Broon, N., Antonio Hungaro Duarte M., *et al.* (2006b) The use of a setting accelerator and its effect on pH and calcium ion release of mineral trioxide aggregate and white Portland cement. *Journal of Endodontics* **32**, 1194–1197.

[13]Bortoluzzi, E. A., Broon, N. J., Bramante, C. M., *et al.* (2009) The influence of calcium chloride on the setting time, solubility, disintegration, and pH of mineral trioxide aggregate and white Portland cement with a radiopacifier. *Journal of Endodontics* **35**, 550–554.

[14]Bozeman, T. B., Lemon, R. R., Eleazer, P. D. (2006) Elemental analysis of crystal precipitate from gray and white MTA. *Journal of Endodontics* **32**, 425–428.

[15]Budig, C. G., Eleazer, P. D. (2008) In vitro comparison of the setting of dry ProRoot MTA by moisture absorbed through the root. *Journal of Endodontics*, **34**, 712–714.

[16]Camilleri, J. (2007) Hydration mechanisms of mineral trioxide aggregate. *International Endodontics Journal* **40**, 462–470.

[17]Camilleri, J. (2008) Characterization of hydration products of mineral trioxide aggregate. *International Endodontics Journal* **41**, 408–417.

[18]Camilleri, J. (2009) Evaluation of selected properties of mineral trioxide aggregate sealer cement. *Journal of Endodontics* **35**, 1412–1417.

[19]Camilleri, J., Montesin, F. E., Brady, K., *et al.* (2005) The constitution of mineral trioxide aggregate. *Dental Materials* **21**, 297–303.

[20]Chang, S. W., Shon, W. J., Lee, W., *et al.* (2010) Analysis of heavy metal contents in gray and white MTA and 2 kinds of Portland cement: a preliminary study. *Oral Surgery, Oral Medicine, Oral Pathology, Oral Radiology, and Endodontics* **109**, 642–646.

[21]Chedella, S. C., Berzins, D. W. (2010) A differential scanning calorimetry study of the setting reaction of MTA. *International Endodontics Journal* **43**, 509–518.

[22]Chng, H. K., Islam, I., Yap, A. U., *et al.* (2005) Properties of a new root–end filling material. *Journal of Endodontics* **31**, 665–668.

[23]Comin-Chiaramonti, L., Cavalleri, G., Sbaizero, O., *et al.* (2009) Crystallochemical comparison between Portland cements and mineral trioxide aggregate (MTA). *Journal of Applied Biomaterials and Biomechanics* **7**, 171–178.

[24]Coomaraswamy, K. S., Lumley, P. J., Hofmann, M. P. (2007) Effect of bismuth oxide radioopacifier content on the material properties of an endodontic Portland cement-based (MTA-like) system. *Journal of Endodontics* **33**, 295–298.

[25]Dammaschke, T., Gerth, H. U., Züchner, H., *et al.* (2005) Chemical and physical surface and bulk material characterization of white ProRoot MTA and two Portland cements. *Dental Materials* **21**, 731–738.

[26]Darvell, B. W., Wu, R. C. (2011) "MTA" – an hydraulic silicate cement: review update and setting reaction.

Dental Materials **27**, 407–422.

[27]Ding, S. J., Kao, C. T., Shie, M. Y., *et al.* (2008) The physical and cytological properties of white MTA mixed with Na$_2$HPO$_4$ as an accelerant. *Journal of Endodontics* **34**, 748–751.

[28]Faraco, I. M., Holland, R. (2001) Response of the pulp of dogs to capping with mineral trioxide aggregate or a calcium hydroxide cement. *Dental Traumatology* **17**, 163–166.

[29]Funteas, U. R., Wallace, J. A., Fochtman, E. W. 2003. A comparative analysis of mineral trioxide aggregate and Portland cement. *Australian Endodontics Journal* **29**, 43–44.

[30]Gancedo-Caravia, L., Garcia-Barbero, E. (2006) Influence of humidity and setting time on the push–out strength of mineral trioxide aggregate obturations. *Journal of Endodontics* **32**, 894–896.

[31]Gandolfi, M. G., Iacono, F., Agee, K., *et al.* (2009) Setting time and expansion in different soaking media of experimental accelerated calcium-silicate cements and ProRoot MTA. *Oral Surgery, Oral Medicine, Oral Pathology, Oral Radiology, and Endodontics* **108**, e39–e45.

[32]Gandolfi, M. G., Taddei, P., Tinti, A., *et al.* (2010a) Apatite-forming ability (bioactivity) of ProRoot MTA. *International Endodontics Journal* **43**, 917–929.

[33]Gandolfi, M. G., Van Landuyt, K., Taddei, P., *et al.* (2010b) Environmental scanning electron microscopy connected with energy dispersive x–ray analysis and Raman techniques to study ProRoot mineral trioxide aggregate and calcium silicate cements in wet conditions and in real time. *Journal of Endodontics* **36**, 851–857.

[34]Han, L., Okiji, T., Okawa, S. (2010) Morphological and chemical analysis of different precipitates on mineral trioxide aggregate immersed in different fluids. *Dental Materials Journal* **29**, 512–517.

[35]Hong, S. T., Bae, K. S., Baek, S. H., *et al.* (2008) Microleakage of accelerated mineral trioxide aggregate and Portland cement in an in vitro apexification model. *Journal of Endodontics* **34**, 56–58.

[36]Hsieh, S. C., Teng, N. C., Lin, Y. C., *et al.* 2009. A novel accelerator for improving the handling properties of dental filling materials. *Journal of Endodontics* **35**, 1292–1295.

[37]Huang, T. H., Shie, M. Y., Kao, C. T., *et al.* (2008) The effect of setting accelerator on properties of mineral trioxide aggregate. *Journal of Endodontics* **34**, 590–593.

[38]Islam, I., Chng, H. K., Yap, A. U. (2006) Comparison of the physical and mechanical properties of MTA and portland cement. *Journal of Endodontics*, **32**, 193–197.

[39]Ji, B. (1991) A review of the application of thermal analysis to cement–admixture systems. *Thermochimica Acta* **189**, 313–350.

[40]Ji, D. Y., Wu, H. D., Hsieh, S. C., *et al.* (2011) Effects of a novel hydration accelerant on the biological and mechanical properties of white mineral trioxide aggregate. *Journal of Endodontics* **37**, 851–855.

[41]Kang, J. S., Rhim, E. M., Huh, S. Y., *et al.* (2012) The effects of humidity and serum on the surface microhardness and morphology of five retrograde filling materials. *Scanning* **34**, 207–214.

[42]Kim, Y., Kim, S., Shin, Y. S., *et al.* (2012) Failure of setting of mineral trioxide aggregate in the presence of fetal bovine serum and its prevention. *Journal of Endodontics* **38**, 536–540.

[43]Kogan, P., He, J., Glickman, G. N., *et al.* (2006) The effects of various additives on setting properties of MTA. *Journal of Endodontics* **32**, 569–572.

[44]Komabayashi, T., Spångberg, L. S. (2008) Comparative analysis of the particle size and shape of commercially available mineral trioxide aggregates and Portland cement: a study with a flow particle image analyzer. *Journal of Endodontics* **34**, 94–98.

[45]Lee, B. N., Hwang, Y. C., Jang, J. H., *et al.* (2011) Improvement of the properties of mineral trioxide aggregate by mixing with hydration accelerators. *Journal of Endodontics* **37**, 1433–1436.

[46]Lee, S. J., Monsef, M., Torabinejad, M. (1993) Sealing ability of a mineral trioxide aggregate for repair of lateral root perforations. *Journal of Endodontics* **19**, 541–544.

[47]Lee, Y. L., Lee, B. S., Lin, F. H., *et al.* (2004) Effects of physiological environments on the hydration behavior of mineral trioxide aggregate. *Biomaterials* **25**, 787–793.

[48]Lee, Y. L., Lin, F. H., Wang, W. H., *et al.* (2007) Effects of EDTA on the hydration mechanism of mineral trioxide aggregate. *Journal of Dental Research* **86**, 534–538.

[49]Monteiro Bramante, C., Demarchi, A. C., De Moraes, I. G., *et al.* (2008) Presence of arsenic in different types of MTA and white and gray Portland cement. *Oral Surgery, Oral Medicine, Oral Pathology, Oral Radiology, and Endodontics* **106**, 909–913.

[50]Namazikhah, M. S., Nekoofar, M. H., Sheykhrezae, M. S., *et al.* (2008) The effect of pH on surface hardness and microstructure of mineral trioxide aggregate. *International Endodontics Journal* **41**, 108–116.

[51]Nekoofar, M. H., Stone, D. F., Dummer, P. M. (2010) The effect of blood contamination on the compressive strength and surface microstructure of mineral trioxide aggregate. *International Endodontics Journal* **43**, 782–991.

[52]Nekoofar, M. H., Davies, T. E., Stone, D., *et al.* (2011) Microstructure and chemical analysis of blood-contaminated mineral trioxide aggregate. *International Endodontics Journal* **44**, 1011–1018.

[53]Pitt Ford, T. R., Torabinejad, M., Abedi, H. R., *et al.* (1996) Using mineral trioxide aggregate as a pulp-capping material. *Journal of the American Dental Association* **127**, 1491–1494.

[54]Porter, M. L., Bertó, A., Primus, C. M., *et al.* (2010) Physical and chemical properties of new-generation endodontic materials. *Journal of Endodontics* **36**, 524–528.

[55]Ramachandran, V. S., Paroli, R. M., Beaudoin J. J., *et al.* (2003) *Handbook of Thermal Analysis of Construction Materials.* Noyes Publication/William Andrew Publishing, New York.

[56]Reyes-Carmona, J. F., Felippe, M. S., Felippe, W. T. (2009) Biomineralization ability and interaction of mineral trioxide aggregate and white portland cement with dentin in a phosphate-containing fluid. *Journal of Endodontics* **35**, 731–736.

[57]Reyes-Carmona, J. F., Felippe, M. S., Felippe, W. T. (2010) The biomineralization ability of mineral trioxide aggregate and Portland cement on dentin enhances the push-out strength. *Journal of Endodontics* **36**, 286–291.

[58]Ridi, F., Fratini, E., Mannelli, F., *et al.* (2005) Hydration process of cement in the presence of a cellulosic additive. *A calorimetric investigation. Journal of Physical Chemistry B* **109**, 14727–14734.

[59]Sarkar, N. K., Caicedo, R., Ritwik, P., *et al.* (2005) Physicochemical basis of the biologic properties of mineral trioxide aggregate. *Journal of Endodontics* **31**, 97–100.

[60]Schembri, M., Peplow, G., Camilleri, J. (2010) Analyses of heavy metals in mineral trioxide aggregate and Portland cement. *Journal of Endodontics* **36**, 1210–1215.

[61]Sluyk, S. R., Moon, P. C., Hartwell, G. R. (1998) Evaluation of setting properties and retention characteristics of mineral trioxide aggregate when used as a furcation perforation repair material. *Journal of Endodontics* **24**, 768–771.

[62]Smith, J. B., Loushine, R. J., Weller, R. N., *et al.* (2007) Metrologic evaluation of the surface of white MTA after the use of two endodontic irrigants. *Journal of Endodontics* **33**, 463–467.

[63]Song, J. S., Mante, F. K., Romanow, W. J., *et al.* (2006) Chemical analysis of powder and set forms of Portland

cement, gray ProRoot MTA, white ProRoot MTA, and gray MTA-Angelus. *Oral Surgery, Oral Medicine, Oral Pathology, Oral Radiology, and Endodontics* **102**, 809–815.

[64]Tay, F. R., Pashley, D. H., Rueggeberg, F. A., *et al.* (2007) Calcium phosphate phase transformation produced by the interaction of the portland cement component of white mineral trioxide aggregate with a phosphate-containing fluid. *Journal of Endodontics* **33**, 1347–1351.

[65]Theriot, S. T., Chowdhury, S., Sarkar, N. K. (2008) Reaction between CSH and phosphate buffered saline solution. *Journal of Dental Research* **87**, Special issue A. Abstract #1068.

[66]Tingey, M. C., Bush, P., Levine, M. S. (2008) Analysis of mineral trioxide aggregate surface when set in the presence of fetal bovine serum. *Journal of Endodontics* **34**, 45–49.

[67]Torabinejad, M., Hong, C. U., McDonald, F., *et al.* (1995) Physical and chemical properties of a new root-end filling material. *Journal of Endodontics* **21**, 349–353.

[68]VanderWeele, R. A., Schwartz, S. A., Beeson, T. J. (2006) Effect of blood contamination on retention characteristics of MTA when mixed with different liquids. *Journal of Endodontics* **32**, 421–424.

[69]Walker, M. P., Diliberto, A., Lee, C. (2006) Effect of setting conditions on mineral trioxide aggregate flexural strength. *Journal of Endodontics* **32**, 334–336.

[70]Watts, J. D., Holt, D. M., Beeson, T. J., *et al.* (2007) Effects of pH and mixing agents on the temporal setting of tooth–colored and gray mineral trioxide aggregate. *Journal of Endodontics* **33**, 970–973.

[71]Wiltbank, K. B., Schwartz, S. A., Schindler, W. G. (2007) Effect of selected accelerants on the physical properties of mineral trioxide aggregate and Portland cement. *Journal of Endodontics* **33**, 1235–1238.

第 3 章　MTA 的物理性能
Chemical Properties of MTA

Ricardo Caicedo[1] 和 Lawrence Gettleman[2]

[1]*Department of Oral Health and Rehabilitation (Endodontics Division), University of Louisville, School of Dentistry, USA*

[2]*Department of Oral Health and Rehabilitation (Prosthodontics Division), University of Louisville, School of Dentistry, USA*

Mineral Trioxide Aggregate: Properties and Clinical Applications, First Edition.
Edited by Mahmoud Torabinejad.
© 2014 John Wiley & Sons, Inc. Published 2014 by John Wiley & Sons, Inc.

前言

从1995年起，两种不同类型的三氧化矿物聚合物（MTA，灰色和白色）在牙髓病学中的临床应用就取得了成功。GMTA的灰色成分是因为在波特兰水门汀（ProRoot® MTA 产品资料）存在含铁化合物四钙铝铁酸盐（$4CaO-Al_2O_3-Fe_2O_3$）。在2002年，成功地将原配方中氧化铁去除，而使白色MTA问世。在本章中为了区分这两种材料，我们分别以GMTA和WMTA代表灰色和白色的MTA。表中带"~"的数值来源于文献而不是教科书。

pH

在化学中，pH是用于测量溶液中游离氢离子的浓度值。当然，纯水的pH接近7.0。pH低于7.0的溶液是酸性的，高于7.0的溶液是碱性的。溶液的pH通过电子玻璃电极或化学指示剂测量。有些研究测定了MTA的pH，在混合之后立即达到~10.2，然后上升到12.5，可保持约3小时（Torabinejad et al. 1995）。当比较GMTA和WMTA的pH时，研究表明WMTA在混合后一段时间内具有较高的pH（Chng et al. 2005; Islam et al. 2006）。有学者对GMTA和WMTA的pH与普通和白色的波特兰水门汀的pH进行了60分钟的比较。4种产品pH在最初混合后的20分钟内上升，在60分钟时达到平稳状态。白色和普通波特兰水门汀的pH比GMTA和WMTA更早达到峰值（表3.1）（Islam et al. 2006）。

据报道，MTA在一项长达78天的研究中均保持了较高的pH（Fridland &Rosado 2005）。

表3.1 2种MTA和2种波特兰水门汀在2个时间的pH
来源：Islam et al. 2006. 经Elsevier许可转载

材料	最初pH	60分钟pH
普通波特兰水门汀	~ 12.3	~ 13.0
白色波特兰水门汀	~ 11.9	~ 13.1
灰色MTA	~ 11.3	~ 12.8
白色MTA	~ 11.9	~ 13.0

表3.2　一种巴西MTA材料和一种实验水门汀长达15.4天的pH变化
来源：Santos *et al*. 2005. 经John Wiley &Sons 许可转载

时间（小时）	0	25	50	100	200	250	370
MTA-S（Angelus）	~6.0	~10.4	~9.5	~7.2	~9.4	~7.5	~7.6
Expt'l. cement	~6.0	~10.3	~9.8	~7.2	~9.4	~7.6	~7.6

表3.3　WMTA和3种实验MTA剂型的即刻pH
来源：Porter *et al*. 2010. 经Elsevier许可转载

	即刻 pH
White ProRoot MTA	12.6
Capasio 150	10.3
Ceramicrete-D	2.2
Generex-A	10.8

表3.4　WMTA 和改良版用Na_2HPO_4缓冲液调拌的WMTA 的pH
来源：Ding *et al*. 2008. 经Elsevier许可转载

WMTA混合	即刻pH	6小时
蒸馏水	～11.0	～13.5
15% Na_2HPO_4 缓冲液	～11.1	～13.3

　　有学者将巴西实验用MTA与商品化MTA的不同性能及pH进行比较。在观察时间内，几乎没有显著差异，但是pH比其他研究低得多（表 3.2）（Santos *et al*. 2005）。

　　Porter等测试了WMTA和3种实验MTA剂型的pH和其他性能（Porter *et al*. 2010）。Ceramicrete-D的pH是偏酸的，为2.2，其他都是偏碱性的（表 3.3）。

　　作为WMTA研究的部分，pH的测量值的时间间隔达6小时。用蒸馏水调拌的WMTA和用15% Na_2HPO_4缓冲液调拌的WMTA的pH在调拌即刻及6小时后没有差异（表 3.4）（Ding *et al*. 2008）。

　　将WMTA Angelus，一种实验用MTA，白色波特兰水门汀和AH Plus环氧树脂封闭剂放在1.5mm的离心管中，然后浸入10mL的试管中，在不同时间点，长达28天测量液体的pH。可能是因为样本量太小，pH变化不明显，但是pH的测量值比其他文献报道的要低很多。3种水门汀基材料的pH升高，但是AH Plus封闭剂却下降（表3.5）（Massi *et al*. 2011）。

表3.5 实验用MTA、波特兰水门汀、WMTA、环氧封闭剂的长达28天的pH
来源：Massi *et al.* 2011. 经Elsevier许可转载

pH	MTAS	白色波特兰水门汀	WMTA Angelus	AH Plus
3小时	9.83	8.46	7.66	6.14
6小时	8.18	7.79	8.06	5.77
12小时	9.49	7.96	7.64	6.06
24小时	8.76	7.62	7.62	5.88
48小时	8.16	7.67	7.66	6.04
7天	7.97	7.82	8.00	4.97
14天	7.90	7.82	8.00	4.96
28天	8.08	8.03	8.10	6.75

除了Santos等（2005）和Massi等（2011）的研究，大部分文献报道MTA的pH从10～13不等。总之，MTA混合后pH上升和过去用于牙髓治疗的氢氧化钙的碱性一样，这也有助于解释MTA良好的生物学反应。

溶解性

物质的溶解性从根本上取决于溶剂、溶剂的温度和压力。物质在特定溶剂中的溶解程度即为饱和度，之后再在溶液中增加更多溶质也不能增加它的浓度。根据美国牙科协会规范修正案（ANSI/ADA 1991）对MTA的溶解性进行了评估。大多数研究报道MTA溶解性很低或者没有（Torabinejad *et al.* 1995; Danesh *et al.* 2006; Poggio *et al.* 2007; Shie *et al.* 2009），但是在一个长达78天的研究中报道了MTA的有限溶解性会随着时间的推移而逐渐降低（Fridland & Rosado 2005）。

水粉比影响溶解性的大小，较高的水粉比增加MTA的溶解度和孔隙率（Fridland &Rosado 2005）。

一些研究者报道了MTA中钙离子的释放情况。（Sarkar *et al.* 2005; Bortoluzzi *et al.* 2006; Bozeman *et al.* 2006; Ozdemir *et al.* 2008）。尽管氢氧化钙能促进根尖屏障的形成，具有高的成功率，但当这种材料与根尖组织接触会很快被重吸收，因此就需要对临床病例进行长期追踪来证实根尖屏障的

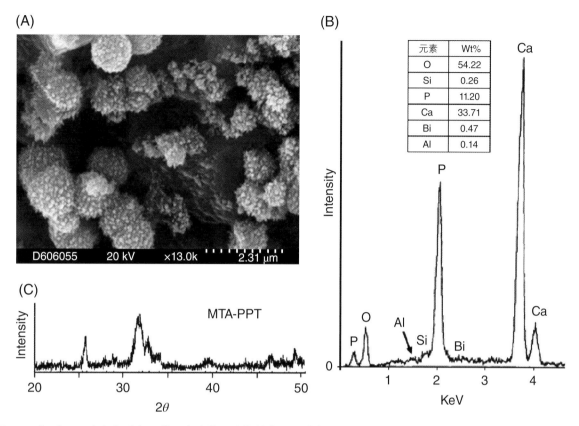

图3.1　（A）MTA与组织液相互作用产生的沉淀物的典型扫描电子显微照片（x13,000）。（B）图A中沉淀物的X
线能谱分析光谱（上面）以及化学成分的半定量分析结果（下面）。（C）MTA合成组织液沉淀物的X线衍射图。
来源: Sarkar *et al.* 2005. 经Elsevier许可转载。

形成。如果使用MTA，根尖屏障的形成是可预见且没有必要监控的。MTA提供的屏障具有很好封
闭性能和高度生物相容性（Linsuwanont 2003）。有学者在WMTA中添加了$CaCl_2$，发现在最初的24
小时中钙的释放增加（Bortoluzzi *et al.* 2006）。有趣的是，在细胞培养环境中高浓度的钙抑制细胞
的增殖（Midy *et al.* 2001），提示MTA中释放的钙离子可能和组织液中磷相互作用而形成羟基磷灰
石，这就是MTA能够成功应用于临床的理化基础（图3.1）（Sarkar *et al.* 2005）。MTA中钙的释放
可能受特定临床条件影响。Islam等研究发现WMTA溶解性比白色波特兰水门汀、普通波特兰水门
汀和GMTA都高，尤其是GMTA（Islam *et al.* 2006）。在这个研究中，该溶解性对于产品的成功是有
利的，因为MTA组分的溶解使反应产物在材料和牙齿的界面上形成，大部分为氢氧化钙，从而形

表3.6 两种MTA产品和两种波特兰水门汀在非特定时间的溶解度百分比
来源：Islam *et al.* 2006. 经Elsevier许可转载

	溶解度 % ± SD
白色WMTA	1.28 ± 0.02
灰色 PMTA	0.97 ± 0.02
白色波特兰水门汀	1.05 ± 0.02
普通波特兰水门汀	1.06 ± 0.07

表3.7 不同水粉比率下WMTA在24小时时的溶解度和孔隙率百分比
来源：Fridland & Rosado 2003. 经Elsevier许可转载

水粉比 WMTA	W/W % 溶解度	% 孔隙率
0.26	1.76	30.25
0.28	2.25	35.72
0.30	2.57	35.19
0.33	2.83	38.39

成生物封闭（表3.6）。

Fridland和Rosado（2003）发现MTA水粉比越高，在24小时内溶解性和孔隙率越低（Fridland & Rosado 2003）。这与WMTA临床成功率较高，在潮湿环境中MTA的化学反应是持续且不完全的观点一致（表3.7）。

Fridland和Rosado（2005）在最近的一个研究中发现，WMTA的溶解度在水粉比为0.33时在9天内从0.37%持续降到0.02%，在80天时累计的溶解度达到24.02%，而水粉比为0.28时溶解度非常低（表3.8）。

Poggio等比较了4种根尖倒充填材料的溶解度百分数，他们测量了1天和2个月后减少的重量，结果没有显著的差异。ProRoot WMTA在2个月后溶解度是0.91%（表 3.9）（Poggio *et al.* 2007）。

有学者比较了加入氯化钙改良的白色波特兰水门汀和WMTA的溶解度。发现两者的固化时间都明显缩短，WMTA在72小时后重量增加。白色波特兰水门汀的溶解度降低，这两种材料的pH均升

表3.8　WMTA在80天内每天和累计的溶解度百分比
来源：Fridland & Rosado 2003. 经Elsevier许可转载

	水粉比	W/W % 每天测量的溶解度
1天	0.28	~2.9
	0.33	~3.7
2天	0.28	~1.2
	0.33	~1.8
9天	0.28	~0.1
	0.33	~0.2
80天	0.28	累积溶解度16.13
	0.33	累积溶解度24.02

表3.9　2个月4种根管封闭材料的重量损耗
来源：Poggio *et al*. 2007. 经Elsevier许可转载

材料（ *n* = 6 ）	24小时重量损耗%（SD）	2个月后重量损耗%（SD）
IRM	0.65 (0.19)	1.01 (0.22)
ProRoot MTA	0.70 (0.26)	0.91 (0.29)
Superseal	0.23 (0.25)	0.40 (0.24)
Argoseal	0.97 (0.33)	1.50 (0.35)

高（表 3.10 ）（ Bortoluzzi *et al.* 2009 ）。

　　总之，大多数实验结果显示MTA的溶解性低。但是，MTA在早期阶段能充分溶解产生高钙和碱性的环境，并能刺激羟基磷灰石前体氢氧化钙的形成。

　　银沸石是一种可以释放银离子的结晶硅酸铝材料，其中银离子具有抗菌作用。银离子和硝酸钠通过离子交换添加到钠沸石中（$Na_2O ：Al_2O_3 ：2SiO_2 ：XH_2O$）中。在MTA（Dentsply, DeTrey, Germany）粉末中加入质量分数为0.2%或2.0%的活化的沸石。利用未改性的MTA作为对照。在7天时，分别测量钙离子的释放、固化时间、溶解度和吸水性（Cinar *et al.* 2013 ）。

表3.10 WMTA及改良WMTA和2种波特兰水门汀长达28天溶解度值。来源：Bortoluzzi et al. 2009. 经Elsevier许可转载

	1.0 g WMTA + 0.26 mL H$_2$O
WMTA (1.0 g)	
WMTA + CaCl$_2$	1.0 g WMTA + 0.1 g CaCl$_2$ + 0.18 mL H$_2$O
白色波特兰水门汀	0.8 g white Portland cement + 0.2 g Bi$_2$O$_3$ + 0.26 mL H$_2$O
白色波特兰水门汀 + CaCl$_2$	0.8 g white Portland cement + 0.2 g Bi$_2$O$_3$ + 1 g CaCl$_2$ + 1 g WPC with 0.1 g CaCl$_2$ + 0.18 mL H$_2$O

	24小时		72小时		7天		14天		28天	
	M	MP	M	MP	M	MP	M	MP	M	MP
WMTA	−0.468	15.50	−0.659	15.50	−0.331	15.5	−0.721	15.5	−0.499	15.5
WMTA+CaCl$_2$	−0.593	9.333	3.462	18.66	3.875	19.00	3.991	19.16	4.112	19.50
WPC	−0.199	19.00	−4.696	6.333	−5.064	6.00	−5.863	6.000	−6.777	6.00
WPC+CaCl$_2$	−0.878	6.166	−1.267	9.500	−1.920	9.500	−2.646	9.333	−2.809	9.00

负值表示重量减轻。
M, 中值, MP, 在每个周期水合水门汀的溶解度百分比。

结果发现钙离子的释放没有差别，2.0%组在24小时时达到最高值。0.2%组的吸水性和溶解度分别是8.59%和1.38%。2.0%组分别是6.79%和~7.09%，对照组分别是8.98%和1.01%。2.0%组固化时间显著减少，而且比0.2%组和普通MTA更易溶解，因此MTA中加入这些矿物质没有显示出任何优势（Cinar *et al.* 2013）。

固化膨胀

MTA良好的封闭性能是因为它在固化后会有轻微的膨胀。GMTA和WMTA大约含有75%波特兰水门汀。WMTA和GMTA区别在于含有较少的四钙铝铁酸盐。组成成分上的差异可能会影响其固化膨胀。研究者比较了几种MTA的固化时间，发现GMTA比WMTA与波特兰水门汀膨胀性更好，而水粉比对膨胀性几乎没有影响（表3.11和表3.12）（Storm *et al.* 2008; Hawley *et al.* 2010）。

表3.11 在25小时后，不同水粉比下MTA的膨胀百分比的性能
来源：Hawley *et al.* 2010. 经Elsevier许可转载

水粉比	WMTA	GMTA
0.26	0.084 ± 0.012	2.42 ± 0.324
0.28	0.058 ± 0.044	2.38 ± 0.034
0.30	0.093 ± 0.013	2.56 ± 0.393
0.35	0.086 ± 0.029	2.15 ± 0.337

表3.12 GMTA和WMTA浸没在蒸馏水或Hank's缓冲盐溶液和浸没在水中的波特兰水门汀中的线性固化膨胀的平均百分比
来源：Storm *et al.* 2008. 经Elsevier许可转载

Groups	5小时 (SD) (*n*)	7.7小时 (SD) (*n*)	24小时 (SD) (*n*)
GMTA/water	0.47 (0.09) (5)	0.74 (0.15) (3)	1.02 (0.19) (3)
GMTA/HBSS	0.34 (0.04) (3)	0.45 (0.06) (3)	0.68 (0.12) (3)
WMTA/water	0.04 (0.01) (5)	0.06 (0.01) (5)	0.08 (0.01) (3)
WMTA/HBSS	0.09 (0.03) (3)	0.10 (0.03) (3)	0.11 (0.03) (3)
PC/water	0.24 (0.05) (5)	0.26 (0.04) (5)	0.29 (0.04) (5)

X线阻射性

采用ISO 6876，7.7章节的方法确定MTA的阻射性。也就是采用一个楔形阶梯的铝板相应厚度的光密度值来计算其相对阻射值，用等效阻射性的铝板表示MTA的X线阻射性[国际标准化组织（IOFS）2001]。由于添加Bi_2O_3作为阻射剂，WMTA和GMTA的阻射性是改良和正常波特兰水门汀的6倍（Islam *et al.* 2006），而Porter等使用相同的测定方法得出更高的倍数，而且还测定了其他几种牙科封闭剂的X线阻射性（表 3.13）（Porter *et al.* 2010）。

Húngaro Duarte等将浓度为20%的不同重金属和其他的氧化物作为阻射剂加入波特兰水门汀中来检测其阻射性（Húngaro Duarte *et al.* 2009）。结果发现氧化铋是最强的阻射剂，几乎是纯波特兰水门汀的6倍（表 3.14）。

X线阻射性应该是所有应用于口腔和医学领域的材料和器材的最基本的特性，因为如果这些材料嵌入身体组织内，被意外吞入或吸入，它们能够在创伤或发生其他不幸事件时被识别。重金属粉剂、金属氧化物和化合物、金属玻璃和含有重金属的聚合添加剂都有优缺点。氧化铋成功地增强了MTA的阻射性，在未来的研究中还会使用其他物质来满足所有的需求。

有研究分析了硅酸钙类根管封闭剂（MTA Fillapex，Angelus, Brazil）和环氧树脂类根管封闭剂（AH Plus, Dentsply, Germany）分别在3、24、72、168小时的细胞毒性、阻射性、pH和流动性。采用MTT法连续4周检测BALB/c 小鼠3T3细胞的活性来评价其细胞毒性（Silva *et al.* 2013）。

表3.13 相对纯铝的阻射性

Islam *et al.* （2006）	
WMTA	6.74 mm
PMTA	6.47 mm
White Portland cement	0.95 mm
Ordinary Portland cement	0.93 mm
Porter *et al.* （2010）	
ProRoot WMTA	8.5 mm
Capasio 150	4.2 mm
Ceramicrete–D	3.2 mm
Generex–A	6.8 mm

表3.14 波特兰水门汀、人牙本质、加入不同阻射剂的波特兰水门汀的阻射性
来源：Húngaro Duarte et al. 2009. 经Elsevier许可转载

	等量 mm Al (± SD)
纯波特兰水门汀	1.01 ± 0.01
波特兰水门汀 + 20%碳酸铋	3.25 ± 0.38
波特兰水门汀 + 20%碘仿	4.24 ± 0.32
波特兰水门汀 + 20% 氧化铋	5.93 ± 0.34
波特兰水门汀 + 20% 氧化铅	5.74 ± 0.66
波特兰水门汀 + 20% 氧化锌	2.64 ± 0.02
波特兰水门汀 + 20% 氧化锆	3.41 ± 0.19
波特兰水门汀 + 20% 硫酸钡	2.80 ± 0.18
波特兰水门汀 + 20% 次硝酸铋	4.66 ± 0.42
波特兰水门汀 + 20% 钨酸钙	3.11 ± 0.25
牙本质	1.74 ± 0.02

表3.15 不同的时间段平均pH和细胞毒性的百分比。Silva et al. 2013.

时间 （小时）	pH					时间 （周）	细胞毒性（与对照组%）				
	3	24	48	72	168		0	1	2	3	4
AH Plus	7.08[a]	6.93[a]	6.78[a]	6.90[a]	6.92[a]		37[c]	70[c]	92[c]	100[c]	98[c]
MTA Fillapex	9.68[b]	9.34[b]	8.25[b]	8.02[b]	7.76[b]		4[d]	15[d]	13[d]	23[d]	30[d]
Control	6.50	6.50	6.50	6.50	6.50						

注：上角标说明有显著差异（$P < 0.05$）。

AH Plus的阻射值是8.59（mm Al），MTA Fillapex是7.06（mm Al），尽管有显著差异，但与3mm Al相比，两者均有足够的阻射性（表 3.15）。1g混合后的封闭剂放在2块玻璃板之间加载120g负荷180秒后，结果显示MTA Fillapex [（31.09 ± 0.67）mm]的流动性显著优于AH Plus（25.80 ± 0.83）mm]。

两种不同品牌的封闭剂pH和细胞毒性在所有时间都有显著的差异。AH Plus比MTA Fillapex细胞毒性更强，但两者都能用作根管封闭剂。

波特兰水门汀通过添加体积分数为10%、20%和30%的氧化铋、氧化锆或氟化镱来改良。对照组是ProRoot MTA（Dentsply, Tulsa, USA）和纯波特兰水门汀。通过将楔形阶梯状铝板与牙组织片紧挨置于咬合牙科胶片上进行X线照射来测量其阻射性，同时测量抗压缩强度、压汞试验和固化时

表3.16 各种性能的均数（±标准差）Cavenago 等. 2014.

p/I 比	平均阻射性 (mmAl)	平均溶解率(%)	固化时间		pH				钙释放量 (mg/L)(h)			
			开始 (min)	最终 (h)	3	24	72	168	3	24	72	168
4:1	6.94[a]	1.62 (1.27)[e]	57.0 (2.0)[g]	112 (2.0)[g]	7.75[i]	7.84[i]	7.31[i]	7.71[i]	5.29[n]	4.46[n]	2.15[n]	5.48[n]
3:1	5.70[b]	1.83 (0.77)[e]	105 (1.52)[h]	135 (2.0)[h]	7.87[i]	7.89[i]	7.34[i]	7.78[i]	6.33[n]	4.70[n]	3.16[np]	6.20[n]
2:1	5.31[c]	6.46 (1.83)[f]	120 (2.51)[i]	321 (2.0)[i]	9.47[k]	8.00[i]	7.59[i]	8.43[i]	9.21[p]	6.73[p]	3.92[p]	9.72[p]
Dentin	0.79[d]											

注：各组和列的字母不同，差异有统计学意义（$P < 0.05$）。

间。并通过扫描电镜观察其形态（Antonijevic *et al.* 2013）。

所有实验材料的汞侵入孔隙率均有显著增加。添加氧化铋的固化时间从90分钟延长到115分钟。氧化锆和氟化镱对固化时间没有影响。添加至少10%氧化铋、20％氧化锆或者20％的氟化镱能够使其阻射性超过3 mm Al。添加氧化锆和氟化镱提高了波特兰水门汀的抗压缩强度，但不明显，而添加氧化铋则显著降低其抗压缩强度。氧化锆和氟化镱添加没有降低其物理性能，因此可能会用来取代MTA中的氧化铋（Antonijevic *et al.* 2013）。

有学者比较了粉水比为4∶1、3∶1、2∶1的白色 MTA Angelus（Angelus, Brazil），与柱形牙本质和楔形阶梯铝块的射线密度，并在3、24、72、168小时测定了它们的平均溶解度、固化时间、pH和钙离子的释放量（使用原子吸收分光光度法测量）（表 3.16）。在浸入超纯水之前和浸入168小时之后，30个塑料牙的根尖充填材料均用micro–CT扫描2次（Cavenago *et al.* 2014）。

粉液比为4∶1时阻射性最高。液体比例越高固化时间越长，pH越高和钙离子释放量也显著增加（*P* < 0.05）。粉液比2∶1组的平均溶解度（6.46%）显著高于其他两组。该研究显示粉水比显著影响白色MTA Angelus的理化性能（Cavenago *et al.* 2014）（表 3.16）。

强度的种类

抗压缩强度

根据ISO 6876推荐的方法测量牙科材料的抗压缩强度。使用机械测试仪器，抗压缩强度用帕斯卡（Pa = N/m^2）计算样本单位面积上（平方米）的最大施加负荷（牛顿kg·m/s^2）。在大多数情况下，这是一个小数字，因此通常用MPa或兆帕来表示，用于计算压缩、拉伸、推出和剪切强度（后两者使用高度或横截面除以分离界面的周长）。

有研究比较了两种实验性波特兰水门汀、商品化MTA和普通波特兰水门汀长达7天的抗压缩强度。MTA和普通波特兰水门汀抗压缩强度最高，尤其是在第3天（Hwang *et al.* 2011）。也有学者用它来测试4种商品化MTA的抗压缩强度（Porter *et al.* 2010）。Islam等也测量了抗压缩强度，发现在3天和28天有较高的值（表 3.17）（Islam *et al.* 2006）。

表3.17 不同商用和实验用材料在1、3、7、28天时的抗压缩强度

抗压缩强度（MPa）	1天	3天	7天
波特兰水门汀	28.06 ± 4.31[b]	43.36 ± 4.39[b]	32.10 ± 1.01[b]
试验用波特兰水门汀	5.81 ± 1.17[a]	10.47 ± 1.54[a]	14.88 ± 1.13[a]
试验用波特兰水门汀+硫酸钙	8.51 ± 0.55[a]	9.66 ± 0.76[a]	13.82 ± 2.99[a]
MTA	27.41 ± 3.83[b]	43.65 ± 8.35[b]	30.77 ± 0.51[b]
Hwang 等（2011）			

抗压缩强度（MPa）	7天
ProRoot WMTA	27.0 ± 7.0
Capasio 150	30.7 ± 5.1
Ceramicrete-D	6.60 ± 3.5
Generex-A	38.9 ± 10.9
Porter 等（2010）	

抗压缩强度 （MPa）	3天	28天
普通波特兰水门汀	48.06 ± 6.14	50.66 ± 1.37
白色波特兰水门汀	40.39 ± 2.86	48.53 ± 1.37
WMTA	45.84 ± 1.32	86.02 ± 10.32
PMTA	50.43 ± 1.30	98.62 ± 5.74
6 mm × 12mm 样本 负载率未详述		

　　Kogan等在WMTA中添加了不同组分，并测量了抗压缩强度（Kogan *et al.* 2006）。当用盐水调拌时，最高值为39.2MPa，用2%利多卡因调拌时为32.6Mpa，用无菌水调拌时为28.4MPa。其他的添加物显示较低的抗压缩强度值（表 3.18）（Kogan *et al.* 2006）。

　　在一个多重比较的研究中，GMTA分别用（a）2%盐酸利多卡因（1∶100000肾上腺素）或者无菌水调拌；（b）在pH 5.0或7.4时调拌；（c）在7天或28天测量抗压缩强度。在不同调拌液的比较中，无菌水的强度高于2%利多卡因。在两种pH条件下，WMTA均比GMTA具有更高的强度值。pH在7.4时比5.0具有更高的强度值（表 3.19和图3.2）（Watts *et al.* 2007）。这些值比Kogan等的结果要高很多（Kogan *et al.* 2006）。

　　Hwang等在实验用水门汀中添加了硫酸钙,并与WMTA和波特兰水门汀做比较（Hwang *et al.* 2011）。

表3.18　不同添加物的WMTA的抗压缩强度。来源: Kogan *et al.* 2006. 经Elsevier许可转载

WMTA中添加成分	7 d 时的抗压缩强度（MPa）
无菌水	28.4
次氯酸钠凝胶（NaOClgel, ChlorCid V）	17.1
K–Y Jelly	18.3
2% 盐酸利多卡因（1:100 000 肾上腺素）	32.6
生理盐水	39.2
3% CaCl$_2$	19.3
5% CaCl$_2$	19.6
6mm × 14 mm 样本	

表3.19　GMTA和WMTA在7天和28天时，使用无菌水或2%利多卡因，在2个pH时的抗压强度。来源: Watts *et al.* 2007. 经Elsevier许可转载

	pH	时间（天）	抗压缩强度 (MPa ± SD)
GMTA 利多卡因	5.0	7	38.2 ± 19.51
GMTA 无菌水	5.0	7	47.8 ± 25.54
GMTA 利多卡因	7.4	7	55.9 ± 25.08
GMTA 无菌水	7.4	7	66.6 ± 27.10
WMTA 利多卡因	5.0	7	62.3 ± 19.04
WMTA 无菌水	5.0	7	92.3 ± 22.69
WMTA 利多卡因	7.4	7	74.3 ± 23.87
WMTA 无菌水	7.4	7	81.8 ± 25.48
GMTA 利多卡因	5.0	28	23.3 ± 18.02
GMTA 无菌水	5.0	28	65.5 ± 18.59
GMTA 利多卡因	7.4	28	46.3 ± 20.62
GMTA 无菌水	7.4	28	57.4 ± 17.99
WMTA 利多卡因	5.0	28	51.3 ± 19.24
WMTA 无菌水	5.0	28	70.8 ± 26.21
WMTA 利多卡因	7.4	28	60.0 ± 20.88
WMTA 无菌水	7.4	28	76.3 ± 19.24

7天后两种材料的抗压缩强度明显高于试验用材料，但是达到峰值只要3天（表 3.20）。

　　Appelbaum等将氟硅酸钠添加到波特兰水门汀加速其固化（如与粘接剂一起使用），因为MTA

平均抗压缩强度

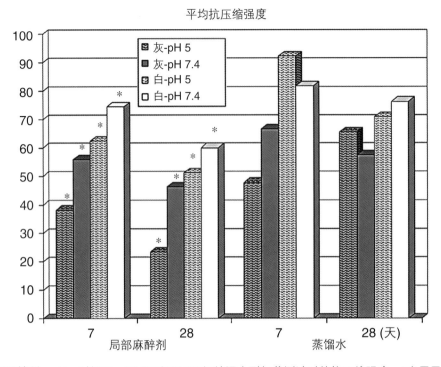

图3.2 在不同调拌剂、pH、时间下，GMTA和WMTA初始混合到加载测试时的抗压缩强度。*当用局部麻醉剂混合时，WMTA显著强于GMTA（*P*<0.0001），pH是7.4的强度大于pH为5.0（*P*<0.0001），7天的样本显著强于28天的样本（*P*<0.001）。来源：Watts *et al.* 2007. 经Elsevier许可转载。

表3.20 实验用波特兰水门汀和MTA 7天的抗压缩强度。来源: Hwang *et al.* 2011. 经Elsevier许可转载

抗压缩强度 (MPa) (*n* = 6)	1 d	3 d	7d
波特兰水门汀	28.06 ± 4.31	43.36 ± 4.39	32.10 ± 1.01
实验用波特兰水门汀	5.81 ± 1.17	10.47 ± 1.54	14.88 ± 1.13
实验用波特兰水门汀 + CaSO$_4$	8.51 ± 0.55	9.66 ± 0.76	13.82 ± 2.99
MTA	27.41 ± 3.83	43.65 ± 8.35	30.77 ± 0.51

表3.21 氟硅酸钠对波特兰水门汀性能的影响。
来源：Appelbaum等. 2012. 经Elsevier许可转载

分组	*n*	24小时 (均值)	*n*	3周 (均值)
PC	6	23.4	8	42.1
1% SF in PC	9	18.9	8	41.6
2% SF in PC	7	10.7	8	40.9
3% SF in PC	8	10.0	9	38.7
4% SF in PC	8	15.6	7	35.1
5% SF in PC	6	17.9	—	—
10% SF in PC	6	2.00	—	—
15% SF in PC	6	1.80	—	—

表3.22　不同混合和配置技术对MTA抗压缩强度的影响。来源: Basturk *et al.* 2013. 经Elsevier许可转载

MTA类型	混合/配置技术	平均值（MPa）	标准差（MPa）
ProRoot	MM + US	101.7	18.64
ProRoot	MM	90.85	25.25
ProRoot	Man M + US	90.78	33.60
ProRoot	Man M	90.77	27.21
Angelus	MM + US	81.36	24.94
Angelus	MM	74.14	28.43
Angelus	Man M + US	54.96	17.47
Angelus	Man M	53.47	22.31

注：Man M，手工混合；MM，机械混合；US，超声振荡。

表3.23　用水调拌的改良MTA的固化时间、抗压缩强度、抗弯曲强度（MPa）（$n = 3$）Akbari *et al.* 2013

组别	凝固时间分钟 (SD)	抗压缩强度 (SD)		抗弯强度(SD)
	1天	1周	1天的3点弯曲强度	
MTA	229.66 (0.31[a])	1.16 (0.31[a])	2.19 (0.87[a])	0.93 (0.65[b])
MTA+8% 纳米–SiO$_2$	202.33 (0.31[b])	2.7 (0.66[a])	2.75 (0.81[a])	1.96 (0.33[b])
MTA+10% 纳米–SiO$_2$	199.33 (0.31[b])	1.92 (1.29[a])	2.39 (0.52[a])	1.99 (0.73[b])

注：同一列字母上标相同组间差异无统计学意义（$P > 0.05$）。

中有~75%的波特兰水门汀。将浓度为1%～15%重量比氟硅酸钠与无菌水混合，并测试抗压缩强度（MPa）和固化时间（仅1%w/w）。发现添加氟硅酸钠对固化时间没有影响，但是直接降低抗压缩强度，因此应该禁止使用（Appelbaum *et al.* 2012）（表 3.21）。

Basturk等测量了牙色ProRoot MTA（Dentsply Maillefer, 瑞士)和白色 MTA Angelus（巴西）的抗压缩强度。他们比较了在3.22MPa下机械混合（30s@4,500rpm）1分钟和超声振荡混合4天后的抗压缩强度（表 3.22）。

结果显示ProRoot MTA比MTA Angelus具有更高的抗压缩强度。机械混合的MTA比手动的具有更高的强度。无论何种混合技术，超声振荡可以提高抗压缩强度（Basturk *et al.* 2014）。

有学者将纳米二氧化硅（8%和10%）添加到白色MTA的粉末中并混合水同时测量固化时间、抗压缩强度和抗弯曲强度，并与纯MTA比较（Akbari *et al.* 2013）（表 3.23）。结果显示添加纳

表3.24 材料的抗压缩强度（均数 ± SD）（Basturk *et al.* 2013）

MTA类型	混合/配制技术	抗压强度（MPa）
ProRoot	MechM + US	101.71 ± 18.64
ProRoot	MechM	90.85 ± 25.25
ProRoot	ManM + US	90.78 ± 33.60
ProRoot	ManM	77.27 ± 21.58
Angelus	MechM + US	81.36 ± 24.94
Angelus	MechM	74.14 ± 28.43
Angelus	ManM + US	54.96 ± 17.47
Angelus	ManM	53.47 ± 22.31

注：ManM，手工混合；MechM，机械混合；US，超声振荡。

米二氧化硅显著降低固化时间（从199～230分钟），但是对抗压缩强度和抗弯曲强度没有任何影响。

有学者评估了（a）机械混合（30s,4500rpm）或（b）手动混合下ProRoot MTA（Dentsply，瑞典）和WMTA Angelus（Angelus, Brazil）的抗压缩强度。这两种混合物均被放入磨具，并承受3.22MPa的压力持续1分钟（Basturk *et al.* 2013）。两种混合物（0.34g 水/1g粉末）也被放入6mm×4mm的圆柱形磨具中，同时在模具周边用超声振荡30秒，所有样品在水中孵育4天。

结果显示ProRoot MTA比MTA Angelus具有更高的抗压缩强度（表 3.24；$P < 0.05$）。超声振荡组的抗压缩强度明显高于单独机械混合组（$P < 0.001$）。而机械混合组比手动混合组拥有更高的抗压缩强度（$P < 0.05$）。

弯曲强度

由于MTA固化很慢以及存在于潮湿的临床环境中，Walker等将WMTA样本的一面或两面暴露在潮湿的环境中24小时或72小时后测量其抗弯曲强度来评估其固化情况（Walker *et al.* 2006）。临床上，在充填牙齿之前，用湿润的小棉球轻触牙髓表面，使其出血而保持湿润（Torabinejad & Chivian 1999）。在该实验中，模具材料是可弯曲的，这样容易在一侧或两侧保持湿润或干燥。在这个研究中，不清楚张力或压缩侧是否湿润，这可能会影响性能。当样本两侧都暴露于潮湿环境中时，最高值出现在24小时（表3.25）。

表3.25　在24小时和72小时潮湿情况下 WMTA（MPa ± SD）（ $n = 10$ ）在不同面的3点弯曲强度。来源：Walker *et al.* 2006. 经Elsevier许可转载

24h/潮湿/2面	14.27 ± 1.96[sd]
24h/潮湿/1面	10.77 ± 1.44[nsd]
72h/潮湿/2面	11.16 ± 0.96[nsd]
72h/潮湿/1面	11.18 ± 0.99[nsd]

注：sd：significant difference.显著差异。
　　nsd：no significant difference.无显著差异。

表3.26　材料的弯曲强度和孔隙率（均数 ± SD）（Basturk *et al.* 2014）

MTA类型	混合/配置技术	弯曲强度（MPa）	孔隙率（%）
ProRoot	MechM + US	10.5 ± 1.82	1.81 ± 1.25
ProRoot	MechM	9.99 ± 1.36	1.29 ± 1.34
ProRoot	ManM + US	11.3 ± 1.71	1.11 ± 0.46
ProRoot	ManM	10.5 ± 2.14	1.58 ± 1.62
Angelus	MechM + US	8.73 ± 2.11	1.85 ± 1.37
Angelus	MechM	8.91 ± 1.99	1.11 ± 0.33
Angelus	ManM + US	8.96 ± 1.45	1.44 ± 0.28
Angelus	ManM	9.52 ± 2.12	1.48 ± 0.42

注：ManM，手动混合；MechM，mechanical mixing机械混合；US，ultrasonication超声振荡。

有学者评估了ProRoot MTA（Dentsply，瑞典）和WMTA Angelus（Angelus，巴西）在胶囊机械混合和手动混合后的3点弯曲强度并用micro-CT扫描孔隙率。他们将这两种材料调拌后装入特定模具中并在3.22MPa压力下持续1分钟。两种混合物放入模具后（0.34g H_2O/1g粉末），在模具外用超声振荡30秒，所有样本均在水中静置4天（Basturk *et al.* 2014）。所有组中抗弯曲强度和性能并没有发现统计学差异（表 3.26）。机械混合除了节省时间外，没有其他优势。

抗剪切强度

有学者测量了复合树脂、普通MTA、高钙MTA和树脂加强型玻璃离子水门汀的剪切强度。虽然没有数据，但玻璃离子水门汀的剪切粘接强度最大，常规的MTA和高钙MTA之间的剪切粘接强

度没有区别。酸蚀处理对不同类型的MTA也没有影响。所有失败的断裂都发生在粘接界面（Oskoee *et al.* 2011）。

推出强度

Loxley等用浸泡过NaOCl、35%双氧水（过氧化氢溶液）、一水高硼酸钠以及各种组合7天的牛牙本质来测定MTA，superEBA和IRM的推出强度（Loxley *et al.* 2003）。MTA推出强度在生理盐水浸泡最高，一水高硼酸钠和生理盐水混合组最低。SuperEBA 推出强度在干燥牙本质时最高，在浸泡过一水高硼酸钠和生理盐水混合组时最低。IRM在35%的过氧化氢浸泡后推出强度最高（Loxley *et al.* 2003）。

Yan团队将填充MTA的牙本质片浸泡于NaOCl，2%氯己定，Glyde™ File Prep（EDTA /过氧化脲凝胶），和生理盐水中2小时，并测量推出强度。Glyde File Prep值明显低于其他组（Yan *et al.* 2006）。

抗剪切粘接强度

有学者使用两种不同的粘接剂比较了树脂基质复合物（Dyract）、聚酸改性复合树脂（"compomer"，Z250）和WMTA间抗剪切粘接强度。两种粘接剂的抗剪切粘接强度有明显差别，Z250要高于Dyract（表3.27）（Tuncet *et al.* 2008）。

Tanomaru Filho等测量白色波特兰水门汀（其中添加了质量分数达20% 的4种阻射剂）的固化时间和在24小时、21天的抗压缩强度，并与MTA-Angelus进行比较。其强度小于普通波特兰水门汀，差异具有统计学意义（41.2a±3.4MPa 21天）。在21天测试时，氧化铋组强度最

表**3.27** 两种粘接剂和两种树脂基充填材料与WMTA 的平均剪切粘接强度（MPa ± SD）。来源：Tuncet *et al.* 2008. 经Elsevier许可转载

	3M/ESPE single bond	3M/ESPE Prompt L-Pop (*n* = 10)
Z250	13.22 ± 1.22[a]	10.73 ± 1.67[b]
Dyract	15.09 ± 2.74[a]	5.44 ± 0.86[c]

注：等效上标字母：无显著差异。

低（22.9c ± 4.8MPa）；氧化锆（37.1a ± 7.4MPa）、钨酸钙（36.6a ± 8.3MPa）、MTA–Angelus（43.4a ± 6.5MPa）和普通的波特兰水门汀（Tanomaru Filho *et al.* 2012）的抗压缩强度接近（同等上标字母表示无显著差异）。

综述

如果用抗压缩强度来评价，MTA产品是非常弱的，但是随着时间的推移会逐渐增强。不过，这些材料至少一开始不用于承受压力的部位。持续暴露在口腔的水和温度下，有望加速其化学反应直至完全固化。在大多数情况下，通过粘接剂将MTA与结构坚固的充填材料结合提供足够的强度来承受咬合力量，但最终的修复应放在之后进行，至少也应该在几天以后。目前的研究表明，使用MTA和完成最终修复的时间间隔最好长一些。

儿童的牙齿受到撞击往往会发生牙髓坏死，导致牙根停止发育。对牙科医生来说，对根尖孔开放和薄弱牙本质壁的未发育完成牙根的牙髓治疗和修复都是一种挑战。推出强度和剪切断裂实验相对容易制作和实施，因此成为重要的用来评价MTA性能的指标，如下所述的来自最近文献中的研究结果。

有学者使用推出强度来评估ProRoot MTA固化48小时后与牙本质的早期粘接强度。他们通过在MTA中加入氯化钙作为促凝剂进行改良，之后两组分别用3.5%次氯酸钠溶液或2%氯己定冲洗30分钟。使用次氯酸钠和氯己定冲洗的改良MTA粘接强度明显强于使用相同冲洗液但未改良的MTA。使用次氯酸钠冲洗的改良MTA推出强度最高；使用氯己定冲洗的普通MTA组强度低于仅用湿棉球覆盖在MTA上的对照组（表3.28）（Hong *et al.* 2010）。

有学者在人牙齿上比较了使用 Biopure MTAD抗菌根管冲洗液联合半导体激光以及各自单独处理并用阴性对照模拟髓室壁穿孔，研究对WMTA推出强度的影响。结果显示未处理组［（7.88 ± 0.37）MPa］显著高于单独使用半导体激光［（6.74 ± 0.48）MPa］和MTAD［（6.86 ± 0.66）MPa］组，联合使用半导体激光和MTAD组最低［（5.95 ± 0.40）MPa］，故均不推荐使用（saghiri *et al.* 2012）。

有学者将白色MTA置于人牙根部分，比较了72小时后超声、机械、传统手动混合3种方法对WMTA推出强度的影响，结果无明显差异（表3.29）（Shahi *et al.* 2012）。

表3.28 使用两种不同冲洗液的普通MTA和改良MTA在48小时的推出强度值（MPa）。资料来源：Hong *et al.* 2010. 经Elsevier许可转载

分组	冲洗	推出强度（MPa）
MTA (1.0g MTA + 0.3mL H$_2$O)	3.5%次氯酸钠	63.13 ± 18.03[b]
MTA (1.0g MTA + 0.3mL H$_2$O)	2% 氯己定	31.33 ± 13.40[c]
促凝 MTA (1g MTA+0.1g CaCl$_2$+0.25mL H$_2$O)	3.5% 次氯酸钠	98.06 ± 9.18[a]
促凝MTA (1g MTA+0.1g CaCl$_2$+0.25mL H$_2$O)	2% 氯己定	82.18 ± 13.68[ad]
对照组（湿棉球）		66.34 ± 6.74[bd]

注：均值 ± 标准差。等效上标字母：无显著差异（ $P > 0.05$ ）。

表3.29 使用3种不同混合方法的MTA在第3天的推出粘接强度（MPa）。来源：Shahi *et al.* 2012. 经Elsevier许可转载

超声	105.67 ± 12.79
传统	118.95 ± 12.76
机械	99.60 ± 14.27

有学者将 MTA和BioAggregate水门汀放置在离体磨牙根分叉的人造穿孔处，在pH 7.4或pH 5.4环境中存放4天后进行推出强度测试，然后两组在pH 7.4的条件下再储存30天，结果显示MTA组的推出强度显著高于BioAggregate，但存放于低pH的MTA在4天时强度明显低于BioAggregate。34天之后，存放于低pH溶液中的MTA强度逐渐增加并超过BioAggregate（表3.30）（Hashem & Wanees Amin 2012）。

有学者将ProRoot WMTA填入20个离体牙根的根管中4天，然后存放于pH分别为7.4、6.4、5.4和4.4的溶液中4天，测量其推出强度，结果发现随着pH的下降推出强度明显降低，pH为4.4时的强度最低只有2.47MPa（表3.31）（Shokouhinejad *et al.* 2010）。

在一相似研究中，有学者将ProRoot WMTA充填于20颗牙根管中3天，测量了存放于pH为7.4、8.4、9.4和10.4溶液中的推出强度，结果表明几组之间存在显著性差异，最高值出现在pH为8.4而pH为10.4时最低。光学显微镜下显示所有标本都粘接失败（表3.32）（Shahi *et al.* 2012）。

表3.30　MTA和Bioaggregate在不同pH时存放34天时的推出强度
来源：Hashem *et al.* 2012. 经Elsevier许可转载

	MTA			**BioAggregate**	
pH 7.4*	pH 5.4**pH 7.4*		pH 5.4**		
4天	8.49		5.36	4.66	4.72
34天	7.56		10.12	7.83	6.71

注：*醋酸pH 5.4 4天以上 + **磷酸盐缓冲溶液（PBS）pH 7.4 30天。

表3.31　在不同pH下存放4天后的推出强度
来源：shokouhinejad *et al.* 2010. 经Elsevier许可转载

	4天时的推出强度MPa
pH 7.4	~ 7.28
pH 6.4	~ 5.80
pH 5.4	~ 3.60
pH 4.4	~ 2.47

注：推出速度为1mm/min；大部分为粘接失败。

表3.32　WMTA在 3天时的推出强度（MPa）
资料来源：Shahi *et al.* 2012. 经Elsevier许可转载

pH 7.4	7.68
pH 8.4	9.46
pH 9.4	7.10
pH 10.4	5.68

Gancedo-Caravia 和 Garcia-Barbero对比了存放在干、湿环境中28天后MTA的推出强度，发现干燥环境下强度最大为5MPa，而湿润环境下可达10.4MPa，这说明MTA完成固化过程中需要外部水分（Gancedo-Caravia & Garcia-Barbero 2006）。

Atabek等研究了一种复合树脂材料与3种来自同一制造商的粘接剂结合的剪切粘接强度，发现在96小时时两步法（One-step Plus, 18.4MPa）明显强于一步法（All-Bond SE, 15.1MPa）和三步法（All-Step 3, 14.9MPa）（Atabek *et al.* 2012）。

显微硬度

硬度是一种容易测量，与材料的抗压缩性相关的复杂性能。它是用于受试面积和载荷相关的一个数值表示（gf/m² or 178F/d²，其中F是载荷/kg，d是直径/mm）。它也与材料的抗压缩，拉伸和抗弯曲强度有关。在口腔医学领域，通常用一个浅面角切割的金刚钻压头作为测量显微硬度的工具，同时用金相显微镜来测量受压面积的大小。

显微硬度是一个便捷的，比压缩强度、推出强度或剪切粘接强度更容易测量的性能。为了与其他材料进行精确比较，样本要求至少6mm厚，12mm宽，必须打磨抛光，但是用于临床牙髓病学治疗的除外。因此，在这个领域内的研究，只有在每个实验自身进行才有可比性。

有学者使用44颗离体人牙根模拟制备了开放的根尖孔，然后用ProRoot GMTA或ProRoot WMTA在距根尖2mm或5mm处封闭根尖孔，然后即刻或24小时后行根管充填，最后将它们一起浸泡在亚甲基蓝溶液中48小时。然后对样品切片测量了微渗漏和显微硬度（HV100），发现GMTA（～30%）渗漏少于WMTA（95%），1步法（～73%）多于2步法（～55%）。学者阐述5mm硬度明显高于2mm，但没有给出数据。因此他们建议GMTA，填充5mm厚，并使用2步法且在24小时后再行根管充填（Matt *et al.* 2004）。

有研究者将64例ProRoot WMTA和Aureosea充填到不锈钢模型的样本存放于pH为4.4和7.4溶液中7天。在pH 7.4时，两种产品的显微硬度均高于pH为4.4时（表3.33）。扫描电镜分析显示WMTA在pH 4.4时出现更多的未水化结构，而Aureoseal在两种pH时都有许多无定形结构存在（Giulianiet *et al.* 2010）。

有学者将WMTA充填到60个玻璃管中并存放于pH为7.4、8.4、9.4、10.4的中性或碱性溶液中3天。结果发现显微硬度有显著性差异，在pH为8.4和9.4时表面有更高的硬度。扫描电镜结果显示在pH 7.4和10.4时孔隙和未水化的结构更多，pH 9.4时有针状结构，pH 10.4时有无定形结构（表3.34）（Saghiri *et al.* 2009）。

Namazikhah等认为，随着pH的降低，WMTA的显微硬度显著降低（表3.35）（Namazikhah *et al.* 2008）。

表3.33　两种MTA产品在7天时的维氏显微硬度（HV50,50 GF负载，10s）
来源：Giuliani *et al.* 2010. 经Elsevier许可转载

	pH 4.4	**pH 7.2**
ProRoot WMTA	30.24 ± 1.47	37.54 ± 1.52
Aureoseal	28.67 ± 1.07	40.63 ± 1.35

表3.34　WMTA在第3天时,4种pH水平的维氏显微硬度（hv50）±SD
来源：Shahi *et al*. 2009. 经Elsevier许可转载

pH 7.4	58.28 ± 8.21
pH 8.4	68.84 ± 7.19
pH 9.4	67.32 ± 7.22
pH 10.4	59.22 ± 9.14

表3.35　WMTA在4天时，4种PH水平的维氏显微硬度（hv50）±SD
来源：Namazikhah *et al*. 2008. 经John Wiley & Sons公司许可转载

pH 4.4	14.34 ± 6.48
pH 5.4	37.75 ± 1.75
pH 6.4	40.73 ± 3.15
pH 7.4	53.19 ± 4.124

颜色和美学

MTA本身及使周围牙体组织变色，临床操作困难（沙样结构）、固化时间长、材料固化后难以再次进入等，都是困扰临床医生的问题（Watts *et al*. 2008；Boutsioukis *et al*. 2008）。针对牙齿变色问题，登士柏公司专门研发了一牙色MTA称为WMTA（Glickman & Koch 2000）。文献报道了3个关于MTA用于活髓切断术引起牙齿变色的病例（Maroto *et al*. 2005；Naik & Hegde 2005; Percinoto *et al*. 2006）。有研究者将WMTA浸入磷酸盐缓冲溶液中，3天后发现变色（Watts *et al*. 2007）。使用WMTA充填离体牙根管后放入水中10天，再次打开时发现牙齿变色（Boutsioukiset *et al*. 2008）。研究者同时指出使用旋转器械难以重新进入WMTA充填的根管。另有研究者认为铁盐和锰盐是引起牙齿变色的主要原因（Asgary *et al*. 2005；dammaschke *et al*. 2005；Bortoluzzi 2007）。

有1篇病例报道使用GMTA修补上中切牙唇侧穿孔。6个月后牙龈变灰，后来用WMTA和封闭剂纠正变色（Bortoluzzi *et al*. 2007）。另一例病例报道用MTA行上中切牙活髓切断术后17个月复诊时变色，再次去除充填物，发现牙本质桥的形成。此时去除部分最表层的WMTA后用漂白技术来改善牙齿的变色（Belobrov & Parashos 2011）。

临床上，即使是最新的ProRoot MTA似乎仍然存在变色这一问题。因此，该材料应用于美学领域（前牙冠部）应当谨慎。因此临床医生应当事先告知患者使用该材料可能会发生牙齿变色。相对于MTA的众多优点，牙齿变色是其一个小缺陷。

理化性质

尽管GMTA、WMTA材料间存在上述所说的细微差异，但从WMTA释放在生物环境中激发物理化学反应链钙离子的量明显大于其他阳离子。结果就是在羟基磷灰石与牙本质之间的控释物理化学反应中形成羟基磷灰石，使得牙本质和WMTA之间形成很强的化学粘接，同时羟基磷灰石可填充两者之间的任何空隙（表3.36和图3.3）（Sarkar *et al.* 2005）。

GMTA和WMTA具有相同的结构特点和释放钙离子的优势。因此，使MTA变白的成分和生产工艺的不同对其在体外的物理化学活性的本质产生很小或者没有影响。我们认为这些活性是GMTA具有良好的密封性能、生物相容性及形成牙本质功能的基本依据（Sarkare *et al.* 2005）。这两种材料在体内物理化学反应难以区分，导致学者得出了这样的结论：WMTA的临床效果和GMTA没有任何区别。这一结论在以下两个研究中得到支持，一是表明了这两种材料在狗类牙髓切断术中得到相同的效果（Menezes *et al.* 2004）；二是证实了这两种材料在大鼠结缔组织中的矿化机制相似（Hollandet *et al.* l.2002）。

表3.36 区域半定量元素组成（重量%）经鉴定为M、l和D 图3.3C
来源：Sarka *et al.* 2005. 经Elsevier许可转载

	Ca	Al	Si	Bi	Fe	Mg	O	S	C	P
GMTA（M）	1.1	2.6	11.8	7.8	7.5	1.4	41.5	1.3	5.0	—
界面层（l）	21.5	0.6	3.0	5.6	—	0.1	60.6	—	4.9	3.7
Dentin（D）	31.7	—	—	—	—	0.4	50.8	—	6.0	11.1

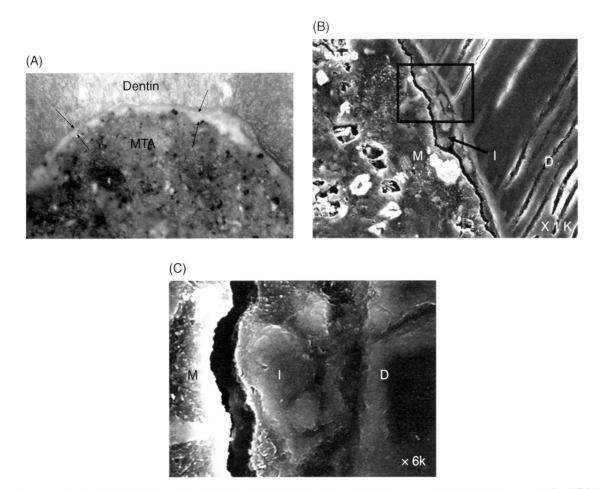

图3.3　（A）根分叉处MTA‐牙本质横截面的典型光学显微照片（200×）。（B）典型的GMTA–牙本质横断面扫描电子显微照片（1000×）。M：MTA；I：界面；D：牙本质。（C）B图区域放大后扫描电子显微照片（6000×）。来源：Sarkar *et al.* 2005. 经Elsevier许可转载

　　MTA通过继发形成羟基磷灰石来实现"自我封闭"性能，类似于传统银汞合金的"自我封闭能力"，银汞合金随着时间的推移在牙齿与填充材料之间的界面上形成富锡化合物，但这一现象需要更多的研究证实。

　　有研究者测试了两种MTA封闭剂（Endo‐CPM 封闭剂，EGEO SRL，阿根廷）和MTA Fillapex（Angelus，巴西）和环氧树脂封闭剂（AH Plus封闭剂，Dentsply‐De Trey，德国）结合冷牙胶侧压法充填离体牙根管后与根管壁的粘剂强度（Assmann *et al.* 2012）。他们将样本用2.5%的次氯酸钠溶液、17%的EDTA、蒸馏水冲洗切片后并计算了根管充填物的推出强度（表3.37）。

　　结果显示Endo‐CPM（几乎与原始的MTA组成成分相同）的推出强度是FLX和AHP的2~3倍。

表3.37 样本用Endo-CPM 封闭剂（CPM）、MTA Fillapex（FLX）和 AH Plus Sealer（AHP）充填后与牙本质粘接强度。Assmann *et al.* 2012

	N	中间值	25%	75%
CPM	15	8.265[b]	6.143	9.687
FLX	15	2.041[a]	1.490	3.039
AHP	15	3.034[a]	2.358	3.634

注：推出强度的中位数和百分位值（MPa）。
不同上标字母代表差异有统计学意义（*P* < 0.05）。

MTA Fillapex包含了树脂，二氧化硅和MTA。FLX和AHP均在封闭剂—牙本质界面发生断裂，但CPM是混合断裂。在切片前通过X线片观察到CPM组存在空隙，其他两组则没有。

Nagas等（2012）比较了根管在不同湿润程度（a）95%乙醇（完全干燥）、（b）干燥（吸潮纸尖吸干）、（c）湿润（根管低真空干燥，然后一根纸尖吸潮1秒）、（d）潮湿（根管冲满液体）下4种糊剂AH Plus（Dentsply-Tulsa，美国）、iRoot SP（Innovative BioCeramix，加拿大）、MTA Fillapex（Angelus，巴西）和Epiphany（Pentron，美国）与牙本质的粘接强度。

结果显示iRoot SP与牙本质的粘接强度显著高于其他3组糊剂，然后依次为AH Plus、Epiphany和MTA Fillapex；潮湿环境下粘接强度值最高。因此作者建议，在根管充填前应该保持根管湿润（表3.38）。

有学者用System B连续波携热头（Analytic Technology, Redmond, Washington, USA）加热评价4种根管封闭剂的热传导到根面的情况（Viapiana *et al.* 2014）。利用热电偶技术测量了在空气中、Hank's平衡盐溶液中、凝胶状的Hank's平衡盐溶液中根尖段、根中段、牙颈部的表面温度来评价AH Plus（Dentsply, UK）、Pulp Canal Sealer（Kerr, Orange, California）、MTA Fillapex（Angelus, Brazil）和波特兰水门汀等4种根管封闭剂的热产生或传导性。利用红外光谱监测封闭剂化学成分的改变。同时也测定了热量变化对抗压缩强度以及固化时间的影响。

当携热头尖端温度为80℃时，牙根中部表面温度需要90秒分钟达到最高值，6分钟后降到正常体温。热扩散对在根中部和牙颈部封闭剂影响，测得空气中的温度上升最多（60℃）。4种糊剂在根尖部的温度上升都不受影响。实验结果显示AH Plus温度上升幅度最大，固化时间缩短，强度降

表3.38　推出粘接强度分布（MPa）及断裂模式。Nagas et al.2012

湿度	干燥					正常湿度					中等湿度					潮湿				
根管充填材料	MPa	A1	A2	C	M	MPa	A1	A2	C	M	MPa	A1	A2	C	M	MPa	A1	A2	C	M
AH Plus+GP	**1.0**	15	2	8	0	**1.7**	3	12	7	3	**1.8**	1	14	6	4	**0.4**	14	0	11	0
iRoot SP+GP	**2.5**	13	3	8	1	**2.9**	2	15	6	2	**3.1**	0	16	7	2	**1.7**	16	1	8	0
MTA Fillapex+GP	**0.25**	13	0	12	0	**0.5**	1	11	11	2	**1.2**	2	12	9	2	**0**	23	0	2	0
Epiphany+Resilon	**0.70**	15	2	7	1	**0.8**	3	10	10	2	**1.1**	3	10	9	3	**0.3**	13	0	12	0

注：A：粘接（A1：封闭剂—牙本质界面；A2：封闭剂—填充材料界面；C：内部粘接力；M：混合）。

低，化学成分也因高温而发生了变化。研究者同时也指出在冷侧压充填过程中温度和湿度也影响散热，根管封闭剂体现它们不同的导电/绝缘性能（Viapiana *et al*.2014）。

致谢

感谢Nikhil Sarkar博士（路易斯安那州立大学 口腔医学院）在本章书写早期的合作。

参考文献

[1]Akbari, M., Zebarjad, S. M., Nategh, B., *et al*. (2013) Effect of nano silica on setting time and physical properties of mineral trioxide aggregate. *Journal of Endodontics* **39**, 1448–1451.

[2]Antonijevic D., Medigovic, I., Zrilic, M., *et al*. (2013) The influence of different radiopacifying agents on the radiopacity, compressive strength, setting time, and porosity of Portland cement. *Clinical Oral Investigations*. DOI 10.1007/s00784-013-1130-0. Published online 15 November 2013.American National Standards Institute/American Dental Association. (1991) Revised American National Standard/American Dental Association Specification N° 30 for dental zinc oxide eugenol cements and zinc oxide noneugenol cements 7.5. Chicago, IL.

[3]Asgary, S., Parirokh, M., Eghbal, M. J., *et al*. (2005) Chemical differences between white and gray mineral trioxide aggregate. *Journal of Endodontics* **31**(2), 101–103.

[4]Assmann, E., Scarparo, R. K., Böttcher, D. E., *et al*. (2012) Dentin bond strength of two mineral trioxide aggregate–based and one epoxy resin–based sealers. *Journal of Endodontics* **38**(2), 219–221.

[5]Atabek, D., Sillelioğlu, H., Olmez, A. (2012) Bond strength of adhesive systems to mineral trioxide aggregate with different time intervals. *Journal of Endodontics* **38**(9), 1288–1292. doi: 10.1016/j.joen.2012.06.004

[6]Appelbaum, K.S., Stewart, J.T., Hartwell, G.R. (2012) Effect of sodium fluorosilicate on the properties of Portland cement. *Journal of Endodontics* **38**(7), 1001–1003.

[7]Basturk, F.B, Nekoofar, F.M., Günday, M., *et al*. (2013) The effect of various mixing and placement techniques on the compressive strength of mineral trioxide aggregate. *Journal of Endodontics* **39**, 111–114.

[8]Basturk, F. B., Nekoofar, M. H., Günday, M., *et al*. (2014). Effect of various mixing and placement techniques on the flexural strength and porosity of mineral trioxide aggregate. *Journal of Endodontics in press*.

[9]Belobrov, I., Parashos, P. (2011) Treatment of tooth discoloration after the use of white mineral trioxide aggregate. *Journal of Endodontics* **37**(7), 1017–1020. doi: 10.1016/j.joen.2011.04.003

[10]Bortoluzzi, E. A., Broon, N. J., Bramante, C. M., *et al*. (2006) Sealing ability of MTA and radiopaque Portland cement with or without calcium chloride for root-end filling. *Journal of Endodontics* **32**(9), 897–900. doi: 10.1016/j.joen.2006.04.006

[11]Bortoluzzi, E. A. S., Araújo G., Guerreiro Tanomaru, J. M., *et al*. (2007) Marginal gingiva discoloration by gray MTA: a case report. *Journal of Endodontics* **33**(3), 325–327. doi: 10.1016/j.joen.2006.09.012

[12]Bortoluzzi, E. A., Broon, N. J., Bramante, C. M., *et al*. (2009) The influence of calcium chloride on the

setting time, solubility, disintegration, and pH of mineral trioxide aggregate and white Portland cement with a radiopacifier. *Journal of Endodontics* **35**(4), 550–554. doi: 10.1016/j.joen.2008.12.018

[13]Boutsioukis, C., Noula, G., Lambrianidis, T. (2008) Ex vivo study of the efficiency of two techniques for the removal of mineral trioxide aggregate used as a root canal filling material. *Journal of Endodontics* **34**(10), 1239–1242. doi: 10.1016/j.joen.2008.07.018

[14]Bozeman, T. B., Lemon, R. R., Eleazer, P. D. (2006) Elemental analysis of crystal precipitate from gray and white MTA. *Journal of Endodontics* **32**(5), 425–428. doi: 10.1016/j.joen.2005.08.009

[15]Cavenago, B. C., Pereira, T. C., Duarte, M. A. H., *et al.* (2014) Influence of powder-to-water ratio on radiopacity, setting time, pH, calcium ion release and a micro-CT volumetric solubility of white mineral trioxide aggregate. *International Endodontic Journal* **47**, 120–126.

[16]Chng, H. K., Islam, I., Yap, A. U., *et al.* (2005) Properties of a new root-end filling material. *Journal of Endodontics* **31**(9), 665–668.

[17]Çinar, Ç., Odabaş, M., Gürel,, M. A., *et al.* (2013) The effects of incorporation of silver-zeolite on selected properties of mineral trioxide aggregate. *Dental Materials Journal* **32**(6), 872–876.

[18]Dammaschke, T., Gerth, H. U., Züchner, H., *et al.* (2005). Chemical and physical surface and bulk material characterization of white ProRoot MTA and two Portland cements. *Dental Materials* **21**(8), 731–738. doi: 10.1016/j.dental.2005.01.019

[19]Danesh, G., Dammaschke, T., Gerth, H. U., *et al.* (2006). A comparative study of selected properties of ProRoot mineral trioxide aggregate and two Portland cements. *International Endodontics Journal* **39**(3), 213–219. doi: 10.1111/j.1365-2591.2006.01076.x

[20]Ding, S. J., Kao, C. T., Shie, M. Y., *et al.* (2008) The physical and cytological properties of white MTA mixed with Na2HPO4 as an accelerant. *Journal of Endodontics* **34**(6), 748–751. doi: 10.1016/j.joen.2008.02.041

[21]Fridland, M., Rosado, R. (2003). Mineral trioxide aggregate (MTA) solubility and porosity with different water-to-powder ratios. *Journal of Endodontics* **29**(12), 814–817. doi: 10.1097/00004770-200312000-00007

[22]Fridland, M., Rosado, R. (2005). MTA solubility: a long term study. *Journal of Endodontics* **31**(5), 376–379.

[23]Gancedo-Caravia, L., Garcia-Barbero, E. (2006). Influence of humidity and setting time on the push-out strength of mineral trioxide aggregate obturations. *Journal of Endodontics* **32**(9), 894–896. doi: 10.1016/j.joen.2006.03.004

[24]Giuliani, V., Nieri, M., Pace, R., *et al.* (2010). Effects of pH on surface hardness and microstructure of mineral trioxide aggregate and Aureoseal: an in vitro study. *Journal of Endodontics* **36**(11), 1883–1886. doi: 10.1016/j.joen.2010.08.015

[25]Glickman, G. N., Koch, K. A. (2000). 21st-century endodontics. *Journal of the American Dental Association* **131 Suppl**, 39S–46S.

[26]Hashem, A. A., Wanees Amin, S. A. (2012). The effect of acidity on dislodgment resistance of mineral trioxide aggregate and bioaggregate in furcation perforations: an in vitro comparative study. *Journal of Endodontics* **38**(2), 245–249. doi: 10.1016/j.joen.2011.09.013

[27]Hawley, M., Webb, T. D., Goodell, G. G. (2010) Effect of varying water-to-powder ratios on the setting expansion of white and gray mineral trioxide aggregate. *Journal of Endodontics* **36**(8), 1377–1379. doi: 10.1016/j.joen.2010.03.010

[28]Holland, R., Souza, V., Nery, M. J., *et al.* (2002) Reaction of rat connective tissue to implanted dentin tubes filled with a white mineral trioxide aggregate. *Brazilian Dental Journal* **13**(1), 23–26.

[29]Hong, S. T., Bae, K. S., Baek, S. H., *et al.* (2010) Effects of root canal irrigants on the push-out strength and hydration behavior of accelerated miner al trioxide aggregate in its early setting phase. *Journal of Endodontics* **36**(12), 1995–1999. doi: 10.1016/j.joen.2010.08.039

[30]Húngaro Duarte, M. A., de Oliveira El Kadre, G. D., Vivan, R. R., *et al.* (2009) Radiopacity of portland cement associated with different radiopacifying agents. *Journal of Endodontics* **35**(5), 737–740. doi: 10.1016/j.joen.2009.02.006

[31]Hwang, Y. C., Kim, D. H., Hwang, I. N., *et al.* (2011) Chemical constitution, physical properties, and biocompatibility of experimentally manufactured Portland cement. *Journal of Endodontics* **37**(1), 58–62. doi: 10.1016/j.joen.2010.09.004

[32]International Organization for Standardization. (2001) *Dental root canal sealing materials ISO* 6786.

[33]Islam, I., Chng, H. K., Yap, A. U. (2006). Comparison of the physical and mechanical properties of MTA and portland cement. *Journal of Endodontics* **32**(3), 193–197. doi: 10.1016/j.joen.2005.10.043

[34]Kogan, P., He, J., Glickman, G. N., *et al.* (2006). The effects of various additives on setting properties of MTA. *Journal of Endodontics* **32**(6), 569–572. doi: 10.1016/j.joen.2005.08.006

[35]Linsuwanont, P. (2003) MTA apexification combined with conventional root canal retreatment. *Australian Endodontics Journal* **29**(1), 45–49.

[36]Loxley, E. C., Liewehr, F. R., Buxton, T. B., *et al.* 3rd (2003) The effect of various intracanal oxidizing agents on the push-out strength of various perforation repair materials. *Oral Surgery, Oral Medicine, Oral Pathology, Oral Radiology and Endodonics* **95**(4), 490–494. doi: 10.1067/moe.2003.32

[37]Maroto, M., Barbería, E., Planells, P., *et al.* (2005) Dentin bridge formation after mineral trioxide aggregate (MTA) pulpotomies in primary teeth. *American Journal of Dentistry* **18**(3), 151–154.

[38]Massi, S., Tanomaru-Filho, M., Silva, G. F., *et al.* (2011) pH, calcium ion release, and setting time of an experimental mineral trioxide aggregate-based root canal sealer. *Journal of Endodontics* **37**(6), 844–846. doi: 10.1016/j.joen.2011.02.033

[39]Matt, G. D., Thorpe, J. R., Strother, J. M., *et al.* (2004) Comparative study of white and gray mineral trioxide aggregate (MTA) simulating a one- or two-step apical barrier technique. *Journal of Endodontics* **30**(12), 876–879.

[40]Menezes, R., Bramante, C. M., Letra, A., *et al.* (2004) Histologic evaluation of pulpotomies in dog using two types of mineral trioxide aggregate and regular and white Portland cements as wound dressings. *Oral Surgery, Oral Medicine, Oral Pathology, Oral Radiology and Endodontics* **98**(3), 376–379. doi: 10.1016/s107921040400215x

[41]Midy, V., Dard, M., Hollande, E. (2001). Evaluation of the effect of three calcium phosphate powders on osteoblast cells. *Journal of Materials Science: Materials in Medicine* **12**(3), 259–265.

[42]Nagas, E., Uyanik, M. O., Eymirli, A., *et al.* (2012). Dentin moisture conditions affect the adhesion of root canal sealers. *Journal of Endodontics* **38**, 240–244.

[43]Naik, S., Hegde, A. H. (2005) Mineral trioxide aggregate as a pulpotomy agent in primary molars: an in vivo study. *Journal of the Indian Society of Pedodontics and Preventive Dentistry* **23**(1), 13–16.

[44]Namazikhah, M. S., Nekoofar, M. H., Sheykhrezae, M. S., *et al.* (2008) The effect of pH on surface hardness and microstructure of mineral trioxide aggregate. *International Endodics Journal* **41**(2), 108–116. doi: 10.1111/j.1365–2591.2007.01325.x

[45]Oskoee, S. S., Kimyai, S., Bahari, M., *et al.* (2011) Comparison of shear bond strength of calcium-enriched

mixture cement and mineral trioxide aggregate to composite resin. *Journal of Contemporary Dental Practice* **12**(6), 457–462.

[46]Ozdemir, H. O. B., Ozçelik, Karabucak, B., Cehreli, Z. C. (2008) Calcium ion diffusion from mineral trioxide aggregate through simulated root resorption defects. *Dental Traumatology* **24**(1), 70–73. doi: 10.1111/j.1600-9657.2006.00512.x

[47]Percinoto, C., de Castro, A. M., Pinto, L. M. (2006) Clinical and radiographic evaluation of pulpotomies employing calcium hydroxide and trioxide mineral aggregate. *General Dentistry* **54**(4), 258–261.

[48]Poggio, C., Lombardini, M., Alessandro, C., *et al*. (2007) Solubility of root-end-filling materials: a comparative study. *Journal of Endodontics* **33**(9), 1094–1097. doi: 10.1016/j.joen.2007.05.021

[49]Porter, M. L., Bertó A, Primus, C. M., *et al*. (2010) Physical and chemical properties of new-generation endodontic materials. *Journal of Endodontics* **36**(3), 524–528. doi: 10.1016/j.joen.2009.11.012

[50]Saghiri, M. A., Garcia-Godoy, F., Lotfi, M., *et al*. (2012) Effects of diode laser and MTAD on the push-out bond strength of mineral trioxide aggregate–dentin interface. *Photomedicine and Laser Surgery* **30**(10), 587–591. doi: 10.1089/pho.2012.3291

[51]Saghiri, M. A., Lotfi, M., Saghiri, A. M., *et al*. (2009) Scanning electron micrograph and surface hardness of mineral trioxide aggregate in the presence of alkaline pH. *Journal of Endodontics* **35**(5), 706–710. doi: 10.1016/j.joen.2009.01.017

[52]Santos, A. D., Moraes, J. C., Araujo, E. B., *et al*. (2005) Physico-chemical properties of MTA and a novel experimental cement. *International Endodontics Journal* **38**(7), 443–447. doi: 10.1111/j.1365-2591.2005.00963.x

[53]Sarkar, N. K., Caicedo, R., Ritwik, P., *et al*. (2005) Physicochemical basis of the biologic properties of mineral trioxide aggregate. *Journal of Endodontics* **31**(2), 97–100.

[54]Shahi, S., Rahimi, S., Yavari, H. R., *et al*. (2012) Effects of various mixing techniques on push-out bond strengths of white mineral trioxide aggregate. *Journal of Endodontics* **38**(4), 501–504. doi: 10.1016/j.joen.2012.01.001

[55]Shie, M. Y., Huang, T. H., Kao, C. T., *et al*. (2009) The effect of a physiologic solution pH on properties of white mineral trioxide aggregate. *Journal of Endodontics* **35**(1), 98–101. doi: 10.1016/j.joen.2008.09.015

[56]Shokouhinejad, N., Sabeti, M., Hasheminasab, M., *et al*. (2010) Push-out bond strength of resilon/epiphany self-etch to intraradicular dentin after retreatment: A preliminary. *Journal of Endodontics* **36** (3), 493–496 DOI: 10.1016/j.joen.2009.11.009

[57]Silva, E. J. N. L., Rosa, T. P., Herrera, D. R., *et al*. (2013). Evaluation of cytotoxicity and physicochemical properties of calcium silicate-based endodontic sealer MTA Fillapex. *Journal of Endodontics* **39**, 274–277.

[58]Storm, B., Eichmiller, F. C., Tordik, P. A., *et al*. (2008) Setting expansion of gray and white mineral trioxide aggregate and Portland cement. *Journal of Endodontics* **34**(1), 80–82. doi: 10.1016/j.joen.2007.10.006

[59]Tanomaru-Filho, M., Morales, V., da Silva, G. F., *et al*. (2012) Compressive strength and setting time of MTA and Portland cement associated with different radiopacifying agents. *ISRN Dentistry* **1–4**, 898051. doi: 10.5402/2012/898051

[60]Torabinejad, M., Chivian, N. (1999) Clinical applications of mineral trioxide aggregate. *Journal of Endodontics* **25**(3), 197–205. doi: 10.1016/s0099-2399(99)80142-3

[61]Torabinejad, M., Hong, C. U., McDonald, F., *et al*. (1995) Physical and chemical properties of a new root-end filling material. *Journal of Endodontics* **21**(7), 349–353. doi: 10.1016/s0099-2399(06)80967-2

[62]Tunç, E. S., Sönmez, I. S., Bayrak, S., *et al.* (2008) The evaluation of bond strength of a composite and a compomer to white mineral trioxide aggregate with two different bonding systems. *Journal of Endodontics* **34**(5), 603–605. doi: 10.1016/j.joen.2008.02.026

[63]Viapiana, R., Guerreiro-Tanomaru, J.M., Tanomaru-Filho, M., *et al.* (2014) Investigation of the effect of sealer use on the heat generated at the external root surface during root canal obturation using warm vertical compaction technique with System B heat source. *Journal of Endodontics* in press.

[64]Walker, M. P., Diliberto, A., Lee, C. (2006) Effect of setting conditions on mineral trioxide aggregate flexural strength. *Journal of Endodontics* **32**(4), 334–336. doi: 10.1016/j.joen.2005.09.012

[65]Watts, J. D., Holt, D. M., Beeson, T. J., *et al.* (2007) Effects of pH and mixing agents on the temporal setting of tooth-colored and gray mineral trioxide aggregate. *Journal of Endodontics* **33**(8), 970–973. doi: 10.1016/j.joen.2007.01.024

[66]Yan, P., Peng, B., Fan, B., *et al.* (2006) The effects of sodium hypochlorite (5.25%), chlorhexidine (2%), and Glyde File Prep on the bond strength of MTA-dentin. *Journal of Endodontics* **32**(1), 58–60. doi: 10.1016/j.joen.2005.10.016

第4章 MTA 在活髓保存治疗术的应用
Pulp and Periradicular Pathways, Pathosis, and Closure

Till Dammaschke[1], Joe H. Camp[2,3] 和 George Bogen [3]

[1] Department of Operative Dentistry,
Westphalian Wilhelms-University, Germany

[2] School of Dentistry, University of North Carolina, USA

[3] Private Practice, USA

Mineral Trioxide Aggregate: Properties and Clinical Applications, First Edition.
Edited by Mahmoud Torabinejad.
© 2014 John Wiley & Sons, Inc. Published 2014 by John Wiley & Sons, Inc.

我们体内的自然力量是疾病的真正治疗者。

——希波克拉底

前言

活髓治疗术是一种保存牙髓活力的治疗程序。该治疗方法的选择主要依赖于剩余健康牙髓组织的范围，包括直接盖髓术和部分或完整牙髓切断术。而导致牙髓暴露原因有龋源性、外伤性：修复过程中露髓及解剖结构异常。活髓保存治疗方案的实施主要是靠牙髓损伤修复和牙本质桥形成的细胞学理论支持。

牙髓组织在微生物入侵时具有天然的防御和修复的功能（图4.1）。然而，当细菌被阻止进入牙髓后，该组织展现出卓越的再生能力。这种现象在一次经典的调查中得到了证实，普通环境大鼠和无菌实验室大鼠均接受实验诱导，使二者的磨牙露髓但未做治疗（Kakehashi *et al.* 1965）。普

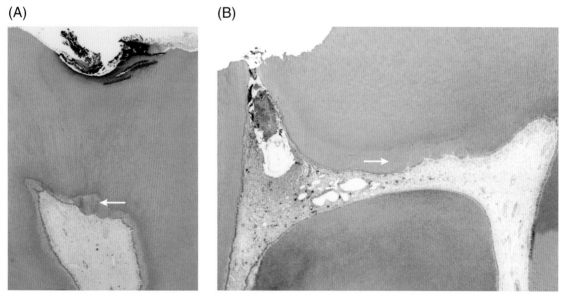

图 4.1 （A）无症状龋坏人牙的显微镜下照片，细菌入侵牙本质小管，第三期牙本质形成（箭头所示）和活髓。（B）有症状龋坏人牙的显微镜下照片，细菌穿透牙本质入侵远端髓角使其牙髓坏死，而近中仍为活髓及没有炎症，牙本质形态正常，有前期牙本质和成牙本质细胞层，还有第三期牙本质形成（箭头所示）。原始放大倍数×16，Taylor改良B & B染色。图片由Domenico Ricucci医生提供。

通级大鼠暴露于有微生物群的正常环境，而无菌大鼠生活在完全无菌的环境并且喂养无菌食物。两组实验动物在1～42天内均被处死，然后对它们牙齿的组织学结构进行评估。普通级大鼠牙髓暴露8天后发生牙髓坏死，并且由于细菌的入侵导致慢性牙髓炎症和根尖周病变的形成。在无菌大鼠组则观察到完全不同的结果。该组在14天时有明显的牙本质桥形成以及所有年长的动物样本呈现出有基质的形成和活髓组织下方形成完全封闭的修复性牙本质桥。所有的样本都表现为最轻微的牙髓炎症组织学，更重要的是无菌大鼠组均没有发生根尖周病变。

无菌大鼠组牙齿的组织学检查揭示了修复过程的一个重要特征。参与形成新硬组织的细胞（成牙本质样细胞）是由类似于原始成牙本质细胞的单细胞层组成，然而，在形态学上它们比原始细长的成牙本质细胞要短。成牙本质细胞是有丝分裂的终末细胞，一旦损伤了便没有分化和增殖为新成牙本质细胞的能力。在无菌大鼠观察到的形成新硬组织的细胞不是常规的成牙本质细胞，它们是由牙髓基质内的间充质细胞（成纤维细胞）分化而来，具有特殊分泌性能的细胞（Smith *et al.* 1995）。

这项研究帮助我们理解了基本的概念和活髓保存治疗的前提。牙髓暴露后必须减少细菌的污染，主要是通过免疫组分反应和随后来源于牙髓牙本质复合体和硬组织的募集细胞形成来完成，该募集细胞是由祖细胞分化得来的而不是存活的原始细胞或其再生的细胞。牙髓组织受到轻微间接损伤（未露牙髓）可刺激现存的原始成牙本质细胞形成反应性牙本质。这种硬组织与牙髓暴露后由分化的间充质细胞形成的修复性牙本质有所不同。这两种情况可以描述形成原始硬组织的细胞存活或不可复性损伤时，行间接和直接盖髓术的某些实例（美国牙髓病学协会，2003）。

显然，在临床实践中不能提供暴露牙髓所需的无菌环境，所以在治疗过程中我们需在活髓和外界环境间放置人造屏障（盖髓剂）以保护牙髓。盖髓术和活髓切断术的主要目的在于建立微环境诱导剩余牙髓细胞形成硬组织并封闭暴露位点，最终有助于保存活髓（Schröder 1985; Lim & Kirk 1987; Moghaddame-Jafari *et al.* 2005)。实现活髓保存治疗目标的技术和原理将在后面的章节中描述。

优点

虽然传统根管治疗的有效性是不可辩驳的，但是活髓保存治疗的一个重要优势是持续本体感受机制的功能和避免咀嚼过程中𬌗力过大带来的𬌗创伤。与活髓保存治疗相比，根管治疗需要2.5倍时间才能完成，并且需要更大的𬌗力加载才能记录同样的本体反应（Randow & Glantz 1986; Stanley 1989）。因此，在解除压力反射性反应被激活之前，无髓患牙承受更大的压力。由于根管治疗后的患牙保护机制减弱，可能造成冠折和根折的发生率提高（Fuss *et al.* 2001; Lertchirakarn *et al.* 2003; Mireku *et al.* 2010）。根管治疗后的患牙也可能因修复体边缘不密合或生物微环境的变化表现出龋易感性升高（Merdad *et al.* 2011）。此外，活髓保存治疗是保守的、相对简单的和廉价的治疗，不需要后期较复杂和昂贵的修复治疗（Hørsted-Bindslev & Bergenholtz 2003）。与根管治疗相比，活髓保存治疗完整的防护机制给患牙提供了更高的生存率，使患牙可能长期保留（Linn & Messer 1994, Caplan *et al.* 2005）。因此，为了预防更剧烈的牙髓病变和昂贵的后期修复治疗，活髓保存治疗的总体目标包括消除牙髓牙本质复合体中的细菌、从而防御、修复和促进牙髓愈合（Weiger 2001）。

牙髓对盖髓材料的反应

过去很多材料、药物和方法已经被用来治疗和保护暴露的牙髓。代表性名单包括甲醛甲酚合剂、硫酸铁、电烙术、硅酸三钙和氢氧化钙。然而，从临床和组织学检查来评估患牙时所有这些治疗方法和材料都有缺点。因此，活髓保存治疗术，尤其是恒牙直接盖髓术被认为是有争议的治疗技术，因为传统的材料和治疗方案不能始终如一给所有患牙均提供良好的结果（Tronstad & Mjör 1972; Langeland 1981; Ward 2002; Witherspoon 2008; Naito 2010）。

为了确立活髓保存治疗的可靠性材料，需要对牙髓组织反应进行组织学评估。在直接盖髓术或牙髓切断术后的几个月内，可能观察到以下这些反应。

● 规则整齐的牙髓组织没有炎症迹象，并形成一层连续的修复性牙本质（硬组织）。

- 慢性炎症浸润到牙髓组织及形成一层中间有"隧道形缺陷"的渗透型硬组织。
- 在牙髓损伤区域伴有未矿化完全、不完整或缺乏硬组织的形成或生成致密的胶原瘢痕组织的重度炎症牙髓组织。

只有第一种反应可以被认为是成功的牙髓愈合，因为在这种情况下损伤的牙髓组织将能自我修复和存活（Schroeder 1997）。目前，氢氧化钙是使用最为广泛的盖髓剂，但是它对牙髓组织的影响一直受到全面的调查研究。氢氧化钙在直接盖髓术的应用被评估，目的是为了更好地了解那些被普遍接受的盖髓剂的理想性能和缺点。

氢氧化钙在直接盖髓术中的应用

1928年Hermann等（Hermann 1928, 1930）首次报道了氢氧化钙在直接盖髓术中的应用，并且自1960年以来硬质型氢氧化钙水杨酸酯水门汀一直是直接盖髓术的首选制剂。因此，几十年来，氢氧化钙被认为是维持牙髓活力的标准制剂。之前氢氧化钙产品被认为是直接盖髓术最好的和最可靠的材料，并且是评估新盖髓制剂的金标准（Hørsted-Bindslev *et al.* 2003）。然而，最近，新材料如亲水性树脂、树脂改良型玻璃离子水门汀、臭氧技术、激光、生物活性类树脂和各种以硅酸三钙为主要成分的材料，如三氧化矿物凝聚体（MTA；ProRoot MTA，由美国登士柏公司或美国荷马州塔尔萨牙科院生产），均可作为盖髓剂。

因为氢氧化钙具有高pH和杀菌作用，所以它可以中和龋坏产生的低pH的酸性产物。众所周知，氢氧化钙可促进成牙本质细胞或成牙本质样细胞的分化，并在暴露牙髓附近形成硬组织桥。氢氧化钙可通过诱导和上调成牙本质样细胞的分化来促进新的硬组织的形成[172]。此外，低浓度的氢氧化钙还能诱导牙髓成纤维细胞的增殖（Torneck *et al.* 1983）。

总之，临床研究显示用氢氧化钙行直接或间接盖髓术后，其组织学和临床效果是可接受的（Dammaschke *et al.* 2010a）。基础研究和临床研究已报道氢氧化钙行直接盖髓术的成功率超过80%（Baume & Holz 1981；Hørsted et al. 1985；Duda & Dammaschke 2008；Duda & Dammaschke 2009）。与之相比，研究发现利用氢氧化钙行直接盖髓，10年后牙齿发生牙髓坏死，需行根管治疗或拔除的

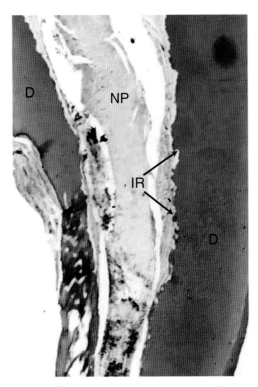

图 4.2 患牙用Dycal®行直接盖髓术后5个月牙髓组织的反应，表现为牙髓坏死和牙内吸收（D：牙本质；NP：坏死牙髓；IR：内吸收）。放大倍数×40。来源：Caicedo 2008. Reproduced with permission of John Wiley and Sons, Inc。

病例接近75%（Barthel *et al.* 2000）。因此，氢氧化钙在盖髓术的应用并不是无可争议的，因为其不能形成可靠的钙化桥及牙髓组织的长时间保护。

在选择盖髓剂时应把氢氧化钙的几个重要缺点加以考虑。这种化合物表现为与牙本质粘接不良、机械性能不稳定和引起持续性的牙内吸收[20,44,82]（Barnes & Kidd 1979; Cox *et al.* 1996; Goracci & Mori 1996）（图4.2）。此外，新形成的修复性牙本质有孔隙被称作"隧道形缺陷"并可能作为材料吸收后微生物侵犯牙髓的入口。这可能引起牙髓组织继发性炎症及完全不能维持牙髓活力以至于使牙髓发生营养不良性钙化（图4.3）。有一个研究结果显示，即便是完美的密封的修复，氢氧化钙也不能长期的阻止微渗漏的形成。最后，高pH（12.5）的氢氧化钙悬浮液可能引起牙髓组织界面液化坏死（Barnes & Kidd 1979; Cox *et al.* 1996; Duda & Dammaschke 2008）。

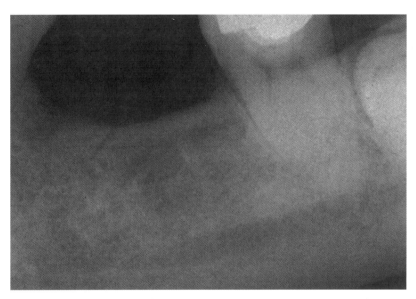

图 4.3　54岁患者下颌第二磨牙的根尖X线片。大约12年前，用硬质型氢氧化钙（Dycal®）对磨牙行直接盖髓术。牙髓表现为对冷刺激反应迟缓，牙髓钙化和根管腔直径缩小。

三氧矿物凝聚体

理化性能

　　MTA作为一种盖髓材料被现代牙科引进后改善了以前直接盖髓术后不可预知的和经常无效的治疗结果。MTA是一种亲水钙硅酸盐粘接粉，其包含不同的氧化化合物（氧化钠、氧化钾、氧化钙、氧化硅、氧化铁、氧化铝和氧化镁）。MTA的成分类似于精炼的硅酸盐水泥，其在大多数五金店均可购买到（Camilleri *et al.* 2005; Dammaschke *et al.* 2005）。MTA的主要成分是硅酸三钙，具有较好的生物相容性和生物活性（Laurent *et al.* 2009）。生物活性表示某种药剂或某种材料对活组织有积极的效应。如果一种材料能与人体细胞相互作用或对细胞有积极的生物效应，那么说明这种材料具有生物活性（Hench & West 1996）。

　　把MTA引进牙科是探索和发展生物活性制剂用于牙髓治疗的一次历史性的里程碑。然而，第一篇论文提倡硅酸盐水泥在牙科使用是发生在19世纪末以前。在1878年德国牙医威特记述了使用商业波特兰水门汀充填根管和治疗活髓组织（Witte 1878）。然而，这种材料的使用显然追赶不上时代发展。

第一个市场上可买到的MTA（ProRoot MTA）是灰色MTA（GMTA），如果在临床上使用会使患牙的牙冠变色（Karabucak et al. 2005）。因此，这产品的新配方改为黄白色称作白色MTA（WMTA）（Glickman & Koch 2000）。GMTA含有易着色的亚铁化合物，如四钙铝铁，而WMTA不含（Moghaddame-Jafari et al. 2005）。此外，WMTA里氧化铝、氧化镁和氧化铁的浓度显著低于GMTA（Asgary et al. 2005）。尽管GMTA和WMTA的成分不同，但是直接盖髓术的研究显示，它们对组织学的反应相似（Faraco Júnior & Holland 2001, 2004; Parirokh et al. 2005）。

GMTA和WMTA均可有效的诱导硬组织形成，并且只引起轻微的炎症而没有明显的坏死（Aeinehchi et al. 2003; Accorinte et al. 2008a, 2008b; Nair et al. 2008）。形成的硬组织无定型且没有牙本质小管（Faraco Júnior & Holland 2004; Parirokh et al. 2005）（图4.4）。然而，最近的一项研究表明MTA用于非人类牙齿的盖髓术后形成的修复性牙本质有"隧道形缺陷"。牙本质桥的这个特点可能是MTA的结构稳定和不被吸收性产生的结果（Al-Hezaimi et al. 2011）。然而，有研究报道用WMTA行活髓保存治疗后也引起牙齿变色（Belobrov & Parashos 2011）。而这种影响可通过在MTA和牙冠内侧面之间涂布牙本质粘接剂来减到最小化（Akbari et al. 2012）。

在临床上，我们可在玻璃板上或牙科调药盘里将MTA粉剂和无菌水或麻醉剂混合调拌。当把水加到MTA粉末后，二者则发生反应，并在4小时内形成胶态凝胶（Torabinejad et al. 1995a）。MTA和组织液接触后，其氧化钙成分转换为氢氧化钙。氢氧化钙分子分解为钙离子和羟基离子（Holland et al. 1999; Faraco Júnior & Holland 2001; Takita et al. 2006），而使pH增加至9.22（Duarte et al. 2003）~12.5（Torabinejad et al.1995a）。因此，MTA和氢氧化钙有相似性能，如抗菌杀菌（Al-Hezaimi et al. 2005）。此外，MTA和氢氧化钙具有可比性的机制，它们与牙髓组织接触后可诱导新的硬组织形成（Dominguez et al. 2003）。然而，两种材料的区别在于MTA的机械性能更好。

与氢氧化钙相比，MTA用于直接盖髓术的优点包括其溶解度更低、机械强度较高和其与牙本质边缘密合性更佳（Sarkar et al. 2005）。此外，用MTA行直接盖髓术可排除氢氧化钙的一些缺点，如盖髓材料吸收、机械性能不稳定性和长期封闭能力不足引起的微渗漏等（Dammaschke et al. 2010c）。因为MTA是一种亲水和吸水制剂，所以允许其放置于有血液和组织液的地方（Torabinejad et al. 1995a）。

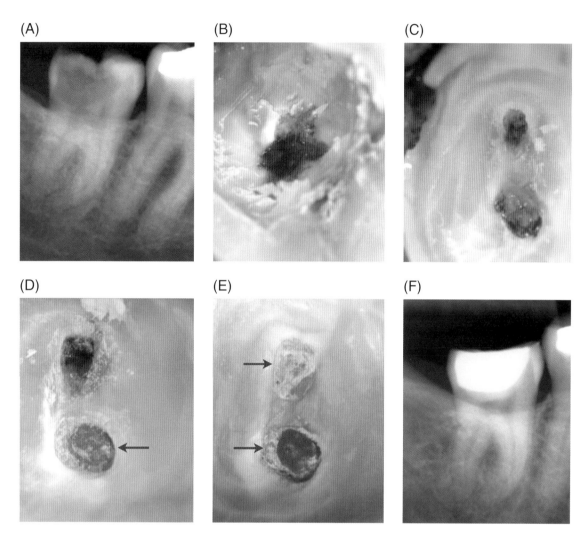

图 4.4　（A）50岁患者右下颌第二磨牙深龋近髓，但无症状的X线片。（B）去龋过程中最初露髓的临床照片。（C）止血后及MTA直接盖髓术前两个大的露髓孔的临床照片。（D）3.5个月复诊，去除MTA后在其中一个露髓位点处观察到硬组织形成的临床照片（箭头所示）。（E）7个月复诊，去除MTA后观察到第三期牙本质形成的临床照片（箭头所示）。（F）7个月复诊，患牙无症状，行永久充填修复后的X线片。图片由Domenico Ricucci 医生提供。

众所周知，硅酸钙水门汀，如MTA，与细胞和组织液接触后不仅有能力释放钙离子和羟基离子（Borges et al. 2011），还可以在它的表面形成羟基磷灰石晶体（Sarkar et al. 2005; Bozeman et al. 2006; Gandolfi et al. 2010）。形成的羟基磷灰石不但可沿着界面填补缺口，而且还能与牙本质相互作用，从而减少微渗漏（Han & Okiji 2011）。形成的"间质层"和羟基磷灰石有相似的成分和结构，这可能是MTA在活髓治疗中最重要的理化性能（Sarkar et al. 2005; Bozeman 2006）。这特性使它能有效地预防微渗漏，并且给细胞黏附提供生物活性基质，从而提高治疗预后（Sarkar et al. 2005）。此外，MTA在抗菌过程中（Torabinejad et al. 1995d; Ribeiro et al. 2006）不会引起突变（Kettering et al. 1995）和只有微弱的细胞毒性（Keiser et al. 2000）。MTA不但不会改变成骨细胞的细胞形态学（Koh et al. 1998），反而可促进这些细胞的生物反应（Koh et al. 1997; Mitchell et al. 1999），并且诱导矿化组织的形成（Abedi & Ingle 1995; Holland et al. 2001）。

MTA用于牙周膜穿孔修复时被成牙骨质细胞覆盖（Holland et al. 2001）。此外，人成骨细胞可黏附到MTA表面生存（Zhu et al. 2000）。总之，所有可获得的研究均表明MTA有极好的生物相容性（Torabinejad et al. 1995b; Pitt Ford et al. 1996; Koh et al. 1997; Torabinejad & Chivian 1999; Keiser et al. 2000）和抵抗微生物入侵的超常封闭性能（Torabinejad et al. 1993, 1995e; Torabinejad & Chivian 1999）。这可得出的结论是目前的研究表明MTA是直接盖髓术更可取的材料并且是氢氧化钙活髓保存治疗的理想替代品（Holland et al. 2001; Cho et al. 2013）（图4.5）。

MTA在盖髓术和牙髓切断术中的作用模式

体外研究已经证明MTA直接作用于牙髓可促进一系列积极的细胞学反应（Bonson et al. 2004; Nakayama et al. 2005; Tani-Ishii et al. 2007）。它对祖细胞的有丝分裂指数有实质性作用，并且用于直接盖髓后可促进硬组织形成（Dammaschke et al. 2010b）。祖细胞是多能成体干细胞，所以当原始成牙本质细胞损伤后其具有分化为成牙本质样细胞的潜能（Goldberg & Smith 2004, Goldberg et al.2008）。MTA很可能通过上调骨形成蛋白来促进矿化（Yasuda et al. 2008）。在体外，MTA促进矿化基质基因、信使核糖核酸和细胞标记蛋白的表达，提示其在矿化过程中发挥重要作用（Thomson et al. 2003）。

当MTA与牙髓细胞直接接触后，其可明显诱导血管内皮生长因子和血小板源蛋白生长因子的分泌，这些因子是血管再生的关键，且可能参与牙本质的形成（Paranjpe et al. 2010, 2011）。此外，体外研究显示，与对照组相比，MTA诱导组能显著增强MDPC-23细胞周期的S和G2阶段以及

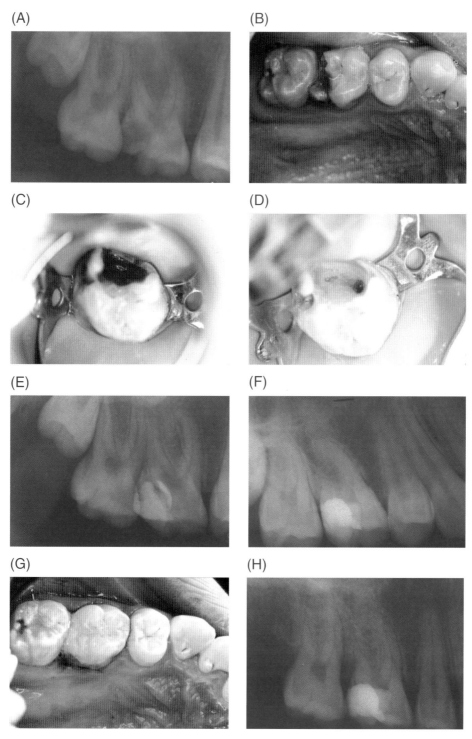

图 4.5　（A）15岁患者右上颌磨牙深龋并有症状的术前X线片。（B）患牙术前的临床照片。（C）涂布龋探测染色剂去龋的临床照片。（D）露髓并用5.25%次氯酸钠止血后的临床照片。（E）MTA行直接盖髓术后覆盖湿棉球和非粘接性Photocore®的X线片。（F）MTA行直接盖髓术5日后永久充填修复的X线片。（G）最终完全粘接修复的临床照片。（H）14年后复查无修复干预的X线片，患牙对冷测试反应正常。

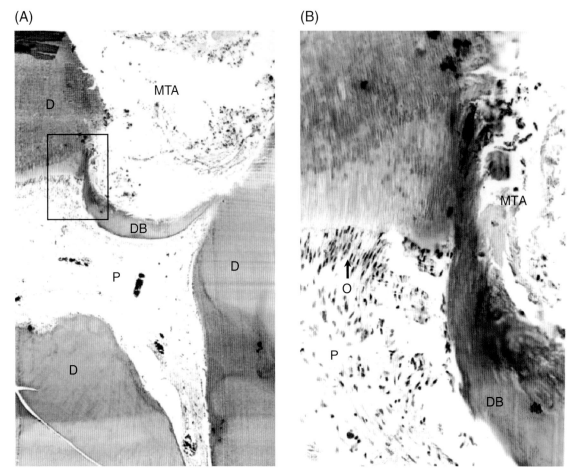

图 4.6 （A）人乳牙用MTA行直接盖髓术后5个月显示有牙本质桥形成（D：牙本质；P：牙髓；DB：牙本质桥）。放大倍数×40。（B）邻近MTA的成牙本质细胞。（O）诱导牙本质（硬组织）桥形成。放大倍数×200。来源：Caicedo 2008. Reproduced with permission of John Wiley and Sons, Inc。

OD–21细胞周期的S阶段。然而，MTA并不影响这些细胞凋亡。因此，可得出的结论是MTA能促进牙髓细胞增殖而不造成该细胞凋亡。这也许可以解释在体内使用MTA行直接盖髓术后观察到的再生过程（Moghaddame–Jafari *et al.* 2005; Caicedo *et al.* 2006）（图4.6）。

主要的理化性质归因于MTA通过解偶联和激活筑巢在近牙本质端的生长因子来促进修复性牙本质的形成（Koh *et al.* 1997; Tziafas *et al.* 2002; Okiji & Yoshiba 2009）。MTA在放置期间不断释放的钙离子会激活一些信号分子，包括转录生长因子–β（TGF–β）、巨噬细胞集落刺激因子（MCSF）、白细胞介素–1α（IL–1α）和白细胞介素–β（IL–β）（Takita *et al.* 2006; An *et al.* 2012）。与其他盖髓材料，如氢氧化钙和亲水粘合树脂相比，MTA能显著提高白细胞介素–1β

（IL-1β）的分泌（Accorinte *et al*. 2008c; Reyes-Carmona *et al*. 2010; Cavalcanti *et al*. 2011; Galler *et al*. 2011）。白细胞介素-1β（IL-1β）是一种高效的细胞因子，其可调控细胞的生长和分化（Cavalcanti *et al*. 2011）。它能刺激修复性和反应性牙本质的形成并被推荐为细胞外基质糖蛋白（Smith *et al*. 1995; Goldberg & Smith 2004; Goldberg *et al*. 2008）。特别是细胞粘合素和纤连蛋白被认定为高分子量寡聚蛋白质，其在MTA的作用过程中参与成牙本质向分化和牙齿发育（Thesleff *et al*. 1995; Leites *et al*. 2011; Zarrabi *et al*. 2011）。两种糖蛋白在牙本质形成过程中的表达可能是牙髓细胞迁移和分化的关键因素（Zarrabi *et al*. 2011）。

利用GMTA培养人牙髓间质干细胞后可促进其增殖和存活。MTA可上调基因蛋白如骨钙素、牙本质涎蛋白和碱性磷酸酶的表达和促进成牙本质样细胞的分化，这是修复性牙本质桥形成所必须的。用MTA盖髓后，在露髓位点初始牙本质形成过程中识别到涎蛋白和骨桥蛋白（Kuratate *et al*. 2008）。众所周知，骨形态发生蛋白如BMP-2、BMP-4和BMP-7及信号分子，如转化生长因子-β（TGF-β）和血红素氧合酶-1，是成牙本质细胞系分化所必须的（Guven *et al*. 2011）。MTA可上调特定细胞因子的表达及在MTA-牙本质界面的胶原纤维上形成的磷灰石样簇群可促进矿化（Ham *et al*. 2005; Yasuda *et al*. 2008; Reyes-Carmona *et al*. 2010）。被上调的细胞因子包括环氧合酶-2、活化蛋白-1、过氧化物酶、血管内皮生长因子、核因子-κB和氮氧化合成酶。MTA已被证明可提高白细胞介素-1β和白细胞介素-8的分泌，而不影响活性氧的生成和细胞生存（Camargo *et al*. 2009）。然而，MTA诱导铝离子的释放可能对牙髓间质干细胞有抑制作用（Minamikawa *et al*. 2011）。

与氢氧化钙相比

几个物种（人类（Aeinehchi *et al*. 2003; Iwamoto *et al*. 2006; Caicedo *et al*. 2006; Accorinte *et al*. 2008a, b; Min *et al*. 2008; Nair *et al*. 2008; Sawicki *et al*. 2008; Mente *et al*. 2010; Parolia *et al*. 2010）、猴子（Pitt Ford *et al*. 1996）、狗（Faraco Júnior & Holland 2001; Dominguez *et al*. 2003, Queiroz *et al*. 2005; Asgary *et al*. 2008; Costa *et al*. 2008）、猪（Shayegan *et al*. 2009）和啮齿类动物（Dammaschke *et al*. 2010c））的实验均证明，与氢氧化钙相比，MTA与活髓组织接触后有更明显的效果。这些调查研究表明，从组织学角度来看，氢氧化钙和MTA在活髓组织产生类似的作用。然而，二者与牙髓组织直接接触后，MTA组呈现出更少的炎症（Aeinehchi *et al*. 2003; Accorinte *et al*. 2008b; Nair et al. 2008; Parolia et al. 2010）、充血和坏死（Aeinehchi *et*

表4.1 用MTA和氢氧化钙行直接盖髓术后的组织学结果对比（文献回顾）

作者	氢氧化钙类型	物种	观察时间	结果
Pitt Ford 等. 1996	硬凝水门汀	猴子	5个月	MTA显著优越
Faraco Júnior和Holland 2001	硬凝水门汀	狗	2个月	MTA显著优越
Aeinehchi 等. 2003	硬凝水门汀	人类	1周~6个月	MTA显著优越
Dominguez 等. 2003	光固化	狗	50天+150天	MTA显著优越
Accorinte 等. 2008	硬凝水门汀	人类	30天+60天	MTA显著优越
Asgary 等. 2008	硬凝水门汀	狗	8周	MTA显著优越
Min 等. 2008	硬凝水门汀	人类	2个月	MTA显著优越
Nair 等. 2008	硬凝水门汀	人类	1周+1个月+3个月	MTA显著优越
Mente 等. 2010	含水性糊剂	人类	12~80个月（平均27个月）	MTA显著优越*
Hilton 等. 2013	硬凝水门汀	人类	6~24个月（平均12.1个月）	MTA显著优越
Queiroz 等. 2005	含水性糊剂	狗	90天	没有显著差异
Iwamoto 等. 2006	硬凝水门汀	人类	136±24天	没有显著差异
Accorinte等. 2008b	粉末	人类	30天±60天	没有显著差异
Costa 等. 2008	含水性糊剂	狗	60天	没有显著差异
Sawicki 等. 2008	硬凝水门汀	人类	47~609天	没有显著差异
Shayegan 等. 2009	硬凝水门汀	猪	21天	没有显著差异
Dammaschke 等. 2010	含水性糊剂	鼠	1、3、7、17天	没有显著差异
Parolia 等. 2010	硬凝水门汀	人类	15天+45天	没有显著差异

*表示Mente 等（2010）和Naito（2010）的统计结果是不相称的。因此在统计这些结果时应该小心谨慎。

al. 2003; Dammaschke *et al.* 2010c）及形成"隧道形缺陷"较少且更均质的牙本质桥（Nair *et al.* 2008）。新形成的修复性牙本质更厚及其特征是在牙本质桥界面观察到更均匀一致的成牙本质样细胞层（Aeinehchi *et al.* 2003; Min *et al.* 2008; Nair *et al.* 2008; Parolia *et al.* 2010）。这可以解释为什么与氢氧化钙相比，用MTA行直接盖髓术后表现出更好的临床效果（Mente *et al.* 2010; Hilton *et al.* 2013）。

大部分同时期的盖髓术研究均表明MTA更优于氢氧化钙（Pitt Ford *et al.* 1996; Faraco Júnior & Holland 2001; Aeinehchi *et al.* 2003; Dominguez *et al.* 2003; Accorinte *et al.* 2008c; Asgary *et al.* 2008; Min *et al.* 2008; Nair *et al.* 2008; Mente *et al.* 2010; Leye Benoist *et al.* 2012; Hilton *et al.* 2013）。然而，也有一些作者发现这两种材料在牙髓治疗方面没有显著性差异（Queiroz *et al.* 2005; Iwamoto *et al.* 2006; Accorinte *et al.* 2008b; Costa *et al.* 2008; Sawicki *et al.* 2008; Shayegan *et al.* 2009; Dammaschke *et al.* 2010c; Parolia *et al.* 2010）（表4.1）。这些调查研究证明在直接盖髓术中MTA等于或优于氢氧化钙水杨酸酯水门汀或氢氧化钙粉末（Accorinte *el al.* 2008a, b; Dammaschke *et al.* 2010c）。尽管研究报道氢氧化钙糊剂比氢氧化钙水杨酸酯水门汀能产生更有利的牙髓反应（Phaneuf *et al.* 1968; Retzlaff *et al.* & Castaldi 1969; Stanley & Lundy 1972; Liard–Dumtschin *et al.* 1984; Schröder 1985; Lim & Kirk 1987; Kirk *et al.* 1989; Staehle 1990），但是两种材料随着时间的推移都易于吸收，从而更容易发生微渗漏。此外，硬质型氢氧化钙的一些添加剂可能对牙髓组织有毒性（Liard–Dumtschin *et al.* 1984）。因此，与氢氧化钙相比，在直接盖髓术中MTA的优势在于有更好的稳定性、持续不变的碱性pH和相等的或更优越的生物性能（Fridland & Rosado 2005; Sarkar *et al.* 2005; Dreger *et al.* 2012; Cho *et al.* 2013）。

乳牙牙髓切断术

牙髓切断术定义为切除损伤或感染的冠部暴露牙髓，保留有活力和功能的剩余根髓的方法（美国儿童牙科学会2011）。乳牙牙髓切断术是指切除暴露的炎症和/或感染局限于冠部的牙髓。如果炎症发展到患牙根髓则进行牙髓摘除术及根管治疗术甚至牙拔除术。出血控制是决定诊断的关键因素，如果评估为不可复性炎症组织则应行进一步的治疗。

因机械性或龋源性露髓的乳牙，应切除全部冠髓。牙髓组织切除后，应用次氯酸钠小棉球彻底清洗髓室以去除杂物并检查剩余牙髓有无暗纹。如果髓室剩余的牙髓有暗纹，那么止血很难，需用蘸有1.25%~6.0%的次氯酸钠小棉球轻轻加压于牙髓断面来完成。如果2~3分钟内未能止血，那么表明炎症扩散到根髓，患牙不能采取牙髓切断术，而需要行牙髓摘除术或拔除术。牙髓出血时不能行盖髓术，否则会导致治疗失败（Matsuo *et al.* 1996）。一旦止血成功，选择药物或盖髓材料覆盖于根髓断面。然后密封髓室，防止微生物入侵。对于乳磨牙的最终修复不锈钢冠为首选（Camp & Fuks 2006; Winters *et al.* 2008; McDonald *et al.* 2011）。

众多的药物制剂均可用于乳牙牙髓切断术。包括氢氧化钙、甲醛甲酚、戊二醛、硫酸铁、MTA和胶原。目前，甲醛甲酚仍然是使用最广泛的牙髓切断术药物。然而，由于其毒性、过敏性、致癌性和致突变性等引起批判，并且使用率减少（Duggal 2009; Lewis 2010）。电刀（Oringer 1975; Ruemping et al. 1983; Shaw et al. 1987, Shulman et al. 1987）和激光（Elliot et al. 1999; Liu et al. 1999）已成功应用于组织切除和止血。

MTA在牙髓切断术中的应用

乳牙

自MTA引进以来就被应用于乳牙和恒牙的盖髓术和牙髓切断术。比较研究显示，MTA等于（Aeinehchi *et al.* 2007; Moretti *et al.* 2008; Subramaniam *et al.* 2009; Ansari *et al.* 2010; Erdem *et al.* 2011）或优于（Salako *et al.* 2003; Agamy *et al.* 2004; Farsi *et al.* 2005; Holan *et al.* 2005; Fuks & Papagiannoulis 2006; Zealand *et al.* 2010）其他药物和材料在乳牙牙髓切断术中的作用。实际上，大部分报道的比较结果都是利用临床症状和体征以及影像学结果来决定成功或失败。

长期的临床试验证明，与甲醛甲酚相比，MTA对乳牙牙髓切断术的效果更佳（Farsi *et al.* 2005; Holan *et al.* 2005; Zealand *et al.* 2010）。虽然使用MTA和甲醛甲酚后超过一半的病例会生成不透射线钙化组织从而封闭根管口，但是只有前者能促进牙本质桥的形成（Farsi *et al.* 2005; Caicedo *el al.* 2006; Zealand *et al.* 2010）（图4.7）。有文献报道，与MTA相比，甲醛甲酚导致更大量的牙根吸收（Aeinehchi *et al.* 2007; Moretti *et al.* 2008; Subramaniam *et al.* 2009; Ansari *et al.* 2010; Erdem *et al.* 2011）。最近，GMTA和WMTA的对照研究显示，用两种材料行盖髓术后随访的84个月内，虽然GMTA组形成的牙本质桥更多，但是二者无明显的统计学意义（Cardosa-Silva *et al.* 2011）。这些结果表明MTA可作为FC在乳牙牙髓切断术的合格替代品。

另一个用于乳牙牙髓切断术的常见药剂是硫酸铁。MTA和硫酸铁的对照研究显示前者有更好的放射影像和临床效果（Doyle *et al.* 2010, Erdem *et al.* 2011）。两年内各自的成功率分别是96%和

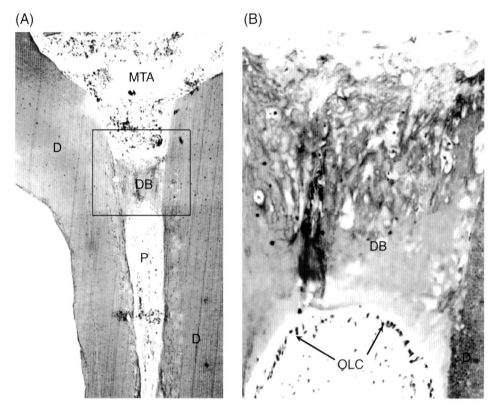

图 4.7　（A）人乳牙用MTA行牙髓切断术后5个月显示有牙本质桥（硬组织）形成（D：牙本质；P：牙髓；DB：牙本质桥）。放大倍数×40。（B）MTA诱导形成的牙本质桥外围有成牙本质样细胞（OLC）衬里。放大倍数×200。来源：Caicedo 2008. Reproduced with permission of John Wiley and Sons, Inc。

88%（Erdem *et al.* 2011）。氢氧化钙作为牙髓切断术制剂已经被遗弃了很多年，因为其引起高发生率的牙根吸收和失败（Schröder & Granath 1971; Liu *et al.* 2011）。最近一项关于MTA、甲醛甲酚和氢氧化钙在乳牙牙髓切断术后24个月的对照研究显示（Moretti *et al.* 2011），MTA和甲醛甲酚的成功率是100%而氢氧化钙有64%的失败率。因为MTA在术后的高成功率、促进牙本质桥形成、保护健康牙髓组织和不会引起牙根吸收，使其成为乳牙牙髓切断术公认的标准制剂（图4.8）。

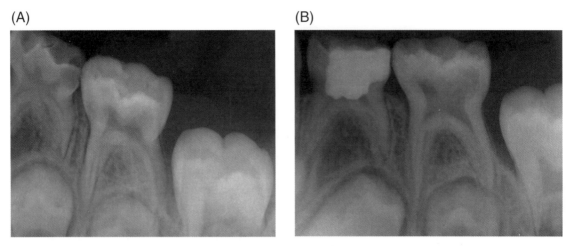

图 4.8 （A）左下颌第二乳磨牙深龋并有症状的术前X线片。（B）MTA行牙髓切断术并放置流动复合体粘接修复后6周的X线片。患者在回访时没有症状。

年轻恒牙

因外伤性或龋源性露髓而致牙髓坏死和根尖已经闭合的患牙可行常规根管治疗术。总的来说，这类牙齿的预后和永久保存率是极好的。然而，牙髓活力丧失和牙根未发育完成的患牙其治疗较复杂且预后率降低。因常规根管治疗术使用的惰性材料，如牙胶，不能诱导牙根继续发育成熟，所以不能推荐为根尖尚未闭合患牙的治疗材料。此外，牙髓活力丧失导致牙根停止发育，未发育完成的牙根结构脆弱且较发育完成的牙根更易发生根折（Camp & Fuks 2006）。牙根未发育完成可能导致冠根比例不足，在过度的运动下更易发生骨丢失和牙周炎症。因此，通常治疗更倾向于保存牙髓组织从而促使牙根继续发育。该类治疗包括盖髓术、部分牙髓切断术、完整牙髓切断术和牙髓再生术（Iwaya *et al.* 2001; Bose *et al.* 2009; Jeeruphan *et al.* 2012）。

根尖未发育完成的露髓牙应考虑行盖髓术和牙髓切断术。这些保守治疗失败后并不妨碍更广泛治疗方法在同一例病例的使用。对于外伤性露髓，盖髓术仅局限于露髓孔小且损伤在24小时内的病例，覆盖能使牙髓组织恢复的制剂主要是封闭露髓孔，从而抵御细菌的入侵（Cvek 1993; Bakland & Andreasen 2012）。不能满足盖髓术条件的病例则可考虑行牙髓切断术。研究调查表明外伤性露髓通常只引起牙髓组织几个毫米的炎性增生反应（Cvek 1978; Cvek *et al.* 1982; Heide & Mjör 1983）。

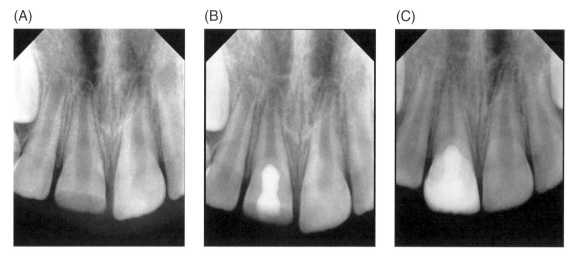

图 4.9　患牙外伤性露髓后用MTA行部分牙髓切断术。（A）中切牙术前X线片。外伤致大量的牙髓暴露和牙髓充血。切除炎症牙髓并到颈缘线组织，用湿棉球止血，放置MTA，并轻轻加压。（B）术后2个月的X线片，放置的MTA和复合材料完好。（C）随访2年的X线片显示牙根发育完成，且根尖孔闭合。

美国儿童牙科学会（AAPD）指南规定龋源性露髓，患牙行部分牙髓切断术时应切除暴露点以下1~3mm以确保达到健康的牙髓组织。对于没有根髓病变的龋源性露髓患牙，应行部分或完整（切除所有的冠髓）牙髓切断术，以确保牙根继续发育完成（图4.9）。

用于乳牙牙髓切断术的材料和药物也可用于恒牙。氢氧化钙作为传统材料被用来刺激恒牙牙本质桥的形成。然而，据报道MTA能带来更好的结果（Abedi *et al.* 1996；Myers *et al.* 1996；Pitt-Ford *et al.* 1996；Junn *et al.* 1998；Dominguez *et al.* 2003；Chacko & Kurikose 2006；El-Meligy & Avery 2006；Qudeimat *et al.* 2007；Nair *et al.* 2008）。与氢氧化钙相比，MTA能诱导牙本质沉积得早，并且有更好的生物相容性（Torabinejad *et al.* 1998；Holland *et al.* 1999；Brisco 2006）和更小的组织细胞毒性（Torabinejad *et al.* 1995c；Osorio *et al.* 1998；Keiser *et al.* 2000）。在狗和人类的体内研究均显示，与氢氧化钙相比，MTA始终能呈现出更好的牙本质桥、更均匀和连续的牙本质及更少的牙髓炎症（Dominguez *et al.* 2003；Brisco *et al.* 2006；Chacko & Kurikose 2006；El-Meligy *et al.* 2006；Qudeimat *et al.* 2007；Nair *et al.* 2008）。

在部分牙髓切断术过程中，只切除确定已发炎的组织，并扩大切除约2mm。利用圆形金刚砂钻在高速和充足的冷水冷却情况下切除所有可能受累的牙髓组织。而挖匙和低速涡轮车针是禁用的，因为它们容易撕裂大片的牙髓组织并导致其挫伤和扭曲（Sluka *et al.* 1981）。用制备好的灭菌水或生理盐水清洗牙髓断面以去除杂质并反复检查确保其清洁干净。用次氯酸钠润湿的棉球置于创面并用额外的干棉球轻轻加压止血，可能30~60秒即可止血。如果持续出血，那么应加深切断面。建议牙髓断面不要吹过多的空气，因为过于干燥可能造成组织损伤。

一旦出血控制，就用一层MTA覆盖于牙髓创面上。将混匀的MTA装入一个小型的银汞输送器。用银汞输送器慢慢地将小量的MTA挤到创面上，不能挤出的1～2mmMTA可用塑料工具将其去除。将MTA轻轻地放置于剩余的牙髓组织面并用镊子夹湿棉球轻轻加压使其贴合到位。MTA应该有1.5~3mm厚度。然后将一薄层流体玻璃离子或复合树脂放置于MTA上面。这些材料应该完全覆盖住MTA并且尽量少接触周围的牙本质，光照固化。然后选取不影响MTA性能的亲水性复合树脂酸蚀粘接修复患牙。放置的MTA所需的湿度来自牙髓（图4.10）。

有症状的恒牙

保守治疗是应用于活髓保存治疗的技术，包括盖髓术，部分牙髓切断术和完整牙髓切断术，但长期以来其在有症状恒牙的使用被认为是有争议的。然而，许多最近的研究报道，该类患牙用氢氧化钙（Mejare & Cvek 1993; Caliskan 1995）和MTA（Witherspoon et al. 2006; Eghbal et al. 2009）行牙髓切断术后成功的案例。2001年Schmitt等的一个临床病例首次发表并报道，MTA在恒牙根尖孔开放和有症状可复性牙髓炎的使用。部分牙髓切断术后，可用次氯酸钠止血及用MTA行直接盖髓术。两年后，患牙根尖完全形成且临床和影像学检查均无症状。其他研究，包括长期疼痛和龋源性露髓的恒牙，术后两个月进行组织学检查，发现活髓组织没有炎症并且有完整的牙本质桥形成（Eghbal et al. 2009）。这些有限的报道说明在理想的环境中MTA具有逆转牙髓组织炎症变化的能力。

为了确保盖髓术和部分牙髓切断术有更佳的效果，次氯酸钠作为首选止血剂应用于无症状和有症状龋源性露髓的患牙（图4.11）。这种溶液用于活髓保存治疗止血时，具有抗菌作用及对牙髓细胞既没有毒性又不抑制其愈合（Hafez et al. 2002; Demir & Cehreli 2007）。用次氯酸钠实现止血的病例显示有成牙本质样细胞和连续的牙本质桥形成（Matsuo et al. 1996; Schmitt et al. 2001; Demir & Ceherli 2007; Bogen et al. 2008）。

部分或完整牙髓切断术可用于有症状的患牙，但其必须是活髓且没有化脓，而那些有瘘管、肿胀或有明显牙髓坏死的病例除外。注射麻药后，用橡皮障将患牙隔离。用一大的碳化钨钻（6号用于磨牙和4号用于其他牙）在充足水喷雾下去除所有龋坏。建议用龋探测染色剂和光学放大镜确定龋损位置后再预防性扩展去净龋坏（Fusayama et al. 1966; Fusayama & Terachima 1972）。

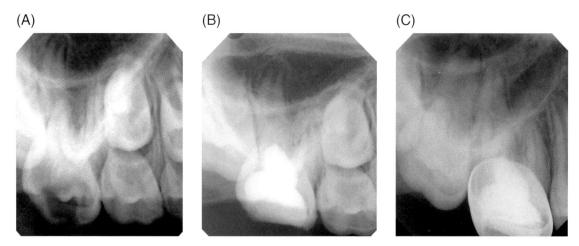

图 4.10　用MTA行完整牙髓切断术。（A）深龋和根尖孔开放的上颌第一磨牙的术前X线片。该患牙有症状但无明显叩痛和肿胀。（B）平齐根管口行完整牙髓切断术，用5.25%次氯酸钠止血和用MTA盖髓及复合材料修复的X线片。（C）术后4年，牙根完全发育完成，并用不锈钢冠修复后的X线片。注意第二磨牙和前磨牙已萌出。

大量出血的止血方法是用1.25%~6%的次氯酸钠清洗牙髓断面。通常次氯酸钠需与牙髓断面接触10~15分钟，并每隔3~4分钟替换一次才能控制出血。然而，如果部分牙髓切断术后一定时间内仍不能止血，那么则应考虑行完整牙髓切断术。用次氯酸钠止血时必须小心谨慎，避免过大负压造成剩余冠髓或根髓吸入溶液而致出血不止。如果选择完整牙髓切断术，那么可能要放置一大块MTA于牙髓断面处，然后用湿棉球将其压平并塑形成均一的层面。在完整牙髓切断术中，因为MTA的表面积较大，所以患牙的永久修复可能推迟到后期的预约复诊来完成。用无菌水润湿的棉球或定制和修剪的纱布完全覆盖住MTA。与乳牙的治疗不同，恒牙治疗后在等MTA变硬的这段时间内，建议用Cavit™（美国明尼苏达州圣保罗3M™ESPE™公司生产）或其他暂封材料进行暂封。

牙髓切断术后至少6小时，多则几天才能完成治疗。复诊将暂封材料和棉球或纱布去除并隔离患牙。对MTA进行检查以确保其硬度和完全硬化。如果放置的MTA固化失败则将其洗掉，将剩余牙髓组织切除到根管口并重复之前的治疗步骤。反之，确保放置的MTA完全硬固后，对患牙进行酸蚀和粘接，复合材料完成修复（图4.12）。假如上述的保守治疗失败，则用更激进的牙髓治疗方法，如根尖诱导成形术或再生术重新治疗患牙（Murray *et al*. 2007）。

(A)

(B)

(C)

(D)

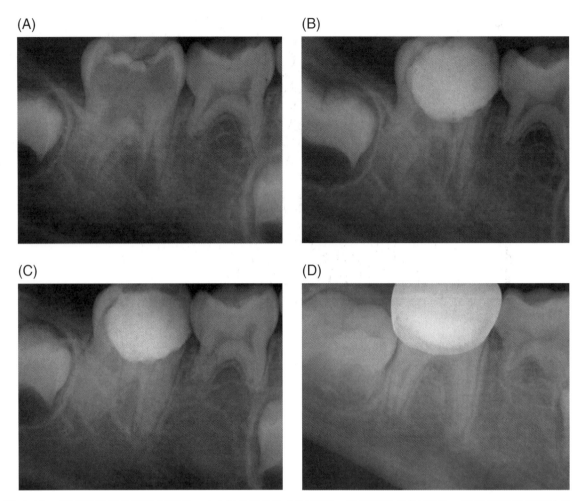

图 4.11 用MTA行部分牙髓切断术。（A）有症状的右下颌第一恒磨牙的术前X线片。注意第二前磨牙缺失。（B）部分牙髓切断术，用5.25%次氯酸钠止血和用MTA盖髓及复合材料修复的X线片。（C）术后半年的X线片，注意根尖已部分闭合。（D）术后3年，显示根尖完全闭合和牙根完全发育完成，并用不锈钢冠修复后的X线片。

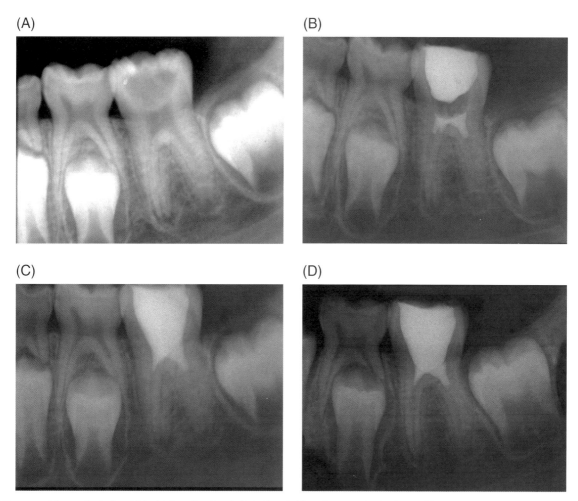

图 4.12 用MTA行完整牙髓切断术。（A）7岁患者右下颌第一磨牙深龋和根尖孔开放的X线片。（B）牙髓切断术后将MTA挤压到根管口的X线片。（C）患牙放置复合材料永久修复后的X线片。（D）术后1年回访，显示牙根发育完成和根尖完全闭合的X线片。图片由加利福尼亚州洛杉矶的Laureen M医生提供。

盖髓术在诊断为可复性牙髓炎患牙中的应用

直接盖髓术被明确的定义为"将口腔材料直接覆盖于因机械性或外伤性露髓的牙髓表面以封闭露髓孔，从而促进牙本质形成和维持牙髓活力的治疗方法"（美国牙髓病学协会2003）。首次研究报道用MTA对人上颌第三磨牙行直接盖髓术后随访6个月后进行组织学检查，结果表明，与氢氧化钙相比，MTA组表现出更少的充血、更轻的炎症和更少区域的坏死。此外，MTA组形成的牙本质桥更厚及牙本质细胞层更均匀一致（Aeinehchi *et al.* 2003）。最近的研究报道恒牙因龋露髓所致的可复性牙髓炎，利用标准化的治疗方案将MTA行直接盖髓术后可取得不错的治疗效果（Farsi *et al.* 2005; Bogen *et al.* 2008）。然而，一些前瞻性研究表明，因没有实施标准化的治疗方案而呈现出不同的治疗结果（Mente *et al.* 2010; Miles *et al.* 2010）。这些盖髓术调查结果随病例选择、一步或两步治疗程序、去龋过程中的技术规范、止血试剂、MTA放置标准和永久修复材料的变化而变化。

恒牙龋源性露髓的治疗程序需要调整，包括使用龋齿探测染色剂、次氯酸钠止血，放置更宽更厚的MTA，允许MTA有完全硬固的时间，更重要的是封闭和粘接修复。看来用MTA对诊断为可复性牙髓炎病例进行直接盖髓术是一种有价值的治疗方法，因为其可以保存牙髓活力（图4.13）。此外，患者的主观症状可能会混淆诊断结果，以至于不能准确反应累及患牙真实的组织学情况（Camp 2008）。诊断可复性牙髓炎最可靠的方法是基于用次氯酸钠处理露髓断面5~10分钟就可止血而不是通过冷测试（Matsuo *et al.* 1996; Bogen *et al.* 2008）。次氯酸钠可能是一种有价值的临床诊断工具，确定牙髓炎症的范围和严重程度，然后选择治疗方法。用MTA对恒牙行直接盖髓术，必须遵循以下治疗建议（改编自Bogen &Chandler 2008）：

1. 诊断必须包括放射影像和临床评估，结合冷刺激检查牙髓活力。

2. 橡皮障隔离患牙及临床牙冠用6.0%次氯酸钠或氯己定消毒灭菌。

3. 在龋显示剂和光学放大镜的帮助下，用慢速涡轮车针和挖匙去净龋坏。

4. 用1.25%~6%次氯酸钠浸湿的棉球进行止血。

5. MTA的放置位点应超过暴露区并伸展到周边的牙本质，最小厚度为1.5mm，并且至少留1.0mm的周边牙本质利于最终粘接修复。

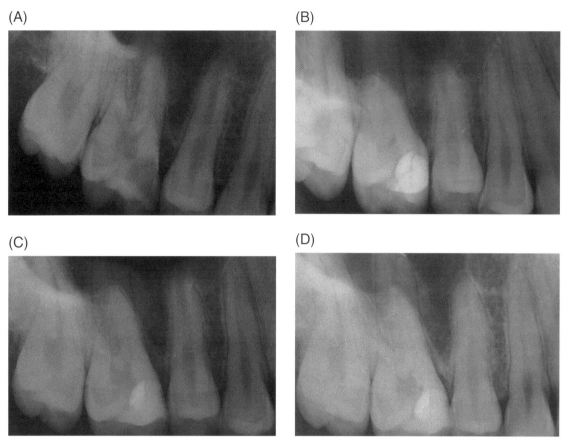

图 4.13　（A）16岁患者右上颌第一磨牙深龋的X线片。冷测试牙髓反应正常。　（B）MTA盖髓、湿棉球和非粘接 Photocore®材料暂时修复后的X线片。（C）放置复合粘接材料修复后的X线片。（D）随访5年的X线片，冷测试牙髓反应正常。

6. 对于一步法盖髓术，需在未凝固的MTA表面覆盖一层流动型复合材料并光固化，然后再用一层粘接型复合材料完成修复（图4.14）。

7. 对于两步法盖髓术，用湿棉球或纱布覆盖于未凝固的MTA表面，在最终的永久修复前，可用非粘接型临时材料"Clearfil Photocore"（日本大阪市可乐丽有限公司生产）或允许MTA完全硬化的类似产品暂封。

8. 放置粘接型复合材料完成修复后5～10天复诊，用冷测试再次确认牙髓活力正常。

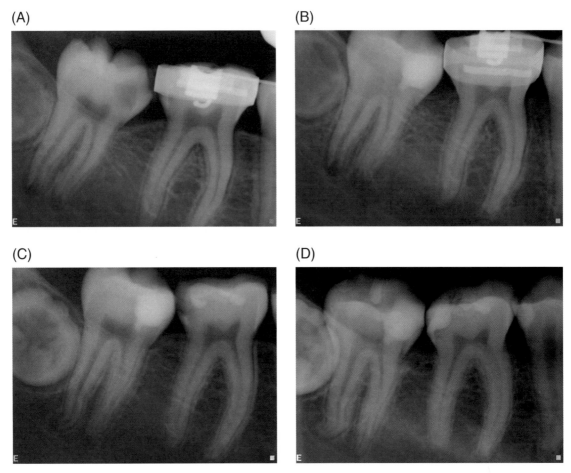

(A)　(B)

(C)　(D)

图 4.14　盖髓术随访观察病例（A）9岁患者右下颌第二磨牙深龋的X线片。（B）MTA直接盖髓术和流动型及粘接型复合材料最终修复后的X线片。（C）随访6个月的X线片。（D）随访3.5年的X线片。冷测试牙髓反应正常，牙根发育成熟、根尖孔闭合。图片由Adrian Silberman医生提供。

治疗中的注意事项

当MTA作为盖髓剂用于盖髓术时，在治疗过程中有几个关键的因素明确影响其疗效。我们在去龋时应该借助龋显示剂，光学放大镜和照明技术，从而确保龋坏完全去除（Fusayama *et al.* 1966; Bogen *et al.* 2008）。Fusayama团队的研究表明在龋坏过程中呈现两种不同的龋层面，并且当用盖髓剂行盖髓术后能进一步阻挡细菌入侵，从而使内层龋面再矿化（Miyauchi *et al.* 1978; Tatsumi 1978; Tatsumi *et al.* 1992）。龋显示剂可以辅助去除客观存在的龋坏，从而保护深层牙本质，这有助于保护牙髓并使其继续存活。

研究表明，对牙髓暴露后出血的控制是直接盖髓术成功的关键（Matsuo *et al*. 1996; Bogen *et al*. 2008），而次氯酸钠已经被证明是一种既经济又能确保临床安全的控制出血的药物。所以可选择次氯酸钠作为活髓保存治疗的止血药物，同时去除暴露位点的牙本质碎片和已坏死的细胞，清洗剩余牙本质界面，这样就能展现出极好的止血效果和抵抗致病微生物入侵的功效（Hafez *et al*. 2002; Demir & Ceherli 2007）。因此，次氯酸钠被强烈推荐为牙髓成功治疗的辅助试剂，而不是无菌水和生理盐水。

在直接盖髓术中一个主要的又经常被忽视的问题是在龋坏区存在未检测到的微生物，它们可能在邻近去龋位点的管周牙本质内存活。经过小心细致的去龋和次氯酸钠消毒杀菌后这些致龋菌仍然存在。盖髓协议指导临床医生将盖髓剂谨慎地覆盖于牙髓暴露处，但因对周围硬组织处理不佳，所以可能遭受幸存细菌的再感染。因此，关键在于MTA的放置位点应超过暴露区并伸展到周边的牙本质，这样那些幸存的细菌就可能被有效地中和。这种策略可能提高治疗成功率，特别是牙体大面积龋坏经去腐后有多个暴露点的患牙（Bogen & Chandler 2008）。

用一厚层MTA覆盖于暴露点及其周围的牙本质，这增大了仅存微生物被掩埋的可能性，从而失去再次入侵牙髓的能力。如果存在残留的病原体则可能引起不可逆改变以至于最终导致牙髓炎症、牙髓坏死并且需要牙髓治疗。这是将可流动树脂改良型玻璃离子水门汀覆盖于未硬固的MTA表面，即一步法完成直接盖髓术时最应该考虑的问题。虽然树脂改良型玻璃离子材料与牙本质有可接受的粘接强度（Davidson 2006），但其活跃的化学成分与牙髓组织直接接触时会引起炎症并具有毒性（do Nascimiento *et al*. 2000）。然而，树脂改良型玻璃离子水门汀置于剩余牙本质表面与牙髓组织间接接触时只引起轻微的炎症，同时这种材料似乎具有较强的抗菌性能（Herrera *et al*. 2000; Costa *et al*. 2011; Kotsanos & Arizos 2011）。

树脂改良型玻璃离子水门汀是水性粘接剂以至于不受牙本质表面小量水的影响。未凝固的树脂改良型玻璃离子水门汀的pH大约为1.5，并且它可充当自己的自酸蚀试剂（Davidson 2006）。未凝固的MTA尚没有已知的特性会影响树脂改良型玻璃离子水门汀的放置。这种材料没有呈现出聚合收缩应力及其与牙本质和MTA的粘接强度约为10MPa。尽管树脂改良型玻璃离子水门汀给MTA提供了一步法盖髓的机会，但是与大量的MTA放置于暴露点和周围的牙本质而不利用树脂改良型玻璃离子水门汀的两步法相比，一步法有效杀死残余细菌的能力欠佳。此外，将树脂改良型玻璃离子水门汀覆盖于大量未凝固的MTA表面具有较大的临床挑战，即便是最有经验的医生。

缺点

尽管MTA具有很多正面的优点，并且似乎是活髓保存治疗的最优材料，但它也有几个缺点。MTA的抗压缩强度、抗挠曲强度以及维氏硬度均低于牙本质。MTA的抗压缩强度45～98MPa（Islam *et al.* 2006; Nekoofar *et al.* 2007, 2010c）、抗挠曲强度为11～15MPa（Walker *et al.* 2006; Aggarwal *et al.* 2011）和维氏硬度为40~60 HV（Danesh *et al.* 2006; Nekoofar *et al.* 2007; Namazikhah *et al.* 2008; Nekoofar *et al.* 2010a, b; Kang *et al.* 2012）。相比之下，牙本质的抗压缩强度、抗挠曲强度和维氏硬度分别是200～350MPa, 20MPa和 60～70HV，均远大于MTA（Ryge *et al.* 1961; Motsch 1990; Fuentes *et al.* 2003）。因此MTA似乎不适合作为唯一的恢复基础或直接盖髓术和间接盖髓术后替代牙本质的制剂在临床上长期应用。

MTA的另外一个缺点是凝固时间长，超过2.5小时（Torabinejad *et al.* 1995a）。这个特性可能降低活髓保存治疗的成功率，因为它给我们在同样的时间内输送这种永久修复材料增加了难度（Duda & Dammaschke 2009; Dammaschke 2011）。由于MTA的机械性能相对较低和凝固时间较长，所以该材料在进行永久修复之前可能需要用一种可流动的树脂改良型玻璃离子来覆盖并随访观察一段时间。此外，MTA混合后常含有颗粒状和砂子状样不溶物质。再者它操作和使用起来都很困难，如用专门的输送器可能达到更好的效果（Stropko 2009; Gutmann & Lovedahl 2011）。还有最初引进的灰MTA会引起牙齿变色（Karabucak *et al.* 2005），同时用白MTA在临床牙冠行活髓保存治疗后也存在这个缺陷（Belobrov & Parashos 2011）。最后，与氢氧化钙相比，MTA是一种相当昂贵的材料。

总结

盖髓术的不良后果多是由感染引起的，这可能归咎于残留的细菌或因修复欠佳导致新细菌的入侵（Østravik & Pitt Ford 1998）。MTA用于活髓保存治疗的优点在于其是一种低溶解性和持久抗菌性的硬凝水泥（Torabinejad *et al.* 1995a; Fridland & Rosado 2005）。这种液压的硅酸钙水泥作为盖髓术和活髓切断术的药物可以防止牙髓组织再污染（Pitt Ford *et al.* 1996）。

MTA具有良好的生物相容性、生物活性和刺激硬组织形成的性能。通过机械性露髓、部分炎症牙髓和健康牙髓的体内研究均明显证明，与氢氧化钙相比，MTA具有更优的或相同的刺激修复性牙本质形成的性能，所以MTA似乎是该类病种的首选材料（表1.1）。其他可能有助于MTA用于活髓保存治疗带来成功疗效的因素如下：

- 去除被细菌及其毒素入侵的牙髓组织。

- 彻底地止血是必须的。

- 治疗过程中应小心细致避免牙髓组织被微生物再污染。

- 次氯酸钠是控制止血的理想溶液。

- 尽快进行严密的修复以防止细菌再入侵。

相反，患者年龄、牙齿位置、主观症状和露髓孔的直径或位点在治疗过程中被认为扮演了一个次要的角色。

致谢

作者衷心感谢Drs. Stephen Davis 和Nicholas Chandler对本章节作出的贡献。

参考文献

[1]Abedi, H.R., Ingle, J.I. (1995) Mineral trioxide aggregate: a review of a new cement. *Journal of the Californian Dental Association* **23**, 36–39.

[2]Abedi, H.R., Torabinejad M., Pitt Ford T.R., *et al.* (1996) The use of mineral trioxide aggregate cement (MTA) as a direct pulp-capping agent. *Journal of Endodontics* **22**, 199 (abstract).

[3]Accorinte, M.L., Holland, R., Reis, A., *et al.* (2008a) Evaluation of mineral trioxide aggregate and calcium hydroxide cement as pulp-capping agents in human teeth. *Journal of Endodontics* **34**, 1–6.

[4]Accorinte, M.L., Loguercio, A.D., Reis, A., *et al.* (2008b) Response of human dental pulp capped with MTA and calcium hydroxide powder. *Operative Dentistry* **33**, 488–495.

[5]Accorinte, M.L., Loguercio, A.D., Reis, A., *et al.* (2008c) Response of human pulps capped with different self-etch adhesive systems. *Clinical Oral Investigations* **12**, 119–127.

[6]Aeinehchi, M., Dadvand, S., Fayazi, S., *et al.* (2007) Randomized controlled trial of mineral trioxide aggregate and formocresol for pulpotomy in primary molar teeth. *International Endodontic Journal* **40**, 261–267.

[7]Aeinehchi, M., Eslami, B., Ghanbariha, M., *et al.* (2003) Mineral trioxide aggregate (MTA) and calcium hydroxide as pulp-capping agents in human teeth: a preliminary report. *International Endodontic Journal* **36**, 225–231.

[8]Agamy, H.A., Bakry, N.S., Mounir, M.M., *et al.* (2004) Comparison of mineral trioxide aggregate and formocresol as pulp-capping agents in pulpotomized primary teeth. *Pediatric Dentistry* **26**, 302–309.

[9]Aggarwal, V., Jain, A., Kabi, D. (2011) *In vitro* evaluation of effect of various endodontic solutions on selected physical properties of white mineral trioxide aggregate. *Australian Endodontic Journal* **37**, 61–64.

[10]Akbari, M., Rouhani, A., Samiee, S., *et al.* (2012) Effect of dentin bonding agent on the prevention of tooth discoloration produced by mineral trioxide aggregate. *International Journal of Dentistry* **2012**:563203.

[11]Al-Hezaimi, K., Al-Hamdan, K., Naghshbandi, J., *et al.* (2005) Effect of white-colored mineral trioxide aggregate in different concentrations on *Candida albicans* in vitro. *Journal of Endodontics* **3**, 684–686.

[12]Al-Hezaimi, K., Salameh, Z., Al-Fouzan, K., *et al.* (2011) Histomorphometric and micro-computed tomography analysis of pulpal response to three different pulp capping materials. *Journal of Endodontics* **37**, 507–512.

[13]American Academy of Pediatric Dentistry (2011) Reference manual: Guidelines on pulpal therapy for primary and immature permanent teeth. *Pediatric Dentistry* **33**, 214–215.

[14]American Association of Endodontists (2003) *Glossary of Endodontic Terms*, 7th edn. American Association of Endodontists, Chicago.

[15]An, S., Gao, Y., Ling, J., *et al.* (2012) Calcium ions promote osteogenic differentiation and mineralization of human dental pulp cells: implications for pulp capping materials. *Journal of Materials Science: Materials in Medicine* **23**, 789–795.

[16]Ansari, G., Ranjpour, M. (2010) Mineral trioxide aggregate and formocresol pulpotomy in primary teeth: a 2 year follow-up. *International Endodontic Journal* **43**, 413–418.

[17]Asgary, S., Parirokh, M., Eghbal, M.J., *et al.* (2005) Chemical differences between white and gray mineral trioxide aggregate. *Journal of Endodontics* **31**, 101–103.

[18]Asgary, S., Eghbal, M.J., Parirokh, M., *et al.* (2008) A comparative study of histologic response to different pulp capping materials and a novel endodontic cement. *Oral Surgery Oral Medicine Oral Pathology Oral Radiology and Endodontics* **106**, 609–614.

[19]Bakland, L.K., Andreasen, J.O. (2012) Will mineral trioxide aggregate replace calcium hydroxide in treating pulpal and periodontal healing complications subsequent to dental trauma? A review. *Dental Traumatology* **28**, 25–32.

[20]Barnes, I.M., Kidd, E.A. (1979) Disappearing Dycal. *British Dental Journal* **147**, 111.

[21]Barthel, C.R., Rosenkranz, B., Leuenberg, A., *et al.* (2000) Pulp capping of carious exposures: treatment outcome after 5 and 10 years: a retrospective study. *Journal of Endodontics* **26**, 525–528.

[22]Baume, L.J., Holz, J. (1981) Long-term clinical assessment of direct pulp capping. *International Dental Journal* **31**, 251–260.

[23]Belobrov, I., Parashos, P. (2011) Treatment of tooth discoloration after the use of white mineral trioxide aggregate. *Journal of Endodontics* **37**, 1017–1020.

[24]Bogen, G., Chandler, N.P. (2008) Vital pulp therapy. In: *Ingle's Endodontics* (J.I. Ingle, L.K. Bakand, J.C. Baumgartner, eds), 6th edn. BC Decker, Hamilton. pp. 1310–1329.

[25]Bogen, G., Kim, J.S., Bakland, L.K. (2008) Direct pulp capping with mineral trioxide aggregate: an observational study. *Journal of the American Dental Association* **139**, 305–315.

[26]Bonson, S., Jeansonne, B.G., Laillier, T.E. (2004) Root-end filling materials alter fibroblast differentiation. *Journal of Dental Research* **83**, 408–413.

[27]Borges, R.P., Sousa-Neto, M.D., Varsiani, M.A., *et al.* (2012) Changes in the surface of four calcium silicate-containing endodontic materials and an epoxy resin-based sealer after a solubility test. *International Endodontic*

Journal **45**, 419–428.

[28]Bose R., Nummikoski P., Hargreaves K (2009) A retrospective evaluation of radiographic outcomes in immature teeth with necrotic root canal systems treated with regenerative endodontic procedures. *Journal Endodontics* **35**, 1343–1349.

[29]Bozeman, T.B., Lemon, R.R., Eleazer, P.D. (2006) Elemental analysis of crystal precipitate from gray and white MTA. *Journal of Endodontics* **32**, 425–428.

[30]Brisco, A.L., Rahal, V., Mestrener, S.R., *et al.* (2006) Biological response of pulps submitted to different capping materials. *Brazilian Oral Research* **20**, 219–225.

[31]Caicedo R, Abbott PV, Alongi DJ, *et al.* (2006) Clinical, radiographic and histological analysis of the effects of mineral trioxide aggregate used in direct pulp capping and pulpotomies of primary teeth. *Australian Dental Journal* **51**, 297–305.

[32]Caliskan, M.K. (1995) Pulpotomy of carious vital teeth with periapical involvement. *International Endodontic Journal* **28**, 172–177.

[33]Camargo, S.E., Camargo, C.H., Hiller, K.A., *et al.* (2009) Cytotoxicity and genotoxicity of pulp capping materials in two cell lines. *International Endodontic Journal* **42**, 227–237.

[34]Camilleri, J., Montesin, F.E., Brady, K., *et al.* (2005) The constitution of mineral trioxide aggregate. *Dental Materials* **21**, 297–303.

[35]Camp, J.H., Fuks, A.B. (2006) Pediatric endodontics: endodontic treatment for the primary and young, permanent dentition. In: *Pathways of the Pulp* (S. Cohen & K. Hargreaves, eds), 9th edn. Mosby, St. Louis, pp. 822–882.

[36]Camp, J.H. (2008) Diagnosis dilemmas in vital pulp therapy: treatment for the toothache is changing, especially in young, immature teeth. *Pediatric Dentistry* **30**, 197–205.

[37]Caplan, D.J., Cai, J., Yin, G., *et al.* (2005) Root canal filled versus non-root canal filled teeth: a retrospective comparison of survival times. *Journal of Public Health Dentistry* **65**, 90–96.

[38]Cardoso-Silva, C., Barberia, E., Maroto, M., *et al.* (2011) Clinical study of mineral trioxide aggregate in primary molars. Comparison between grey and white MTA – a long term follow-up (84 months). *Journal of Dentistry* **39**, 187–193.

[39]Cavalcanti, B.N., de Mello Rode, S., França, C.M., *et al.* (2011) Pulp capping materials exert an effect of the secretion of IL-1β and IL-8 by migrating human neutrophils. *Brazilian Oral Research* **25**, 13–18.

[40]Chacko, V., Kurikose, S. (2006) Human pulpal response to mineral trioxide aggregate (MTA): a histologic study. *Journal of Clinical Pediatric Dentistry* **30**, 203–209.

[41]Cho, S.Y., Seo, D.G., Lee, S.J., *et al.* (2013) Prognostic factors for clinical outcomes according to time after direct pulp capping. *Journal of Endodontics* **39**, 327–331.

[42]Costa, C.A.S., Duarte, P.T., de Souza, P.P., *et al.* (2008) Cytotoxic effects and pulpal response caused by a mineral trioxide aggregate formulation and calcium hydroxide. *American Journal of Dentistry* **21**, 255–261.

[43]Costa, C.A.S., Ribeiro, A.P., Giro, E.M., *et al.* (2011) Pulp response after application of two resin modified glass ionomer cements (RMGICs) in deep cavities of prepared human teeth. *Dental Materials* **27**, e158–e170.

[44]Cox, C.F., Sübay, R.K., Ostro, E., *et al.* (1996) Tunnel defects in dentinal bridges. Their formation following direct pulp capping. *Operative Dentistry* **21**, 4–11.

[45]Cvek, M. (1978) A clinical report on partial pulpotomy and capping with calcium hydroxide in permanent incisors with complicated crown fractures. *Journal of Endodontics* **4**, 232–237.

[46]Cvek, M. (1993) Endodontic management of traumatized teeth. In: *Textbook and Color Atlas of Traumatic Injuries to the Teeth* (J.O. Andreasen & F.M. Andreasen, eds), 3rd edn. Munksgaard, Copenhagen, pp. 517–586.

[47]Cvek, M., Cleaton-Jones, P., Austin, J., *et al.* (1982) Pulp reactions to exposure after experimental crown fractures or grinding in adult monkeys. *Journal of Endodontics* **8**, 391–397.

[48]Dammaschke, T. (2011) Direct pulp capping. *Dentist* **27**(8), 88–94.

[49]Dammaschke, T., Gerth, H.U.V., Züchner, H., *et al.* (2005) Chemical and physical surface and bulk material characterization of white ProRoot MTA and two Portland cements. *Dental Materials* **21**, 731–738.

[50]Dammaschke, T., Leidinger, J., Schäfer, E. (2010a) Long-term evaluation of direct pulp capping-treatment outcomes over an average period of 6.1 years. *Clinical Oral Investigations* **14**, 559–567.

[51]Dammaschke, T., Stratmann, U., Wolff, P., *et al.* (2010b) Direct pulp capping with mineral trioxide aggregate: An immunohistological comparison with calcium hydroxide in rodents. *Journal of Endodontics* **36**, 814–819.

[52]Dammaschke, T., Wolff, P., Sagheri, D., *et al.* (2010c) Mineral trioxide aggregate for direct pulp capping: a histologic comparison with calcium hydroxide in rat molars. *Quintessence International* **41**, e20–e30.

[53]Danesh, G., Dammaschke, T., Gerth, H.U.V., *et al.* (2006) A comparative study of selected properties of ProRoot MTA and two Portland cements. *International Endodontic Journal* **39**, 213–219.

[54]Davidson, C.L. (2006) Advances in glass-ionomer cements. *Journal of Applied Oral Science* **14** (Suppl.), 3–9.

[55]Demir, T., Cehreli, Z.C. (2007) Clinical and radiographic evaluation of adhesive pulp capping in primary molars following hemostasis with 1.25 % sodium hypochlorite: 2-year results. *American Journal of Dentistry* **20**, 182–188.

[56]do Nascimento, A.B., Fontana, U.F., Teixeira, H.M., *et al.* (2000) Biocompatibility of a resin-modified glass-ionomer cement applied as pulp capping in human teeth. *American Journal of Dentistry* **13**, 28–34.

[57]Dominguez, M.S., Witherspoon, D.E., Gutmann, J.L., *et al.* (2003) Histological and scanning electron microscopy assessment of various vital pulp-therapy materials. *Journal of Endodontics* **29**, 324–333.

[58]Doyle, T.L., Casas, M.J., Kenny, D.J., *et al.* (2010) Mineral trioxide aggregate produces superior outcomes in vital primary molar pulpotomy. *Pediatric Dentistry* **32**, 41–47.

[59]Dreger L.A., Felippe W.T., Reyes-Carmona J.F., *et al.* (2010). Mineral trioxide aggregate and Portland cement promote biomineralization in vivo. *Journal Endodontics* **38**, 324–329.

[60]Duarte, M.A.H., Demarchi, A.C.C.O., Yamashita, J.C., *et al.* (2003) pH and calcium ion release of 2 root-end filling materials. *Oral Surgery Oral Medicine Oral Pathology Oral Radiology and Endodontics* **95**, 345–347.

[61]Duda, S., Dammaschke, T. (2008) Measures for maintain pulp vitality. Are there alternatives to calcium hydroxide in direct pulp capping? *Quintessenz* **59**, 1327–1334, 1354 [in German].

[62]Duda, S., Dammaschke, T. (2009) Direct pulp capping – prerequisites to clinical treatment success. *Endodontie* **18**, 21–31 [in German].

[63]Duggal, M. (2009) Formocresol alternatives. *British Dental Journal* **206**, 3.

[64]Eghbal, M.J., Asgary, S., Baglue, R.A., *et al.* (2009) MTA pulpotomy of human permanent molars with irreversible pulpitis. *Australian Endodontic Journal* **35**, 4–8.

[65]Elliott, R.D., Roberts, M.W., Burkes, J., *et al.* (1999) Evaluation of the carbon dioxide laser on vital human primary pulp tissue. *Pediatric Dentistry* **21**, 327–331.

[66]El-Meligy, O.A., Avery, D.R. (2006) Comparison of mineral trioxide aggregate and calcium hydroxide as pulpotomy agents in young permanent teeth (apexogenesis). *Pediatric Dentistry* **28**, 399–404.

[67]Erdem, A.P., Guven, Y., Balli, B., *et al.* (2011) Success rates of mineral trioxide aggregate, ferric sulfate and formocresol pulpotomies: a 24 month study. *Pediatric Dentistry* **33**, 165–170.

[68]Faraco Júnior, I.M., Holland, R. (2001) Response of the pulp of dogs to capping with mineral trioxide aggregate or a calcium hydroxide cement. *Dental Traumatology* **17**, 163–166.

[69]Faraco Júnior, I.M., Holland, R. (2004) Histomorphological response of dogs'dental pulp capped with white Mineral Trioxide Aggregate. *Brazilian Dental Journal* **15**, 104–108.

[70]Farsi, N., Alamoudi, N., Balto, K., *et al.* (2005) Success of mineral trioxide aggregate in pulpotomized primary molars. *Journal of Clinical Pediatric Dentistry* **29**, 307–311.

[71]Fridland, M.,, Rosado, R. (2005) MTA solubility: a long term study. *Journal of Endodontics* **31**, 376–379.

[72]Fuentes, V., Toledano, M., Osorio, R., *et al.* (2003) Microhardness of superficial and deep sound human dentin. *Journal of Biomedical Materials Research Part A* **66A**, 850–853.

[73]Fuks, A.B., Papagiannoulis, L. (2006) Pulpotomy in primary teeth: review of the literature according to standardized criteria. *European Archives of Pediatric Dentistry* **7**, 64–72.

[74]Fusayama, T., Okuse, K., Hosoda, H. (1966) Relationship between hardness, discoloration, and microbial invasion in carious dentin. *Journal of Dental Research* **45**, 1033–1046.

[75]Fusayama, T., Terachima, S. (1972) Differentiation of two layers of carious dentin by staining. *Journal of Dental Research* **51**, 866.

[76]Fuss, Z., Lustig, J., Katz, A., *et al.* (2001) An evaluation of endodontically treated vertical root fractured teeth: impact of operative procedures. *Journal of Endodontics* **27**, 46–48.

[77]Galler, K.M., Schweikl, H., Hiller, K.A., *et al.* (2011) TEGDMA reduces mineralization in dental pulp cells. *Journal of Dental Research* **90**, 257–262.

[78]Gandolfi, M.G., van Lunduyt, K., Taddei, P., *et al.* (2010) Environmental scanning electron microscopy connected with energy dispersive X-ray analysis and Raman techniques to study ProRoot mineral trioxide aggregate and calcium silicate cements in wet conditions and in real time. *Journal of Endodontics* **36**, 851–857.

[79]Glickman, G.N., Koch, K.A. (2000) 21st-century endodontics. *Journal of the American Dental Association* **131**(Suppl.), 39S–46S.

[80]Goldberg, M., Smith, A.J. (2004) Cells and extracellular matrices of dentin and pulp: a biological basis for repair and tissue engineering. *Critical Reviews in Oral Biology and Medicine* **15**, 13–27.

[81]Goldberg, M., Farges, J.-C., Lacerda-Pinheiro, S., *et al.* (2008) Inflammatory and immunological aspects of dental pulp repair. *Pharmacological Research* **58**, 137–147.

[82]Goracci, G., Mori, G. (1996) Scanning electron microscopic evaluation of resin-dentin and calcium hydroxide-dentin interface with resin composite restorations. *Quintessence International* **27**, 129–135.

[83]Gutmann, J.L., Lovedahl, P.E. (2011) Problem-solving challenges in periapical surgery. In: *Problem Solving in Endodontics* (J.L Gutmann, P.E. Lovedahl, eds), 5th edn. Elsevier Mosby, Maryland Heights, p 351.

[84]Guven, E.P., Yalvac, M.E., Sahin, F., *et al.* (2011) Effect of dental materials calcium hydroxide-containing cement, mineral trioxide aggregate, and enamel matrix derivative on proliferation and differentiation of human tooth germ stem cells. *Journal of Endodontics* **37**, 650–656.

[85]Hafez, A.A., Cox, C.F., Tarim, B., *et al.* (2002) An in vivo evaluation of hemorrhage control using sodium hypochlorite and direct pulp capping with a one- or two- component adhesive system in exposed nonhuman primate pulps. *Quintessence International* **33**, 261–272.

[86]Ham, K.A., Witherspoon, D.E., Gutmann, J.L., *et al.* (2005) Preliminary evaluation of BMP-2 expression and histological characteristics during apexification with calcium hydroxide and Mineral Trioxide Aggregate. *Journal of Endodontics* **31**, 275–279.

[87]Han, L., Okiji, T. (2011) Uptake of calcium and silicon released from calcium silicate-based endodontic materials into root canal dentine. *International Endodontic Journal* **44**, 1081–1087.

[88]Heide, S., Mjör, I.A. (1983) Pulp reactions to experimental exposures in young permanent monkey teeth. *International Endodontic Journal* **16**, 11–19.

[89]Hench, L.L., West, J.K. (1996) Biological application of bioactive glasses. *Life Chemistry Reports* **13**, 187–241.

[90]Hermann, B. (1928) Ein weiterer Beitrag zur Frage der Pulpenbehandlung. *Zahnärztliche Rundschau* **37**, 1327–1376 [in German].

[91]Hermann, B. (1930) Dentinobliteration der Wurzelkanäle nach Behandlung mit Calcium. *Zahnärztliche Rundschau* **39**, 888–899 [in German].

[92]Herrera, M., Castillo, A., Bravo, M., *et al.* (2000) Antibacterial activity of resin adhesives, glass ionomer and resin-modified glass ionomer cements and a compomer in contact with dentin caries samples. *Operative Dentistry* **25**, 265–269.

[93]Hilton TJ, Ferracane JL, Mancl L; for Northwest Practice-based Research Collaborative in Evidence-based Dentistry (NWP) (2013) Comparison of CaOH with MTA for Direct Pulp Capping: A PBRN Randomized Clinical Trial. *Journal of Dental Research* **92**, S16–22.

[94]Holan, G., Eidelman, E., Fuks, A.B. (2005) Long-term evaluation of pulpotomy in primary molars using Mineral Trioxide Aggregate or formocresol. *Pediatric Dentistry* **27**, 129–136.

[95]Holland, R., de Souza, V., Nery, M.J., *et al.* (1999) Reaction of dogs' teeth to root canal filling with Mineral Trioxide Aggregate or a glass ionomer sealer. *Journal of Endodontics* **25**, 728–730.

[96]Holland, R., Otoboni-Filho, J.A., de Souza, V., *et al.* (2001) Mineral trioxide aggregate repair of lateral root perforations. *Journal of Endodontics* **27**, 281–284.

[97]Hørsted, P., Sandergaard, B., Thylstrup, A., *et al.* (1985) A retrospective study of direct pulp capping with calcium hydroxide compounds. *Endodontics and Dental Traumatology* **1**, 29–34.

[98]Hørsted-Bindslev, P., Bergenholtz, G. (2003) Vital pulp therapies. In: *Textbook of Endodontology* (eds G. Bergenholtz, P. Hørsted-Bindslev, C. Erik-Reit), Blackwell Munksgaard, Oxford, pp. 66–91.

[99]Hørsted-Bindslev, P., Vilkinis, V., Sidlauskas, A. (2003) Direct pulp capping of human pulps with a dentin bonding system or with calcium hydroxide cement. *Oral Surgery Oral Medicine Oral Pathology Oral Radiology and Endodontics* **96**, 591–600.

[100]Islam, I., Chng, H.K., Yap, A.U.J. (2006) Comparison of the physical and mechanical properties of MTA and Portland cement. *Journal of Endodontics* **32**, 193–197.

[101]Iwamoto, C.E., Adachi, E., Pameijer, C.H., *et al.* (2006) Clinical and histological evaluation of white ProRoot MTA in direct pulp capping. *American Journal of Dentistry* **19**, 85–90.

[102]Iwaya S.I., Ikawa M., Kubota M. (2001) Revascularization of an immature permanent tooth with apical periodontitis and sinus tract. *Dental Traumatology* **17**, 185–187.

[103]Jeeruphan T., Jantarat J., Yanpiset K., *et al.* (2012) Mahidol study 1: comparison of radiographic and survival outcomes of immature teeth treated with either regenerative endodontic or apexification methods: a retrospective study. *Journal of Endodontics* **38**, 1330–1336.

[104]Junn, D.J., McMillan, P., Bakland, L.K., *et al*. (1998) Quantitative assessment of dentin bridge formation following pulp-capping with mineral trioxide aggregate (MTA). *Journal of Endodontics* **24**, 278 (abstract).

[105]Kakehashi, S., Stanley, H.R., Fitzgerald, R.J. (1965) The effects of surgical exposure of dental pulps in germ-free and conventional laboratory rats. *Oral Surgery Oral Medicine Oral Pathology* **20**, 340–349.

[106]Kang, J.S., Rhim, E.M., Huh, S.Y., *et al*. (2012) The effects of humidity and serum on the surface microhardness and morphology of five retrograde filling materials. *Scanning* **34**, 207–214.

[107]Karabucak, B., Li, D., Lim, J., *et al*. (2005) Vital pulp therapy with mineral trioxide aggregate. *Dental Traumatology* **21**, 240–243.

[108]Keiser, K., Johnson, C.C., Tipton, D.A. (2000) Cytotoxicity of mineral trioxide aggregate using human periodontal ligament fibroblasts. *Journal of Endodontics* **26**, 288–291.

[109]Kettering, J.D., Torabinejad, M. (1995) Investigation of mutagenicity of mineral trioxide aggregate and other commonly used root-end filling materials. *Journal of Endodontics* **21**, 537–539.

[110]Kirk, E.E.J., Lim, K.C., Khan, M.O.G. (1989) A comparison of dentinogenesis on pulp capping with calcium hydroxide in paste and cement form. *Oral Surgery Oral Medicine Oral Pathology* **68**, 210–219.

[111]Koh, E.T., Torabinejad, M., Pitt Ford, T.R., *et al*. (1997) Mineral trioxide aggregate stimulates a biological response in human osteoblasts. *Journal of Biomedical Materials Research* **37**, 432–439.

[112]Koh, E.T., McDonald, F., Pitt Ford, T.R., *et al*. (1998) Cellular response to mineral trioxide aggregate. *Journal of Endodontics* **24**, 543–547.

[113]Kotsanos, N., Arizos, S. (2011) Evaluation of a resin modified glass ionomer serving both as indirect pulp therapy and as restorative material for primary molars. *European Archives of Pediatric Dentistry* **12**, 170–175.

[114]Kuratate, M., Yoshiba, K., Shigetani, Y., *et al*. (2008) Immunohistochemical analysis of nestin, osteopontin, and proliferating cells in the reparative process of exposed dental pulp capped with mineral trioxide aggregate. *Journal of Endodontics* **34**, 970–974.

[115]Langeland, K. (1981) Management of the inflamed pulp associated with deep carious lesion. *Journal of Endodontics* **7**, 169–181.

[116]Laurent, P., Aubut, V., About, I. (2009) Development of a bioactive Ca_3SiO_5 based posterior restorative material (Biodentine™). In: *Biocompatibility or Cytotoxic Effects of Dental Composites* (M. Goldberg, ed.). Coxmoor, Oxford, pp. 195–200.

[117]Leites, A.B., Baldissera, E.Z., Silva, A.F., *et al*. (2011) Histologic response and tenascin and fibronectin expression after pulp capping in pig primary teeth with mineral trioxide aggregate or calcium hydroxide. *Operative Dentistry* **36**, 448–456.

[118]Lertchirakarn, V., Palamara, J.E., Messer, H.H. (2003) Patterns of vertical root fracture: Factors affecting stress distribution in the root canal. *Journal of Endodontics* **29**, 523–528.

[119]Lewis, B. (2010) The obsolescence of formocresol. *Journal of the Californian Dental Association* **38**, 102–107.

[120]Leye Benoist, F., Gaye Ndiaye, F., Kane, A.W., *et al*. (2012) Evaluation of mineral trioxide aggregate (MTA) versus calcium hydroxide cement (Dycal®) in the formation of a dentine bridge: a randomised controlled trial. *International Dental Journal* **62**, 33–39.

[121]Liard-Dumtschin, D., Holz, J., Baume, L.J. (1984) Direct pulp capping - a biological trial of 8 products. *Schweizer Monatsschrift für Zahnmedizin* **94**, 4–22 [in French].

[122]Lim, K.C., Kirk, E.E.J. (1987) Direct pulp capping: a review. *Endodontics and Dental Traumatology* **3**, 213–219.

[123]Linn, J., Messer, H.H. (1994) Effect of restorative procedures on the strength of endodontically treated molars. *Journal of Endodontics* **20**, 479–485.

[124]Liu, H., Zhou, Q., Qin, M. (2011) Mineral trioxide aggregate versus calcium hydroxide for pulpotomy in primary molars. *Chinese Journal of Dental Research* **14**, 121–125.

[125]Liu, J., Chen, L.R., Chao, S.Y. (1999) Laser pulpotomy of primary teeth. *Pediatric Dentistry* **21**, 128–129.

[126]Matsuo, T., Nakanishi, T., Shimizu, H., *et al.* (1996) A clinical study of direct pulp capping applied to carious-exposed pulps. *Journal of Endodontics* **22**, 551–556.

[127]McDonald, R.E., Avery, D.R., Dean, J.A. (2011) Treatment of deep caries, vital pulp exposure, and pulpless teeth. In: *McDonald and Avery's Dentistry of the Child and Adolescent* (J.A. Dean, D.R. Avery, R.E. McDonald, eds), 9th edn. Mosby Elsevier, Maryland Heights, pp. 343–365.

[128]Mejare, I., Cvek, M. (1993) Partial pulpotomy in young permanent teeth with deep carious lesions. *Endodontics and Dental Traumatology* **9**, 238–242.

[129]Mente, J., Geletneky, B., Ohle, M., *et al.* (2010) Mineral trioxide aggregate or calcium hydroxide direct pulp capping: an analysis of the clinical treatment outcome. *Journal of Endodontics* **36**, 806–813.

[130]Merdad, K., Sonbul, H., Bukhary, S. *et al.* (2011). Caries susceptibility of endodontically versus nonendodontically treated teeth. *Journal of Endodontics* **37**,139–142.

[131]Miles, J.P., Gluskin, A.H., Chambers, D., *et al.* (2010) Pulp capping with mineral trioxide aggregate (MTA): a retrospective analysis of carious pulp exposures treated by undergraduate dental students. *Operative Dentistry* **35**, 20–28.

[132]Min, K.S., Park, H.J., Lee, S.K., *et al.* (2008) Effect of mineral trioxide aggregate on dentin bridge formation and expression of dentin sialoprotein and heme oxygenase-1 in human dental pulp. *Journal of Endodontics* **34**, 666–670.

[133]Minamikawa, H., Yamada, M., Deyama, Y., *et al.* (2011) Effect of *N*-acetylcysteine on rat dental pulp cells cultured on mineral trioxide aggregate. *Journal of Endodontics* **37**, 637–641.

[134]Mireku, A.S., Romberg, E., Fouad, A.F., *et al.* (2010) Vertical fracture of root filled teeth restored with posts: the effects of patient age and dentine thickness. *International Endodontic Journal* **43**, 218–225.

[135]Mitchell, P.J.C., Pitt Ford, T.R., Torabinejad, M., *et al.* (1999) Osteoblast biocompatibility of mineral trioxide aggregate. *Biomaterials* **20**, 167–173.

[136]Miyauchi, H., Iwaku, M., Fusayama, T. (1978) Physiological recalcification of carious dentin. *The Bulletin of Tokyo Medical and Dental University* **25**, 169–179.

[137]Moghaddame-Jafari, S., Mantellini, M.G., Botero, T.M., *et al.* (2005) Effect of ProRoot MTA on pulp cell apoptosis and proliferation *in vitro*. *Journal of Endodontics* **31**, 387–391.

[138]Moretti, A.B., Sakai, V.T., Oliveira, T.M., *et al.* (2008) The effectiveness of mineral trioxide aggregate, calcium hydroxide and formocresol for pulpotomies in primary teeth. *International Endodontic Journal* **41**, 547–555.

[139]Motsch, A. (1990) Die Unterfüllung – eine kritische Diskussion der verschiedenen Zement und Präparate. In: Neue Füllungsmaterialien – *Indikation und Verarbeitung* (ed Akademie Praxis und Wissenschaft in der DGZMK), Carl Hanser, Munich, pp. 35–54 [in German].

[140]Murray, P.E., Garcia-Godoy, F., Hargreaves, K.M. (2007) Regenerative endodontics: a review of current status and a call for action. *Journal of Endodontics* **33**, 377–390.

[141]Myers, K., Kaminski, E., Lautenschlater, E. (1996) The effects of mineral trioxide aggregate on the dog pulp.

Journal of Endodontics **22**, 198 (abstract).

[142]Nair, P.N.R., Duncan, H.F., Pitt Ford, T.R., *et al.* (2008) Histological, ultrastructural and quantitative investigations on the response of healthy human pulps to experimental pulp capping with mineral trioxide aggregate: a randomized controlled trial. *International Endodontic Journal* **41**, 128–150.

[143]Naito, T. (2010) Uncertainty remains regarding long-term success of mineral trioxide aggregate for direct pulp capping. *Journal of Evidence-Based Dental Practice* **10**, 250–251.

[144]Nakayama, A., Ogiso, B., Tanabe, N., *et al.* (2005) Behavior of bone marrow osteoblast-like cells on mineral trioxide aggregate: morphology and expression of type I collagen and bone-related protein mRNAs. *International Endodontic Journal* **38**, 203–210.

[145]Namazikhah, M.S., Nekoofar, M.H., Sheykhrezae, M.S., *et al.* (2008) The effect of pH on the surface hardness and microstructure of mineral trioxide aggregate. *International Endodontic Journal* **41**, 108–116.

[146]Nekoofar, M.H., Adusei, G., Sheykhrezae, M.S., *et al.* (2007) The effect of condensation pressure on selected physical properties of mineral trioxide aggregate. *International Endodontic Journal* **40**, 453–641.

[147]Nekoofar, M.H., Aseeley, Z., Dummer, P.M.H. (2010a) The effect of various mixing techniques on the surface microhardness of mineral trioxide aggregate. *International Endodontic Journal* **43**, 312–320.

[148]Nekoofar, M.H., Oloomi, K., Sheykhrezae, M.S., *et al.* (2010b) An evaluation of the effect of blood and human serum on the surface microhardness and surface microstructure of mineral trioxide aggregate. *International Endodontic Journal* **43**, 849–858.

[149]Nekoofar, M.H., Stone, D.F., Dummer, P.M.H. (2010c) The effect of blood contamination on the compressive strength and surface microstructure of mineral trioxide aggregate. *International Endodontic Journal* **43**, 782–791.

[150]Okiji, T., Yoshiba, K. (2009) Reparative dentinogenesis induced by mineral trioxide aggregate: a review from the biological and physicochemical points of view. *International Journal of Dentistry* 2009:464280.

[151]Oringer, M.J. (1975) *Electrosurgery in Dentistry*, 2nd edn. WB Saunders, Philadelphia.

[152]Osorio, R.M., Hefti, A., Vertucci, F.J., *et al.* (1998) Cytotoxicity of endodontic materials. *Journal of Endodontics* **24**, 91–96.

[153]Østravik, D., Pitt Ford, T.R. (1998) *Essential Endodontology: Prevention and Treatment of Apical Periodontitis.* Blackwell, Oxford, pp. 192–210.

[154]Paranjpe, A., Zhang, H., Johnson, J.D. (2010) Effects of mineral trioxide aggregate on human pulp cells after pulp-capping procedures. *Journal of Endodontics* **36**, 1042–1047.

[155]Paranjpe, A., Smoot, T., Zhang, H., *et al.* (2011) Direct contact with mineral trioxide aggregate activates and differentiates human dental pulp cells. *Journal of Endodontics* **37**, 1691–1695.

[156]Parirokh, M., Asgary, S., Eghbal, M.J., *et al.* (2005) A comparative study of white and grey mineral trioxide aggregate as pulp capping agent in dog's teeth. *Dental Traumatology* **21**, 150–154.

[157]Parolia, A., Kundabala, M., Rao, N.N., *et al.* (2010) A comparative histological analysis of human pulp following direct pulp capping with Propolis, mineral trioxide aggregate and Dycal. *Australian Dental Journal* **55**, 59–64.

[158]Phaneuf, R.A., Frankl, S.N., Ruben, M.P. (1968) A comparative histological evaluation of three commercial calcium hydroxide preparations on the human primary dental pulp. *Journal of Dentistry for Children* **35**, 61–76.

[159]Pitt Ford, T.R., Torabinejad, M., Abedi, H.R., *et al.* (1996) Using mineral trioxide aggregate as a pulp-capping material. *Journal of the American Dental Association* **127**, 1491–1494.

[160]Qudeimat, M.A., Barrieshi-Nusair, K.M., Owais, A.I. (2007) Calcium hydroxide vs. mineral trioxide aggregate

for partial pulpotomy of permanent molars with deep caries. *European Archives of Pediatric Dentistry* **8**, 99–104.

[161]Queiroz, A.M., Assed, S., Leonardo, M.R., *et al*. (2005) MTA and calcium hydroxide for pulp capping. *Journal of Applied Oral Science* **13**, 126–130.

[162]Randow, K., Glantz, P.O. (1986) On cantilever loading of vital and non-vital teeth. An experimental clinical study. *Acta Odontologica Scandinavica* **44**, 271–277.

[163]Retzlaff, A.E., Castaldi, C.R. (1969) Recent knowledge of the dental pulp and its application to clinical practice. *Journal of Prosthetic Dentistry* **22**, 449–57.

[164]Reyes-Carmona, J.F., Santos, A.S., Figueiredo, C.P., *et al*. (2010) Host-mineral trioxide aggregate inflammatory molecular signaling and biomineralization ability. *Journal of Endodontics* **36**, 1347–1353.

[165]Ribeiro, C.S., Kuteken, F.A., Hirata Júnior, R., *et al*. (2006) Comparative evaluation of antimicrobial action of MTA, calcium hydroxide and Portland cement. *Journal of Applied Oral Science* **14**, 330–333.

[166]Ruemping, D.R., Morton, T.H., Jr, Anderson, M.W. (1983) Electrosurgical pulpotomy in primates – a comparison with formocresol pulpotomy. *Pediatric Dentistry* **5**, 14–18.

[167]Ryge, G., Foley, D.E., Fairhurst, C.W. (1961) Microindentation hardness. *Journal of Dental Research* **40**, 1116–1126.

[168]Salako, N., Joseph, B., Ritwik, P., *et al*. (2003) Comparison of bioactive glass, mineral trioxide aggregate, ferric sulfate and formocresol as pulpotomy agents in rat molar. *Dental Traumatology* **19**, 314–320.

[169]Sarkar, N.K., Caicedo, R., Ritwik, P., *et al*. (2005) Physicochemical basis of the biological properties of Mineral Trioxide Aggregate. *Journal of Endodontics* **31**, 97–100.

[170]Sawicki, L., Pameijer, C.H., Emerich, K., *et al*. (2008) Histological evaluation of mineral trioxide aggregate and calcium hydroxide in direct pulp capping of human immature permanent teeth. *American Journal of Dentistry* **21**, 262–266.

[171]Schmitt, D., Lee, J., Bogen, G. (2001) Multifaceted use of ProRoot MTA root canal repair material. *Journal of Pediatric Dentistry* **23**, 326–330.

[172]Schröder U. (1972) Evaluation of healing following experimental pulpotomy of intact human teeth and capping with calcium hydroxide. *Odontologisk Revy* **23**, 329–340.

[173]Schröder U. (1985) Effects of calcium hydroxide-containing pulp-capping agents on pulp cell migration, proliferation, and differentiation. *Journal of Dental Research* **64** (Spec. Iss.), 541–548.

[174]Schröder, U., Granath, L.E. (1971) On internal dentine resorption in deciduous molars treated by pulpotomy and capped with calcium hydroxide. *Odontologisk Revy* **22**, 179–188.

[175]Schroeder, H.E. (1997) *Pathobiologie oraler Strukturen. Zähne, Pulpa, Parodont*, 3rd edn. Karger, Basel, p 136 [in German].

[176]Shaw, D.W., Sheller, B., Barrus, B.D., *et al*. (1987) Electrosurgical pulpotomy – a 6-month study in primates. *Journal of Endodontics* **13**, 500–505.

[177]Shayegan, A., Petein, M., Vanden Abbeele, A. (2009) The use of beta-tricalcium phosphate, white MTA, white Portland cement and calcium hydroxide for direct pulp capping of primary pig teeth. *Dental Traumatology* **25**, 413–419.

[178]Shulman, E.R., Mulver, F.F., Burkes, E.J., Jr (1987) Comparison of electrosurgery and formocresol as pulpotomy techniques in monkey primary teeth. *Pediatric Dentistry* **9**, 189–194.

[179]Sluka, H., Lehmann, H., Elgün, Z. (1981) Comparative experiments on treatment techniques in vital amputation

in view of the preservation of the remaining pulp. *Quintessenz* **32**, 1571–7 [in German].

[180]Smith, A.J., Cassidy, N., Perry, H., *et al.* (1995) Reactionary dentinogenesis. *International Journal of Developmental Biology* **39**, 273–280.

[181]Staehle, H.J. (1990) *Calciumhydroxid in der Zahnheilkunde*. Hanser, Munich [in German].

[182]Stanley, H.R., Lundy T. (1972) Dycal therapy for pulp exposure. *Oral Surgery Oral Medicine Oral Pathology* **34**, 818–825.

[183]Stanley, H.R. (1989) Pulp capping: Conserving the dental pulp – Can it be done? Is it worth it? *Oral Surgery Oral Medicine Oral Pathology* **68**, 628–639.

[184]Stropko, J.J. (2009) Micro-surgical endodontics. In: *Endodontics*. Vol. III (A. Castellucci, ed.). Edizioni Odontoiatriche Il Tridente, Florence, pp. 1118–1125.

[185]Subramaniam, P., Konde, S., Mathew, S., *et al.* (2009) Mineral trioxide aggregate as pulp capping agent for primary teeth pulpotomy: 2 year follow up study. *Journal of Clinical Pediatric Dentistry* **33**, 311–314.

[186]Takita, T., Hayashi, M., Takeichi, O., *et al.* (2006) Effect of mineral trioxide aggregate on proliferation of cultured human dental pulp cells. *International Endodontic Journal* **39**, 415–422.

[187]Tani-Ishii, N., Hamada, N., Watanabe, K., *et al.* (2007) Expression of bone extracellular matrix proteins on osteoblast cells in presence of mineral trioxide aggregate. *Journal of Endodontics* **33**, 836–839.

[188]Tatsumi, T. (1989) Physiological remineralization of artificially decalcified monkey dentin under adhesive composite resin restoration. *Kokubyo Gakkai Zasshi* **56**, 47–74 [in Japanese].

[189]Tatsumi, T., Inokoshi, S., Yamada, T., *et al.* (1992) Remineralization of etched dentin. *Journal of Prosthetic Dentistry* **67**, 617–620.

[190]Thesleff, I., Vaahtokari, A., Partanen, A.M. (1995) Regulation of organogenesis: common molecular mechanisms regulating the development of teeth and other organs. *International Journal of Developmental Biology* **39**, 35–50.

[191]Thomson, T.S., Berry, J.E., Somerman, M.J., *et al.* (2003) Cementoblasts maintain expression of osteocalcin in the presence of mineral trioxide aggregate. *Journal of Endodontics* **29**, 407–412.

[192]Torabinejad, M., Chivian, N. (1999) Clinical applications of Mineral Trioxide Aggregate. *Journal of Endodontics* **25**, 197–205.

[193]Torabinejad, M., Watson, T.F., Pitt Ford, T.R. (1993) Sealing ability of a mineral trioxide aggregate when used as a root end filling material. *Journal of Endodontics* **19**, 591–595.

[194]Torabinejad, M., Hong, C.U., McDonald, F., *et al.* (1995a) Physical and chemical properties of a new root-end filling material. *Journal of Endodontics* **21**, 349–353.

[195]Torabinejad, M., Hong, C.U., Pitt Ford, T.R., *et al.* (1995b) Tissue reaction to implanted super-EBA and mineral trioxide aggregate in the mandible of guinea pigs: a preliminary report. *Journal of Endodontics* **21**, 569–571.

[196]Torabinejad, M., Hong, C.U., Pitt Ford, T.R., *et al.* (1995c) Cytotoxicity of four root end filling materials. *Journal of Endodontics* **21**, 489–492.

[197]Torabinejad, M., Rastegar, A.F., Kettering, J.D., *et al.* (1995d) Bacterial leakage of mineral trioxide aggregate as a root-end filling material. *Journal of Endodontics* **21**, 109–112.

[198]Torabinejad, M., Smith, P.W., Kettering, J.D., *et al.* (1995e) Comparative investigation of marginal adaptation of mineral trioxide aggregate and other commonly used root-end filling materials. *Journal of Endodontics* **21**, 295–299.

[199]Torabinejad, M., Pitt Ford, T.R., Abedi, H.R., *et al.* (1998) Tissue reaction to implanted root-end filling materials

in the tibia and mandible of guinea pigs. *Journal of Endodontics* **24**, 468–471.

[200]Torneck, C.D., Moe, H., Howley, T.P. (1983) The effect of calcium hydroxide on porcine pulp fibroblasts *in vitro*. *Journal of Endodontics* **9**, 131–136.

[201]Tronstad, L., Mjör, I.A. (1972) Capping of the inflamed pulp. *Oral Surgery Oral Medicine Oral Pathology* **34**, 477–485.

[202]Tziafas, D., Pantelidou, O., Alvanou, A., *et al.* (2002) The dentinogenic effect of mineral trioxide aggregate (MTA) in short-term capping experiments. *International Endodontic Journal* **35**, 245–254.

[203]Walker, M.P., Diliberto, A., Lee, C. (2006) Effect of setting conditions on mineral trioxide aggregate flexural strength. *Journal of Endodontics* **32**, 334–336.

[204]Ward, J. (2002) Vital pulp therapy in cariously exposed permanent teeth and its limitations. *Australian Endodontic Journal* **28**, 29–37.

[205]Weiger, R. (2001) Vitalerhaltende Therapie. In: *Endodontie* (D. Heidemann, ed.). Urban& Fischer, Munich, pp. 58–78 [in German].

[206]Winters, J., Cameron, A.C., Widmer, R.P. (2008) Pulp therapy for primary and immature permanent teeth. In: *Handbook of Pediatric Dentistry* (A.C. Cameron, R.P. Widmer, eds), 3rd edn. Mosby Elsevier, Philadelphia, pp. 95–113.

[207]Witherspoon, D.E. (2008) Vital pulp therapy with new materials: new directions and treatment perspectives - permanent teeth. *Journal of Endodontics* **34** (Suppl.), S25–S28.

[208]Witherspoon, D.E., Small, J.C., Harris, G.Z. (2006) Mineral trioxide aggregate pulpotomies: a case series outcome assessment. *Journal of the American Dental Association* **137**, 610–618.

[209]Witte, D. (1878) Das Füllen der Wurzelcanäle mit Portland-Cement. *Deutsche Vierteljahrsschrift für Zahnheilkunde* **18**, 153–154 [in German].

[210]Yasuda, Y., Ogawa, M., Arakawa, T., *et al.* (2008) The effect of mineral trioxide aggregate on the mineralization ability of rat dental pulp cells: an *in vitro* study. *Journal of Endodontics* **34**, 1057–1060.

[211]Zarrabi, M.H., Javidi, M., Jafarian, A.H., *et al.* (2011) Immunohistochemical expression of fibronectin and tenascin in human tooth pulp capped with mineral trioxide aggregate and a novel endodontic cement. *Journal of Endodontics* **37**, 1613–1618.

[212]Zealand, C.M., Briskie, D.M., Botero, T.M., *et al.* (2010) Comparing gray mineral trioxide aggregate and diluted formocresol in pulpotomized human primary molars. *Pediatric Dentistry* **32**, 393–399.

[213]Zhu, Q., Haglund, R., Safavi, K.E., *et al.* (2000) Adhesion of human osteoblasts on root-end filling materials. *Journal of Endodontics* **26**, 404–406.

第5章 牙髓坏死伴开放根尖孔患牙的治疗
Pulp and Periradicular Pathways, Pathosis, and Closure

Shahrokh Shabahang[1] 和 David E. Witherspoon[2]

[1] *Department of Endodontics, Loma Linda University School of Dentistry, USA*

[2] *North Texas Endodontic Associates, USA*

年轻恒牙的诊断

牙根的发育离不开有活力的牙髓组织。对于根尖未发育完全的年轻恒牙，维持根尖区的牙髓活力十分重要。只有牙髓组织具有形成牙本质的功能，因此维持根尖区的牙髓活力，可以促进牙根的继续发育和钙化（Goldman 1974）。牙髓组织活力丧失会导致牙根发育的终止。理想情况下只要有可能，我们都会尽量维持牙髓组织的活力，从而促进年轻恒牙牙根的形成。只有当牙髓组织

Mineral Trioxide Aggregate: Properties and Clinical Applications, First Edition.
Edited by Mahmoud Torabinejad.
© 2014 John Wiley & Sons, Inc. Published 2014 by John Wiley & Sons, Inc.

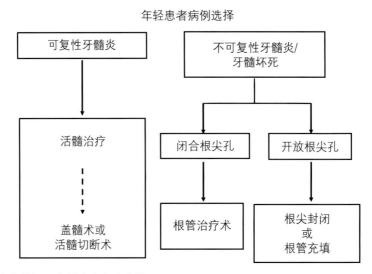

图5.1 牙根发育不完全的恒牙病例治疗方法选择。

遭遇了不可逆的炎症或者牙髓坏死，牙髓组织才可以被摘除。一般来说，在受到较轻的外界刺激时，年轻恒牙具有更加多细胞，所以更容易恢复牙髓活力。Cvek等认为复杂冠折的年轻恒牙在外伤7天以后仍然保有活力的牙髓组织，仅仅在损伤暴露水平以下2 mm的牙髓组织发生炎症反应。

显而易见的是，牙髓状态的正确评估是决定根尖未发育成熟年轻恒牙治疗方案的前提条件。在确定最佳治疗方案以前，牙髓活力必须得到正确的诊断。如果牙髓组织有活力，我们必须竭尽一切办法去维持牙髓活力，促进根尖继续发育。图5.1是一个选择年轻恒牙最佳治疗方案的流程图。

对于临床中病例的判断应该既包括X线片对根尖发育水平的评估，又包括患者病史以及临床检查的临床评估。未发育完全的牙齿在儿童中更为常见。儿童的牙髓活力测试具有主观性，受儿童语言表达能力的影响和期望值的差异是更为复杂的过程（Pinkham 1997; Toole *et al*. 2000; Harman *et al*. 2005）。语言表达能力越弱，越易出现阴性感受，儿童反应越不明显（Toole *et al*. 2000; Harman *et al*. 2005）。患者主观症状的表达也会混淆医生对牙髓状态的诊断。这一症状有可能与牙髓的病史状态不一致（Camp 2008）。儿童牙髓活力测试与成人相比，假阴性的概率比较高，儿童牙髓活力测试结果的可预测性较差。通常，冷测试的结果更为可靠（Fulling & Andreasen 1976; Fuss *et al*.

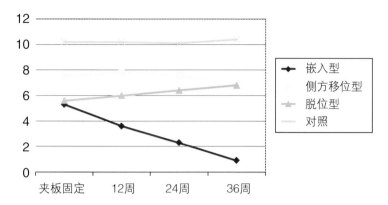

图5.2　激光多普勒血流量检测侵入性损伤的负面影响。

1986）。根尖孔尚未闭合导致电活力测试结果假阴性概率升高（Klein 1978）。患者病史、主诉症状以及患牙外伤等特殊情况都会影响预处理措施的选择，这对后期牙髓组织的损伤愈合有直接影响。例如，高血糖会影响牙髓的愈合能力（Garber *et al.* 2009）。Strobl等利用激光多普勒血流仪监测牙髓血流变化，发现侧方移位和半脱位牙齿牙髓血流没有明显变化。而嵌入型牙外伤可以导致牙髓血流减缓和牙髓坏死（图5.2）。除此之外，牙髓活力的判断也可以通过对暴露牙髓组织的直接观察发现。牙髓暴露后观察牙髓组织在次氯酸钠处理5～10分钟时的凝血能力可以更加可靠地诊断可逆性牙髓炎（Matsuo *et al.* 1996; Bogen *et al.* 2008）。

　　对正常牙根形成的放射学X线片情况的全面把握对于未成熟牙齿的根尖周病变的正确诊断是必不可少的。切牙的牙根发育过程中根管的颊舌径比近远中径要宽大。根管在近远中向具有平行壁的根管在唇舌向更倾向于具有分开的根管壁和更宽的唇舌向口径；或在近远中向锥形根管（逐渐汇合的根管）在唇舌向更趋向于拥有平行根管壁和更宽的唇舌向直径。牙根的发育滞后往往在牙齿萌出后3年以上仍在继续（Duell 1973）。这种发育模式在聚合和分歧方面可能是令人误解的。由于在根管的发育中根管的颊舌向是最后开始聚合的，因此X线片上可能显示一个根尖闭合的根管形态，但根管的颊舌向依然是开放的状态（Camp 1980）。除了根尖解剖学因素还有很多因素可能是令人误解的。发育中的根尖组织可能在放射学X线片上显示根尖是发育完成的，但总是多孔状态的，因为发育中的根尖屏障在唇舌向的发育滞后于近远中向的发育（Gutmann & Heaton 1981）。然而，随着CBCT的广泛应用，根尖发育状态评估难度已经大大减小（Patel 2010）。

如图5.1所示，如果牙髓被认为是坏死状态，那么建议根管治疗；但是，由于开放的根尖孔的存在，应该首先完成根尖封闭然后行完善的根管治疗。

年轻恒牙治疗发展史

一直以来，年轻恒牙的治疗都是有挑战的。与成人牙齿治疗相比，年轻恒牙的治疗具有固有的一些有挑战性的因素。年轻恒牙根管根尖部位的根管直径往往比冠方根管直径宽大（Friend 1969），导致根管的机械清创很难。根尖止点的缺如导致根管在三维方向上的严密充填很有难度。薄弱的根管壁导致牙根更容易折裂；外科手术介入和非手术根管治疗根充时都需要根管加压，根尖孔未发育完全时这两种方案不是很理想的选择。以往，对于一些无活力的年轻恒牙，常规用牙胶直接充填根管，而不进行根尖诱导成形术（Stewart 1963; Friend 1966）、根管糊剂的充填（Friend 1967）、根尖外科手术（Ingle 1965）或者直接选择拔除患牙（Rule & Winter 1966）。

在1940年，Rohner（1940）报道了将Calxyl应用于活髓切断术后的剩余牙髓组织上，并形成了根尖屏障。1953年氢氧化钙被首次报道应用于诱导根尖封闭（Marmasse 1953）。之后依次被Granath（Granath 1959）、Matsumiya（Matsumiya *et al*. 1962）、Kaiser（Kaiser 1964）等报道。与此同时还有几种材料也被用于诱导根尖封闭，包括甲醛甲酚（Cooke & Rowbotham 1960）和抗生素糊剂（Herbert 1959; Ball 1964）。根尖诱导成形术是指诱导根尖封闭，以利于根管系统的充填的手术过程。这一术式在19世纪60年代盛行（Frank 1966; Steiner *et al.* 1968），成为未发育成熟牙齿牙髓坏死的可选治疗方法。除此之外还有很多其他的治疗方案和药物被应用于根尖诱导成形术。当然治疗成功率各有不同。例如，血凝块（Ham *et al.* 1972）、甲醛甲酚（Cooke & Rowbotham 1960）、抗生素糊剂（Ball 1964）、磷酸三钙（Koenigs *et al.*1975; Roberts & Brilliant 1975）、磷酸钙胶原凝胶（Nevins *et al.* 1977, 1978; Citrome *et al.* 1979），氢氧化钙的各种混合制剂，樟脑对氯苯酚、碘仿、水、局部麻醉剂、等渗盐溶液、甘油、其他等。有一些报道说明，在牙髓坏死的未发育完全年轻恒牙中，去除坏死牙髓组织和控制感染之后仍可见根尖的继续发育（Das 1980; Cameron 1986）。除此之外，Lieberman 和 Trowbridge 在1983年曾报道一例牙髓坏死的年轻恒切牙在未经任何处理的情况下仍然发生了根尖闭合。

　　尽管如今可供选择的根尖诱导成形术的材料有很多，氢氧化钙早在19世纪60年代就已经成为根尖诱导成形术的选择。这得益于1966年Frank发表的一篇具有重大意义的论著。他提出了同时含有氢氧化钙和樟脑对氯苯酚的一种黏稠糊剂的应用。应用这种糊剂以后，要求患牙每隔3～6个月复查一次，直至根尖闭合。根尖闭合的指征可以通过放射学诊断或者是直接应用牙体牙髓病科专用器械探查根尖。此时根尖应形成坚硬的钙化屏障。Frank还提出了氢氧化钙诱导根尖形成后，根尖有可能的临床转归形式：①根尖完全封闭，根管细小退化；②除根尖孔外根管无显著变化；③放射学检查结果可见根尖周组织和根管都没有明确的发育，但是根管内的探查器械探查根管可以探到明确的止点，可进行根管充填；④影像学检查结果可见钙化桥在紧邻牙根的冠方形成。Feiglin（1985）根据氢氧化钙诱导根尖成形情况分为以下几类。①有骨样牙骨质或者是骨样牙本质形成的根尖冠方的钙化桥；②牙根自受外伤部位继续发育形成一个几乎正常的完整的根尖；③牙根受外伤时，外伤断端有足够的有活力的组织，牙根在这里愈合或者形成钙化屏障，牙根能够继续形成和矿化；④根尖组织在牙齿移动过程中丧失。

年轻恒牙的感染控制

年轻恒牙的治疗面临的巨大挑战不仅是来源于其宽大的根尖孔，还在于其薄弱的牙本质壁（图 5.3）。因此，根管清理主要依赖于化学方法来清除剩余的牙髓组织，并消毒根管系统。除此之外精确的根管工作长度的确定在根管消毒以及确定根充材料止点的过程中也是必不可少的。工作长度的确定可以确保我们不破坏Hertwig's上皮根鞘（图 5.4）。

一般来说，根测仪对有着宽大根尖孔的患牙工作长度测量不准确（Hulsmann & Pieper 1989）。根尖X线片是确定根管工作长度的最好标准（图 5.5）。

次氯酸钠和氢氧化钙都有很好的组织溶解能力和抗菌能力（Cunningham & Balekjian 1980; Cunningham & Joseph 1980; Morgan *et al.* 1991; Baumgartner & Cuenin 1992; Yang *et al.* 1995; Turkun & Cengiz 1997; Wadachi *et al.* 1998; Gomes *et al.* 2001）。次氯酸钠在操作过程中就能够发挥作用，而氢氧化钙需要一定的作用时间才能发挥作用。氢氧化钙根管内封药1周可以使根管内剩余的牙髓组织碎片溶解、移除，并发挥根管内消毒的作用（Sjogren *et al.* 1991; Turkun & Cengiz 1997）。除了次氯酸钠易于获得之外，有学者报道了次氯酸钠对根管系统消毒的缺点（Shabahang *et al.* 2003; Waltimo *et al.* 2005; Siqueira & Rocas 2008）。报道结果的不一致可能是由于使用方法或者具体的使用流程有

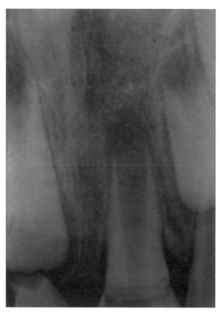

图 5.3 根尖开放和根管壁薄的年轻恒切牙X线片。

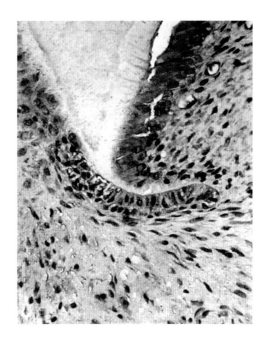

图 5.4　Hertwig's上皮根鞘BMP-2免疫组化染色。

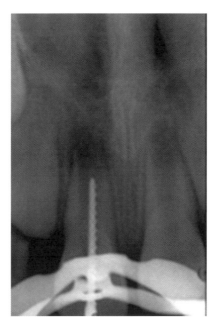

图 5.5　根尖孔宽大，切牙牙根长度X线片。

关系。事实上，次氯酸钠即配即用是最有效的（Johnson & Remeikis 1993）。高温、光照、暴露于空气中接触氧等都可以使次氯酸钠效率降低（Gerhardt & Williams 1991; Clarkson *et al.* 2001）。

　　长期暴露于氢氧化钙对牙本质也是不利的。有研究表明超过1个月的氢氧化钙根管内封药可以导致根管内牙本质结构的改变，牙根根折概率大大升高（Andreasen *et al.* 2002,2006; White *et al.* 2002; Doyon *et al.* 2005; Rosenberg *et al.* 2007; HatibovicKofman *et al.* 2008; Tuna *et al.* 2011; Bakland & Andreasen 2012）。研究表明对于有根尖诱导成形术治疗史的牙齿由于发生牙根颈部折断而失败（Cvek 1992）。而这样的失败不仅仅是由于薄弱牙本质壁造成的，还与根管内牙本质长期暴露于氢氧化钙有关。

近几年，有些学者报道了抗菌制剂在根管消毒中的应用。抗生素用于根管消毒并不是一个新进的手段。在1980年，Das报道，在经过完善的根管清理和应用土霉素盐酸软膏做根管内抗菌治疗之后，获得了成功的根尖诱导结果。在过去10年里，抗菌药物应用于根管消毒再次盛行。

2003年，Torabinejad和他的课题组发表了一系列有关抗菌制剂疗效的报道。报道表明土霉素、柠檬酸、去垢剂（BioPure MTAD）与次氯酸钠或其他的根管荡洗液混合，根管消毒效果有一定的优势（Beltz *et al.* 2003; Shabahang *et al.* 2003; Shabahang & Torabinejad 2003; Torabinejad *et al.* 2003a, b, c）。BioPure MTAD可以有效地消毒根管系统和去除玷污层，被用于根管充填前的终末荡洗。

在2001年，Iwaya课题组报道了应用含2种抗生素的糊剂消毒一例牙髓坏死伴大面积根尖周阴影的前磨牙；之后Banchs和Trope于2004年也报道了相似的病例。Trope课题组在这个病例和以后的研究中推荐了甲硝唑、环丙沙星和米诺环素的抗生素混合制剂。体内外实验研究结果表明，这种抗生素配伍可以有效消毒根管系统（Hoshino *et al.* 1996; Sato *et al.* 1996）。动物实验研究结果表明，与应用机械清理配合1.25%次氯酸钠清理根管相比，这3种抗生素的混合制剂处理根管可以更加有效地消毒根管系统（Windley *et al.* 2005）。由于根管壁长期暴露于米诺环素可以导致牙体组织变色，很多学者开始提出从3种抗生素配伍中删除米诺环素（Kim *et al.* 2010; Nosrat *et al.* 2012），只应用另外2种抗生素的混合物。

根尖诱导成形术

如果年轻恒牙发生牙髓坏死，那么必须要有一个类似于传统根管治疗的治疗方法可供选择。这种治疗方法同时也要考虑到年轻恒牙拥有一个未发育成熟的开放的根尖孔。年轻的无髓牙常常具有薄弱，易碎的根管壁，很难彻底地清理根管壁并获得一个合适的根尖封闭（Frank 1966）。一般来说，我们常常在用传统办法消毒根管系统后应用氢氧化钙诱导根尖形成（Seltzer 1988）。根管治疗的结束被推迟了，直到通过根尖诱导使年轻恒牙根尖封闭。根尖诱导成形术被定义为使拥有开放根尖孔的根管末端形成钙化屏障或者是牙髓坏死的年轻恒牙未发育完全的牙根的继续发育

（Anonymous 2003）。

　　氢氧化钙以各种各样的形式被用于牙髓坏死年轻恒牙的根尖诱导成形术已经有了很多年的历史。

氢氧化钙根尖诱导成形术：结果

　　大量的研究关注了氢氧化钙根尖诱导成形术的效果，包括成功率以及形成根尖封闭所需的时间。Heithersay在1970年报道了21例应用以甲基纤维素做载体的氢氧化钙做根尖诱导成形术治疗，观察期长达14～75个月的临床病例。结果表明根尖继续发育的牙齿在X线片上可以观察到几乎完善的根管形成，但临床上并没有明确的根尖屏障。Ghose和他的同行于1987年报道了应用Calasept治疗43名年龄在8～12岁之间年轻患者因外伤部分发育的恒中切牙。所有的中切牙都伴有冠折露髓。牙髓暴露于口腔环境长达1个月至3年之久，牙髓全部坏死。在所有的51颗患牙中，49颗患牙均形成了临床可探查的确切根尖屏障，且X线片可见。根尖屏障形成所需时间由3～10个月不等。Morfis和Siskos于1991年报道了34例用氢氧化钙做根尖诱导成形术的结果。所有病例中，使用纯的氢氧化粉与麻醉制剂混合。12名患者是27～40岁，其余的22名患者是8～20岁。6名患者获得了根尖继续发育；根尖继续发育和根尖钙化桥形成同时发生于3名患者；21名患者只是形成了钙化桥；4名患者没有获得根尖封闭。硬组织桥的形成是最常见的根尖封闭形式（Morfis & Siskos. 1991）。在另一项相似研究中，32名7～10岁年龄组，外伤导致牙髓坏死，有/没有根尖周低密度影的年轻恒切牙，获得根尖封闭的平均周期是10～14周（Lee *et al.* 2010）。在一项针对15例牙髓坏死年轻恒切牙氢氧化钙根尖诱导成形术根尖封闭效果的回顾性研究中，一年以内成功率是100%（Walia *et al.* 2000）。有几个因素被指出可能与根尖诱导完成的时间相关。年龄稍大的孩子同时伴有微小的根尖敞开时比年龄小的孩子所需诱导时间更短；没有根尖周感染的患牙较伴有根尖周感染的患牙牙根继续发育更快，形成根尖闭合时间更短。除此之外。专家指出根尖诱导形成的钙化桥屏障是多孔结构的（Walia *et al.* 2000）。Dominguez Reyes课题组于2005年研究了26例牙髓坏死，根尖孔开放的年轻恒切牙获得根尖闭合所需的时间。调查中所有的病例均形成了完好的根尖闭合。88.4%患牙形成良好的根尖封闭需要3～4个氢氧化钙治疗周期，平均值是3.23个氢氧化钙治疗周期；平均所需时间是12.19个月。术前症状和根尖周的病理状态均不影响研究结果。在一项6～13岁儿童中28例牙髓坏死恒切牙根尖诱导结果的调查中，所有的病例都形成了根尖封闭。诱导所需平均时间是8.6个月，从3.24～13.96个月不等。根尖区硬组织被归类于类牙骨质（85.72%）或者是骨组织（14.28%）。患牙

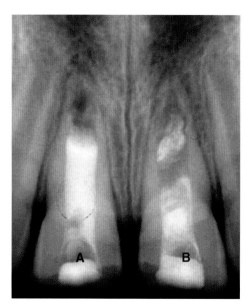

图 5.6 氢氧化钙行根尖诱导成形术：（A）不完整的根尖屏障形成；（B）完整的根尖屏障形成。

在根尖诱导结束后继续随访2年。7.1%病例发生再次感染（Mendoza *et al*. 2010）。

　　不幸的是，Frank所使用的技术具有不可预测性（图 5.6）。除了所形成的根尖屏障形式不同，氢氧化钙用于根尖诱导成形术的不一致性还包括：诱导时间、氢氧化钙复诊次数和感染类型。以上研究结果提示我们根尖屏障形成时间为3 ~ 24个月（Frank 1966; Finucane & Kinirons 1999; Kinirons *et al*. 2001）。氢氧化钙换药次数也有很大的变异（Webber 1984; Yates 1988; Morse *et al*. 1990; Sheehy & Roberts 1997; Abbott 1998; Mackie 1998; Mackie & Hill 1999）。更换根管封药对根尖屏障形成率与质量的影响还没有达成共识。推荐的氢氧化钙更换时机为每月更换，每3个月更换，每6 ~ 8个月更换，全程不用更换（Chosack *et al*. 1997; Sheehy & Roberts 1997; Abbott 1998; Kinirons *et al*. 2001; Felippe *et al*. 2005）。最后，根尖感染对根尖诱导结果影响的相关报道也不一致。一些研究结果认为，感染存在的情况下根尖诱导完成所需时间延长（Cvek 1972; Kleier & Barr 1991）；但是其他学者又表明两者之间没有统计学意义（Ghose *et al*. 1987; Yates 1988; Mackie 1998; Finucane & Kinirons 1999）。Torneck 和 Smith 1970年时报道，即使二维的影像学结果显示形成了完整的钙化屏障，也不能确保根尖形成了完整的钙化桥。残留的坏死组织可能会通过根尖钙化屏障裂缝影响根尖周感染的愈合，造成根尖周感染迁延不愈。因此影像学检查和临床检查可见的根尖屏障并不能完全确保根尖周组织的健康（Koenigs *et al.* 1975）。

氢氧化钙根尖诱导成形术的另一个缺憾是，长期的氢氧化钙封药会导致根管牙本质结构的完整性遭到破坏。以往报道显示，氢氧化钙封药时间越长，牙根抵抗根折的能力越差（Andreasen *et al.* 2002, 2006; White *et al.* 2002; Doyon *et al.* 2005; Rosenberg *et al.* 2007; Hatibovic-Kofman *et al.* 2008; Tuna *et al.* 2011; Bakland & Andreasen 2012）。

无牙髓活力年轻恒牙的治疗

应用根尖屏障材料完成根尖封闭

任何一种需要患者长时间跨度内多次复诊的治疗方案，都会依赖于患者的依从性。患者依从性又跟其对治疗的忍受程度以及空间跨度有关。如果一个儿童患者搬迁了，那么很难确保根管内封药被及时更换，直至形成理想的根尖屏障。与此同时患者对于反复多次复诊的不满也是根尖诱导成形术面临的问题。当患者日程安排很满时，复诊很难坚持，很有可能中断。这类患者和儿童选择这种治疗方案会很谨慎，也有可能中途放弃治疗。单次治疗的根尖成形术同时解决了另一个问题。它使一些就诊意愿不强的儿童仍然可以完成一项即使对于年轻患者都不太愉快的治疗。很多有口腔恐惧的儿童在反复复诊过程中恐惧更加严重。这种情况在年龄更小、具有粗大根尖孔的儿童中更为显著，因为他们需要的封药时间更长，复诊次数更多。考虑到根尖诱导成形术的复杂性，临床医师寻找其他的可选治疗方法。显然我们需要一种可靠的单次治疗就能完成的根尖成形术。

有学者报道了根尖屏障材料在发育成熟的恒牙非手术根管治疗中的应用（Tronstad 1978; Holland *et al.* 1980, 1983; Holland 1984; Brady *et al.* 1985）。Michanowicz在1967年报道了氢氧化钙用于牙髓坏死、根尖敞开患牙的根尖屏障，随后用牙胶根管充填材料充填根管。用氢氧化钙做根尖塞制剂的患牙与没有做根尖封闭的患牙相比，前者可以获得更低的微渗漏（Weisenseel *et al.* 1987）。Pitts和他的同事们（1984）利用9只猫36颗过度预备尖牙对比研究了氢氧化钙和牙本质封闭剂的根尖封闭性能。研究结果显示两种材料均能很好地控制根充材料止于根尖部位；然而大量病例的氢氧化钙封闭材料1个月内就被冲掉了。牙本质封闭剂就可以保持原封不动。在用牙本质封闭剂做封闭材料的大部分病例中，1个月以后就证实了钙化基质的形成；然而，在氢氧化钙根尖封闭组直到3个月以后才观察到钙化组织的形成。磷酸三钙早就被报道用于一次性根尖成形术中的根尖封闭材料（Coviello & Brilliant 1979; Harbert 1991, 1996）。与那种需要多次复诊、CH–CMCP治疗的根尖开放病例相比，磷酸三钙不会导致根管超充。相反，氢氧化钙治疗病例有些会出现根充材料超出现象。与氢氧化钙相比，磷酸三钙颗粒大，使其具有更高的抗压性能，因此会有更少的材料会被挤压出根尖孔（Coviello & Brilliant 1979）。于1986年，Brandell及其合伙人在猴子体内评估了脱矿牙本质、羟磷灰石和牙本质片3种材料的根尖封闭性能。6个月时没有一个脱矿牙本质形成了完整的根尖封闭。而66%的羟磷灰石组形成了根尖封闭，50%的牙本质片组形成了根尖封闭。相关研究者总结到牙本质的有机成分对于诱导根尖硬组织形成没有明显的作用。

MTA根尖封闭

Mineral trioxide aggregate （MTA）主要是硅酸三钙、铝酸三钙、氧化钙和硅酸盐氧化物等构成的化合物，已经进入市场大约20年了。MTA在1993年首次被用于根尖充填材料，并被引入口腔专业。尽管大部分研究均指出MTA被用于根尖充填材料的优势，同时也有很多文献报道了MTA在牙髓坏死未发育成熟的年轻恒牙治疗中也极具吸引力。MTA在物理、化学和结构特性于本文的其他部分会深入讨论。MTA是一种含有高度亲水颗粒的粉末制剂，将其置于潮湿环境中会形成胶样物质，最终形成坚硬的结构（Torabinejad et al. 1995b）。很多关于微渗漏的研究表明MTA比其他很多修复材料的微渗漏形成能力要低很多，比如银汞、中级修复材料、Super EBA和传统的牙胶和封闭剂。除此之外，MTA在有血液存在时依然能发挥这方面的优势。研究表明MTA的pH是10.2，在3个小时及以后上升至12.5。MTA的高pH与氢氧化钙类似，这可能是促进硬组织形成的重要因素之一。MTA被用于牙髓坏死未发育成熟年轻恒牙根尖封闭的重要特性是MTA可以诱导患牙根尖区水门汀样硬组织的形成（Torabinejad et al. 1995a）。因此MTA用于未发育成熟年轻恒牙根尖封闭有着独特的优势，可以简化繁杂的治疗过程。最后，MTA促进硬组织形成的特点使MTA成为具有生物性封闭潜能的修复材料。MTA被用于未发育成熟年轻恒牙根尖封闭及根尖周疾病治疗的生物学特性主要是源于MTA在根尖外科手术中做根尖倒充填的应用。除此之外，Shabahang和他的同行做了相关的研究（1999）。他们致力于评估MTA在根尖敞开患牙中作为根尖封闭材料治疗根尖周病的作用。他们分别用骨形成蛋白-1、MTA和氢氧化钙治疗狗的根尖未发育成熟年轻患牙，然后通过形态计量学研究患牙根尖区硬组织形成和炎症情况。研究结果显示3种材料对根尖区硬组织形成量和炎症情况均没有统计学差异，MTA诱导形成的硬组织最稳定。另外一项研究中，MTA和氢氧化钙分别用于猴牙髓坏死未发育成熟年轻恒牙的治疗。研究表明与氢氧化钙相比，MTA诱导形成硬组织量更大，炎症反应也较轻（Ham *et al.* 2005）。还有学者以狗的牙齿为例研究了用MTA做根尖封闭前以氢氧化钙糊剂做根管内封药的必要性。研究结果表明，氢氧化钙封药后的患牙MTA诱导根尖形成治疗和根尖周感染的效果更佳。初次使用氢氧化钙对于根尖形成的出现是不必要的。氢氧化钙的使用与MTA挤压出根尖孔以及根管壁边缘以下的钙化屏障的形成是紧密相关的（Felippe *et al.* 2006）。Hachmeister等在牙髓坏死未发育成熟年轻恒牙中构建模型，研究了菌斑微渗漏模式。研究表明影响治疗结果的是MTA充填技术，而非MTA本身（Hachmeister *et al.* 2002）。氢氧化钙根管内封药一周可以提高MTA根尖封闭的边缘适合性（Bidar *et al.* 2010）。这一结果可能与氢氧化钙可以清除组织残余有关，从而使MTA对牙本质壁有更好的适应性。

MTA放置技术

根管系统清理结束后，一系列的常规用于热牙胶垂直加压技术的充填器依次与根管系统相适合（图 5.7A ~ D）。最小的充填器应该与工作长度相差0.5mm以内。然后用市场上现有的输送装置将MTA放置在根管中段到根尖1/3。然后就是用一系列的充填器将MTA压实。充填器可以配合超声振动将MTA输送至根尖部位。除此之外，超声可以将MTA向根方压实（Matt *et al.* 2004; Yeung *et al.* 2006; Holden *et al.* 2008; Kim *et al.* 2009）。通常，我们并不能保证MTA不会被输送至根尖区以外的根尖周组织，因为一般这样的患牙都没有一个可以形成阻挡的根尖基质。根尖区MTA充填完成且达到工作长度，X线片检查结果确认以后，多余的部分可以从冠方去除，根管中1/3段可以用无菌水荡洗。剩余的液体用无菌纸尖拭干。MTA的根尖充填必须保证3~5mm的厚度，以达到最小微渗漏（de Leimburg *et al.* 2004; Lawley *et al.* 2004; Matt *et al.* 2004; Al-Kahtani *et al.* 2005; Martin *et al.* 2007; Holden *et al.* 2008; Kim *et al.* 2009; Lolayekar *et al.* 2009）。剩余的根管部分用一种核心材料充填。充填紧邻根方的MTA材料，可以充填至根管冠方1/3，以增加牙齿的抗折裂性能（Lawley *et al.* 2004）。最终树脂材料紧邻核心材料充填至根管冠方，冠方封闭（图5.7E~F）。

治疗结果

有一些病例报道详细介绍了MTA成功地用于牙髓坏死根尖未发育完成恒牙的治疗（Torabinejad & Chivian 1999; Shabahang & Torabinejad 2000; Witherspoon & Ham 2001;Bishop & Woollard 2002; Giuliani *et al.* 2002; Levenstein 2002; Lynn & Einbender 2003; Maroto *et al.* 2003; Steinig *et al.* 2003; Hayashi *et al.* 2004）。其中一例病例很有意思。最开始患牙进行了传统的氢氧化钙根尖诱导成形术。在根尖诱导成形术治疗失败后，选择MTA做根尖充填，并取得了良好的效果（Maroto *et al.* 2003）。在那之后好多研究关注了MTA用于未发育成熟恒牙的根尖封闭的功能。有两项研究直接对比了MTA根尖封闭与传统根尖诱导成形术的治疗结果。El-Meligy 和Avery的研究中包括15名儿童，每名儿童至少有2颗牙髓坏死需要根尖封闭的恒牙。El-Meligy 和Avery报道在12个月随访的时候，氢氧化钙组有2例患牙出现了再次感染，而MTA根尖封闭组所有患牙在临床检查以及放射学检查上都非常成功。他们总结到MTA根尖封闭可以很好地替代根尖诱导成形术（El-Meligy & Avery, 2006）。在另外一项相似的研究中研究者纳入了20例牙髓坏死根尖未发育成熟的上颌切牙。所有患牙随机分配，分别选择氢氧化钙或者MTA治疗。MTA组：患牙首先以氢氧化钙做根管内封药一周，消毒根管系统，MTA充填根管的根尖1/3段，剩余根管以牙胶和封闭剂充填。根尖诱导成形术组：氢氧化钙做根管内长期封药，直至根管末端形成临床及影像学检查可见的根尖止点；根管最终以牙胶和根管封闭剂严密充填，充填方法与MTA组的根管充填方法一致。氢氧化钙组根尖闭合平均在（7±2.5）月时形成。MTA组根尖周低密度影在（4.6±1.5）个月左右消失，氢氧化钙组根尖周低密度影平均在（4.4±1.3）个月左右消失。MTA组的整个治疗过程大概有（0.75±0.5）个月，氢氧化钙组大概为（7±2.5）个月（Pradhan *et al.* 2006）。

在一个病例报道中，共有11颗根尖未发育完成的患牙。11颗患牙首先行氢氧化钙根管内封药

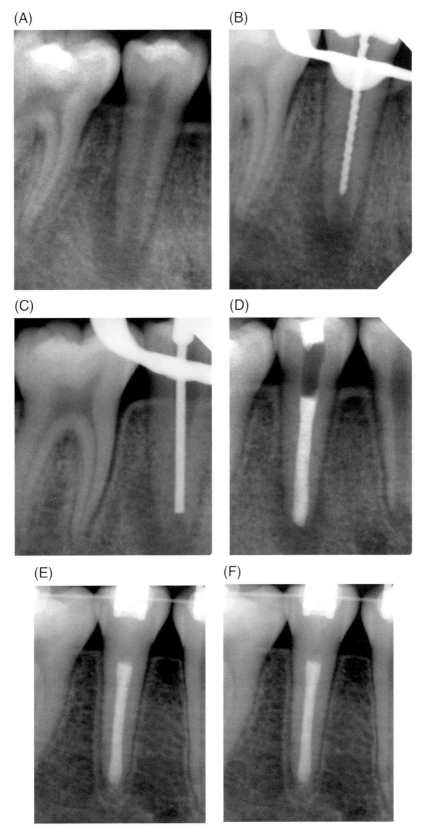

图 5.7　（A）12岁男孩年轻第二前磨牙牙髓坏死根管治疗术前X线片；（B）试尖片；（C）根管充填片；（D）术后即刻X线片；（E）15个月复查X线片；（F）33个月复查X线片。

1～2周，之后行根尖3～5mm的MTA充填。在治疗后2年随访的时候，10颗患牙完全治愈，只有一颗患牙没有完全治愈（Pace *et al.* 2007）。另一项相似的报道中，5颗患牙均行氢氧化钙根管内封药1～6周，之后做根尖区的MTA封闭。治疗结束2年后随访，4颗患牙均达到了临床上及放射学上的治愈。只有一例病例因为MTA超出根尖区，治疗失败（Erdem & Sepet 2008）。

Sarris和他的同事们（2008）研究了15名平均年龄在11.7岁的儿童口内17颗牙髓坏死且未发育成熟恒切牙的治疗。所有牙齿均接受了至少1周的氢氧化钙根管内封药，之后行根尖区3～4mm的MTA充填。在17颗患牙中，有13颗患牙的MTA充填效果被认为是恰当的。随访时间从6～16个月，平均12.5个月。总之，临床检查显示成功率为94.1%，放射学检查显示成功率为76.5%。

在一项2008年的回顾性研究中，Holden等研究了19个患者的20颗根尖敞开患牙。所有的牙齿接受了至少1周的氢氧化钙根管内封药，之后接受了4mm的MTA根尖封闭。85%的病例在随访结束时被认为是成功的。这其中包括几个根尖已经发育成熟的患牙。将这些病例从中剔除，只关注根尖未发育成熟的患牙。符合上述条件的病例一共有16例。16例患牙的随访时间为12～44个月，平均为26.7个月。这些病例的成功率为93.75%。所有成功病例随访时的根尖周指数为1～2，没有临床症状和指征（Holden *et al.* 2008）。

Nayar和Bishop报道了38例做了MTA根尖封闭的未发育成熟恒牙的治疗结果。所有的病例在治疗结束后12个月随访的时候，均获得了临床上以及放射学上的成功。他们认为MTA根尖封闭的治疗结果不仅是成功的也是可预测的。除此之外，复诊次数以及获得根尖屏障所需时间远远少于传统的氢氧化钙根尖诱导成形术。有意思的是，根尖周低密度影的存在并不影响MTA的治疗效果（Nayar *et al.* 2009）。

Annamalai 和 Mungara在2010年发表了一篇包括30例牙髓坏死根尖未发育成熟单根管年轻恒牙的，所有患牙均行4～5mmMTA根尖封闭的病例报道。这项研究中他们发现12个月随访时所有患牙均获得了临床及放射学检查可见的成功。86.6%病例获得了根尖全部闭合，30%病例获得了牙根的伸长。Moore和他的同事们报道了平均年龄10岁的21名儿童22颗牙髓坏死根尖未发育成熟恒切牙的治疗效果。所有病例都在氢氧化钙根管内封药后行白色MTA根尖充填。平均随访时间为23.4个月。

他们报道的成功率为95.5%（Moore *et al*. 2011）。22.7%病例发生牙齿变色。

　　两个更大样本量的研究同样报道了MTA的治疗效果。一项前瞻性研究中，包括50名患者的57颗拥有开放根尖孔的患牙。所有患牙均一次性行MTA根尖封闭。患牙均不曾行氢氧化钙根管内封药。43例患牙随访时间最短12个月。参照根尖周指数（Periapical Index，PAI）和根尖周低密度影缩小的范围，治疗成功率为81%。研究专家指出MTA根尖封闭是一种"一次性"的根尖诱导成形术，且治疗效果可预测，有望替代氢氧化钙（Simon *et al*. 2007）。另一项研究是一个回顾性研究，病例来源于一个独立的私人口腔内科诊所，研究了该诊所1999—2006年间就诊的116名患者的144颗患牙的治疗效果。92颗患牙治疗一次完成，剩余的52颗患牙治疗分2次完成。52颗患牙先行3周的氢氧化钙根管内封药，然后行MTA根尖封闭。54%（78/144）病例参与了定期随访。60.3%的单次治疗患者和39.7%的2次治疗患者参与了定期随访。随访时间最大值是4.87年。平均随访时间是19.4个月。随访时间1年及以上的患者中93.5%单次治疗患者治愈，90.5% 2次治疗患者治愈（Witherspoon *et al*. 2008）。这项研究中有几例病例不能被定义为根尖未发育成熟的年轻恒牙，尽管他们有一个开放的根尖孔。剔除这些病例后的结果如下：病例总量为119例，74例单次治疗完成，45例患牙2次治疗完成；57%（68/119）随访成功，其中单次治疗病例随访60.3%，2次治疗随访39.7%；随诊1年及以上的病例中96.5%单次治疗病例治疗成功（图5.8），89% 2次治疗病例治疗成功。2种治疗方法中分别只有一例患牙治疗失败。然而2次治疗法的分组中有4例病例没有及时复诊，不能完成治疗疗程；其中一名患者6年后才来复诊；当他们再次复诊时患牙已经没有修复意义（Witherspoon *et al*. 2008）。一个大数据的MTA用于已经发育成熟恒牙的根尖充填的回顾性研究也已经被报道。84%以上的患牙治疗成功（Mente *et al*. 2009）。这个议题在本书的其他部分将详细介绍。

　　经过系统性的回顾和Meta分析，研究者表明氢氧化钙根尖诱导成形术和MTA根尖封闭的临床成功率是相似的（Chala *et al*. 2011）。有两个相关的研究囊括了50颗患牙：一个是El Meligy和Avery的研究（2006）；一个是Pradhan等的研究（Pradhan *et al*. 2006）。这两项研究均在上文中讨论过。综合分析这两项研究的数据可以得出两种治疗办法初始的治疗成功率没有统计学差异；然而最终随访结束时MTA成功率依旧为100%，氢氧化钙的治疗成功率为92%（Chala *et al*. 2011）。

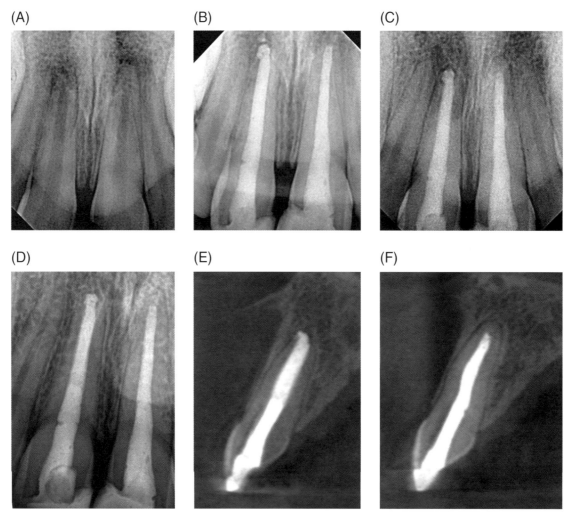

(A)　(B)　(C)

(D)　(E)　(F)

图 5.8 （A）11岁男孩左右中切牙由外伤导致牙髓坏死根管治疗术前x线片；（B）术后即刻X线片；（C）36个月复查X线片；（D）85个月复查X线片；（E）右侧中切牙85个月复查CBCT矢状位x线片；（F）右侧中切牙85个月复查CBCT矢状位X线片。

表5.1　MTA根尖封闭预后小结

参考文献	病例数	复查数	成功	失败	平均复查（月数）	复查次数
Moore et al. Dent Trauma. 27:166－73, 2011	22	22	21	1	23.4	2
Annamalai & Mungara J Clin Ped Dent. 35:149－55, 2010	30	30	30	0	12	?
Nayar et al. Eur J Prosth & Rest Dent. 17:150－6, 2009	38	38	38	0	?	?
Mente et al. J Endod. 35:1354－8, 2009	78	56	47	8	30.9	2
Erdem & Sepet Dent Trauma. 24:e38－41, 2008	5	5	5	0	24	2
Witherspoon et al. J Endod. 34:1171－6, 2008	92	47	46	1	19.4	1
Witherspoon et al. J Endod. 34:1171－6, 2008	52	31	26	1	19.4	2
Holden et al. J Endod. 34:812－7, 2008	43	20	17	2	24.45	2
Sarris et al. Dent Trauma. 24:79－85, 2008	17	17	13	1	12.5	3
Pace et al. Int Endod J 40:478－84, 2007	11	11	10	0	24	2
Simon et al. Int Endod J. 40:186－97, 2007	57	43	35	6	15.8	1
El-Meligy & Avery Ped Dent. 28:248－53, 2006	15	15	15	0	12	?
Pradhan et al. J Dent Child 73:79－85, 2006	10	10	10	0	12	?
Totals	470	345	313	20	19.45	
累计百分比		73%	91%	6%		

(A)　　　　　　　　(B)　　　　　　　　(C)

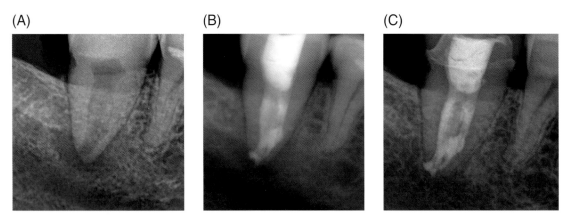

图 5.9 （A）第二磨牙牙髓坏死根尖开放根管治疗术前X线片；（B）术后即刻X线片；（C）36个月复查X线片。

　　综上所述，MTA根尖屏障是一项可用于根尖未发育成熟恒牙根尖封闭（图5.9）的治疗效果可预测的（表 5.1）技术。然而，有几个与MTA根尖屏障技术应用于牙髓坏死根尖未发育成熟恒牙的相关问题需要被澄清。其中一个问题就是根尖钙化屏障形成的评估是不是评估该项技术治疗结果的有效依据。或者说更重要的是，MTA根尖封闭前的氢氧化钙根管内用药的作用有待研究。最后，这项技术的远期疗效也有待观察。

参考文献

[1]Abbott, P. V. (1998) Apexification with calcium hydroxide – when should the dressing be changed? The case for regular dressing changes. *Australian Endodontic Journal: the Journal of the Australian Society of Endodontology* **24**(1), 27–32.

[2]Al-Kahtani, A., Shostad, S., Schifferle R, *et al*. (2005) In-vitro evaluation of microleakage of an orthograde apical plug of mineral trioxide aggregate in permanent teeth with simulated immature apices. *Journal of Endodontics* **31**(2), 117–119.

[3]Andreasen, J. O., Farik, B., Munksgaard, E. C., *et al*. (2002) Long-term calcium hydroxide as a root canal dressing may increase risk of root fracture. *Dental Traumatology* **18**(3), 134–137.

[4]Andreasen, J. O., Munksgaard, E. C., Bakland, L. K., *et al*. (2006) Comparison of fracture resistance in root canals of immature sheep teeth after filling with calcium hydroxide or MTA. *Dental Traumatology* **22**(3), 154–156.

[5]Annamalai, S., Mungara, J. (2010) Efficacy of mineral trioxide aggregate as an apical plug in non-vital young permanent teeth: preliminary results. *Journal of Clinical Pediatric Dentistry* **35**(2), 149–155.

[6]Anonymous (2003) *Glossary of Endodontic Terms*. Chicago, American Association of Endodontists.

[7]Bakland, L. K., Andreasen, J. O. (2012) Will mineral trioxide aggregate replace calcium hydroxide in treating pulpal and periodontal healing complications subsequent to dental trauma? A review. *Dental Traumatology* **28**(1), 25–32.

[8]Ball, J. (1964) Apical root formation in a non-vital immature permanent incisor. *British Dental Journal* **116**: 166–7.

[9]Banchs, F., Trope, M. (2004) Revascularization of immature permanent teeth with apical periodontitis: new treatment protocol? *Journal of Endodontics* **30**(4), 196–200.

[10]Baumgartner, J. C., Cuenin, P. R. (1992) Efficacy of several concentrations of sodium hypochlorite for root canal irrigation. *Journal of Endodontics* **18**(12), 605–612.

[11]Beltz, R. E., Torabinejad, M., Pouresmail, M. (2003) Quantitative analysis of the solubilizing action of MTAD, sodium hypochlorite, and EDTA on bovine pulp and dentin. *Journal of Endodontics* **29**(5), 334–337.

[12]Bidar, M., Disfani, R., Gharagozloo, S., *et al*. (2010) Medication with calcium hydroxide improved marginal adaptation of mineral trioxide aggregate apical barrier. *Journal of Endodontics* **36**(10), 1679–1682.

[13]Binnie, W. H., Rowe, A. H. (1973) A histological study of the periapical tissues of incompletely formed pulpless teeth filled with calcium hydroxide. *Journal of Dental Research* **52**(5), 1110–1116.

[14]Bishop, B. G., Woollard, G. W. (2002) Modern endodontic therapy for an incompletely developed tooth. *General Dentistry* **50**(3), 252–6; quiz 257–258.

[15]Bogen, G., Kim, J. S., Bakland, L. K. (2008). Direct pulp capping with mineral trioxide aggregate: an observational study. [Erratum appears in J Am Dent Assoc. 2008 May;139(5), 541]. *Journal of the American Dental Association* **139**(3), 305–15; quiz 305–315.

[16]Brady, J. E., Himel, V. T., Weir, J. C. (1985) Periapical response to an apical plug of dentin filings intentionally placed after root canal overinstrumentation. *Journal of Endodontics* **11**(8), 323–329.

[17]Brandell, D. W., Torabinejad, M., Bakland, L. K., *et al*. (1986) Demineralized dentin, hydroxylapatite and dentin chips as apical plugs. *Endodontics & Dental Traumatology* **2**(5), 210–214.

[18]Cameron, J. A. (1986) The use of sodium hypochlorite activated by ultrasound for the debridement of infected,

immature root canals. *Journal of Endodontics* **12**(11), 550–554.

[19]Camp, J. H. (1980) Pedodontic endodontic treatment. In: *Pathways of the Pulp* (S. Cohen and R. C. Burns, eds), Mosby, St Louis, pp 622–656.

[20]Camp, J. H. (2008) Diagnosis dilemmas in vital pulp therapy: treatment for the toothache is changing, especially in young, immature teeth. *Journal of Endodontics* **34**(7 Suppl), S6–12.

[21]Chala, S., Abouqal, R., Rida, S. (2011) Apexification of immature teeth with calcium hydroxide or mineral triox-ide aggregate: systematic review and meta-analysis. *Oral Surgery Oral Medicine Oral Pathology Oral Radiology & Endodontics* **112**(4), e36–42.

[22]Chosack, A., Sela, J., Cleaton-Jones, P. (1997) A histological and quantitative histomorphometric study of apexification of nonvital permanent incisors of vervet monkeys after repeated root filling with a calcium hydroxide paste. *Endodontics & Dental Traumatology* **13**(5), 211–217.

[23]Citrome, G. P., Kaminski, E. J., Heuer, M. A. (1979) A comparative study of tooth apexification in the dog. *Journal of Endodontics* **5**(10), 290–297.

[24]Clarkson, R. M., Moule, A. J., Podlich, H. M. (2001) The shelf-life of sodium hypochlorite irrigating solutions. *Australian Dental Journal* **46**(4), 269–276.

[25]Cooke, C., Rowbotham, T. C. (1960) The closure of open apices in non-vital immature incisor teeth. *British Dental Journal* **108**, 147.

[26]Coviello, J., Brilliant, J. D. (1979) A preliminary clinical study on the use of tricalcium phosphate as an apical barrier. *Journal of Endodontics* **5**(1), 6–13.

[27]Cunningham, W. T., Balekjian, A. Y. (1980) Effect of temperature on collagen-dissolving ability of sodium hypochlorite endodontic irrigant. *Oral Surgery, Oral Medicine, Oral Pathology* **49**(2), 175–177.

[28]Cunningham, W. T., Joseph, S. W. (1980) Effect of temperature on the bactericidal action of sodium hypochlorite endodontic irrigant. *Oral Surgery, Oral Medicine, Oral Pathology* **50**(6), 569–571.

[29]Cvek, M. (1972) Treatment of non-vital permanent incisors with calcium hydroxide. I. *Follow-up of periapical repair and apical closure of immature roots. Odontologisk Revy* **23**(1), 27–44.

[30]Cvek, M. (1992) Prognosis of luxated non-vital maxillary incisors treated with calcium hydroxide and filled with gutta-percha. A retrospective clinical study. *Endodontics & Dental Traumatology* **8**(2), 45–55.

[31]Cvek, M., Cleaton-Jones, P. E., Austin, J.C., *et al.* (1982). Pulp reactions to exposure after experimental crown fractures or grinding in adult monkeys. *Journal of Endodontics* **8**(9), 391–397.

[32]Das, S. (1980) Apexification in a nonvital tooth by control of infection. *Journal of the American Dental Association* **100**(6), 880–881.

[33]de Leimburg, M. L., Angeretti, A., Ceruti, P., *et al.* (2004) MTA obturation of pulpless teeth with open apices: bacterial leakage as detected by polymerase chain reaction assay. *Journal of Endodontics* **30**(12), 883–886.

[34]Dominguez Reyes, A., Munoz Munoz, L., Aznar Martín, T. (2005) Study of calcium hydroxide apexification in 26 young permanent incisors. *Dental Traumatology* **21**(3), 141–145.

[35]Doyon, G. E., Dumsha, T., von Fraunhofer, J.A. (2005) Fracture resistance of human root dentin exposed to intracanal calcium hydroxide. *Journal of Endodontics* **31**(12), 895–897.

[36]Duell, R. C. (1973) Conservative endodontic treatment of the open apex in three dimensions. *Dental Clinics of North America* **17**(1), 125–134.

[37]Dylewski, J. J. (1971) Apical closure of nonvital teeth. *Oral Surgery, Oral Medicine, Oral Pathology* **32**(1), 82–89.

[38]El-Meligy, O. A. S., Avery, D. R. (2006) Comparison of apexification with mineral trioxide aggregate and calcium hydroxide. *Pediatric Dentistry* **28**(3), 248–253.

[39]Erdem, A. P., Sepet, E. (2008) Mineral trioxide aggregate for obturation of maxillary central incisors with necrotic pulp and open apices. *Dental Traumatology* **24**(5), e38–41.

[40]Feiglin, B. (1985) Differences in apex formation during apexification with calcium hydroxide paste. *Endodontics & Dental Traumatology* **1**(5), 195–199.

[41]Felippe, M. C. S., Felippe, W. T., Marques, M. M., *et al.* (2005) The effect of the renewal of calcium hydroxide paste on the apexification and periapical healing of teeth with incomplete root formation. *International Endodontic Journal* **38**(7), 436–442.

[42]Felippe, W. T., Felippe, M. C. S., Rocha, M. J. (2006) The effect of mineral trioxide aggregate on the apexification and periapical healing of teeth with incomplete root formation. *International Endodontic Journal* **39**(1), 2–9.

[43]Finucane, D., Kinirons, M. J. (1999) Non-vital immature permanent incisors: factors that may influence treatment outcome. *Endodontics & Dental Traumatology* **15**(6), 273–277.

[44]Frank, A. L. (1966) Therapy for the divergent pulpless tooth by continued apical formation. *Journal of the American Dental Association* **72**(1), 87–93.

[45]Friend, L. A. (1966) The root treatment of teeth with open apices. *Proceedings of the Royal Society of Medicine* **59**(10), 1035–1036.

[46]Friend, L. A. (1967) The treatment of immature teeth with non-vital pulps. *Journal of the British Endodontic Society* **1**(2), 28–33.

[47]Friend, L. A. (1969) Root canal morphology in incisor teeth in the 6–15 year old child. *Journal of the British Endodontic Society* **3**(3), 35–42.

[48]Fulling, H. J., Andreasen, J. O. (1976) Influence of maturation status and tooth type of permanent teeth upon electrometric and thermal pulp testing. *Scandinavian Journal of Dental Research* **84**(5), 286–290.

[49]Fuss, Z., Trowbridge, H., Bender, I. B., *et al.* (1986) Assessment of reliability of electrical and thermal pulp testing agents. *Journal of Endodontics.* **12**(7), 301–305.

[50]Garber, S. E., Shabahang, S., Escher, A.P., *et al.* (2009) The effect of hyperglycemia on pulpal healing in rats. *Journal of Endodontics* **35**(1), 60–62.

[51]Gerhardt, D. E., Williams, H. N. (1991) Factors affecting the stability of sodium hypochlorite solutions used to disinfect dental impressions. *Quintessence International* **22**(7), 587–591.

[52]Ghose, L. J., Baghdady, V. S., Hikmat, Y. M. (1987) Apexification of immature apices of pulpless permanent anterior teeth with calcium hydroxide. *Journal of Endodontics* **13**(6), 285–290.

[53]Giuliani, V., Baccetti, T., Pace, R., *et al.* (2002) The use of MTA in teeth with necrotic pulps and open apices. *Dental Traumatology* **18**(4), 217–221.

[54]Goldman, M. (1974) Root-end closure techniques including apexification. *Dental Clinics of North America* **18**(2), 297–308.

[55]Gomes, B. P., Ferraz, C. C., Vianna, M. E., *et al.* (2001) In vitro antimicrobial activity of several concentrations of sodium hypochlorite and chlorhexidine gluconate in the elimination of *Enterococcus faecalis*. *International Endodontic Journal* **34**(6), 424–428.

[56]Granath, L. E. (1959) Some notes on the treatment of traumatized incisors in children. *Odontology Reviews* **10**: 272.

[57]Gutmann, J. L., Heaton, J. F. (1981) Management of the open (immature) apex. 2. Non-vital teeth. *International Endodontic Journal* **14**(3), 173–178.

[58]Hachmeister, D. R., Schindler, W. G., Walker, W. A. 3rd, *et al.* (2002) The sealing ability and retention characteristics of mineral trioxide aggregate in a model of apexification. *Journal of Endodontics* **28**(5), 386–390.

[59]Ham, J. W., Patterson, S. S., Mitchell, D. F. (1972) Induced apical closure of immature pulpless teeth in monkeys. *Oral Surgery, Oral Medicine, Oral Pathology* **33**(3), 438–449.

[60]Ham, K. A., Witherspoon, D. E., Gutmann, J. L., (2005). Preliminary evaluation of BMP-2 expression and histological characteristics during apexification with calcium hydroxide and mineral trioxide aggregate. *Journal of Endodontics* **31**(4), 275–279.

[61]Harbert, H. (1991) Generic tricalcium phosphate plugs: an adjunct in endodontics. *Journal of Endodontics* **17**(3), 131–134.

[62]Harbert, H. (1996) One-step apexification without calcium hydroxide. *Journal of Endodontics* **22**(12), 690–692.

[63]Harman, K., Lindsay, S., Adewami, A., *et al.* (2005) An investigation of language used by children to describe discomfort expected and experienced during dental treatment. *International Journal of Paediatric Dentistry* **15**(5), 319–326.

[64]Hatibovic-Kofman, S., Raimundo, L., Zheng, L, (2008) Fracture resistance and histological findings of immature teeth treated with mineral trioxide aggregate. *Dental Traumatology* **24**(3), 272–276.

[65]Hayashi, M., Shimizu, A., Ebisu, S. (2004) MTA for obturation of mandibular central incisors with open apices: case report. *Journal of Endodontics* **30**(2), 120–122.

[66]Heithersay, G. S. (1970) Stimulation of root formation in incompletely developed pulpless teeth. *Oral Surgery, Oral Medicine, Oral Pathology* **29**(4), 620–630.

[67]Heling, I., Lustmann, J., . Hover, R., *et al.* (1999) Complications of apexification resulting from poor patient compliance: report of case. *Journal of Dentistry for Children* **66**(6), 415–418.

[68]Herbert, W. E. (1959) Three cases of disturbance of calcification of a tooth and infection of the dental pulp following trauma. *Dental Practice* **9**, 176–180.

[69]Holden, D. T., Schwartz, S. A., Kirkpatrick, T. C., *et al.* (2008) Clinical outcomes of artificial root-end barriers with mineral trioxide aggregate in teeth with immature apices. *Journal of Endodontics* **34**(7), 812–817.

[70]Holland, G. R. (1984) Periapical response to apical plugs of dentin and calcium hydroxide in ferret canines. *Journal of Endodontics* **10**(2), 71–74.

[71]Holland, R., de Souza, V., Russo, M. de C. (1973) Healing process after root canal therapy in immature human teeth. *Revista Da Faculdade de Odontologia de Aracatuba* **2**(2), 269–279.

[72]Holland, R., De Souza, V., Nery, M.J. *et al.* (1980) Tissue reactions following apical plugging of the root canal with infected dentin chips. A histologic study in dogs' teeth. *Oral Surgery, Oral Medicine, Oral Pathology* **49**(4), 366–369.

[73]Holland, R., Nery, M. J., Souza, V, (1983) The effect of the filling material in the tissue reactions following apical plugging of the root canal with dentin chips. A histologic study in monkeys' teeth. *Oral Surgery, Oral Medicine, Oral Pathology* **55**(4), 398–401.

[74]Hoshino, E., Kurihara-Ando, N., Sato, I, (1996). In-vitro antibacterial susceptibility of bacteria taken from infected root dentine to a mixture of ciprofloxacin, metronidazole and minocycline. *International Endodontic Journal* **29**(2), 125–130.

[75]Hulsmann, M., Pieper, K. (1989) Use of an electronic apex locator in the treatment of teeth with incomplete root formation. *Endodontics & Dental Traumatology* **5**(5), 238–241.

[76]Ingle, J. I. (1965) *Endodontics*. Lea & Febiger, Philadelphia.

[77]Iwaya, S. I., Ikawa, M., Kubota, M. (2001) Revascularization of an immature permanent tooth with apical periodontitis and sinus tract. *Dental Traumatology* **17**(4), 185–187.

[78]Johnson, B. R., Remeikis, N. A. (1993) Effective shelf-life of prepared sodium hypochlorite solution. *Journal of Endodontics* **19**(1), 40–43.

[79]Kaiser, H. J. (1964) Management of wide open apex canals with calcium hydroxide. *21st Annual Meeting of the American Association of Endodontists*. Washington DC.

[80]Kim, J.-H., Kim, Y., Shin, S. J., *et al.* (2010) Tooth discoloration of immature permanent incisor associated with triple antibiotic therapy: a case report. *Journal of Endodontics* **36**(6), 1086–1091.

[81]Kim, U.-S., Shin, S.-J., Chang, S. W, (2009) In vitro evaluation of bacterial leakage resistance of an ultrasonically placed mineral trioxide aggregate orthograde apical plug in teeth with wide open apexes: a preliminary study. *Oral Surgery Oral Medicine Oral Pathology Oral Radiology & Endodontics* **107**(4), e52–e56.

[82]Kinirons, M. J., Srinivasan, V., Welbury, R.R., *et al.* (2001) A study in two centres of variations in the time of apical barrier detection and barrier position in nonvital immature permanent incisors. *International Journal of Paediatric Dentistry* **11**(6), 447–451.

[83]Kleier, D. J., Barr, E. S. (1991) A study of endodontically apexified teeth. *Endodontics & Dental Traumatology* **7**(3), 112–117.

[84]Klein, H. (1978) Pulp responses to an electric pulp stimulator in the developing permanent anterior dentition. *Journal of Dentistry for Children* **45**(3), 199–202.

[85]Koenigs, J. F., Heller, A. L., Brilliant, J. D., *et al.* (1975) Induced apical closure of permanent teeth in adult primates using a resorbable form of tricalcium phosphate ceramic. *Journal of Endodontics* **1**(3), 102–106.

[86]Lawley, G. R., Schindler, W. G., Walker, W. A. 3rd, *et al.* (2004) Evaluation of ultrasonically placed MTA and fracture resistance with intracanal composite resin in a model of apexification. *Journal of Endodontics* **30**(3), 167–172.

[87]Lee, L.-W., Hsiao, S.-H., Chang, C. C., *et al.* (2010) Duration for apical barrier formation in necrotic immature permanent incisors treated with calcium hydroxide apexification using ultrasonic or hand filing. *Journal of the Formosan Medical Association* **109**(8), 596–602.

[88]Levenstein, H. (2002) Obturating teeth with wide open apices using mineral trioxide aggregate: a case report. *South African Dental Journal* **57**(7), 270–273.

[89]Lieberman, J,. Trowbridge, H. (1983) Apical closure of nonvital permanent incisor teeth where no treatment was performed: case report. *Journal of Endodontics* **9**(6), 257–260.

[90]Lolayekar, N., Bhat, S. S., Hegde, S. (2009). Sealing ability of ProRoot MTA and MTA-Angelus simulating a one-step apical barrier technique – an in vitro study. *Journal of Clinical Pediatric Dentistry* **33**(4), 305–310.

[91]Lynn, E. A., Einbender, S. (2003) The use of mineral trioxide aggregate to create an apical stop in previously traumatized adult tooth with blunderbuss canal. Case report. *New York State Dental Journal* **69**(2), 30–32.

[92]Mackie, I. C. (1998) UK National Clinical Guidelines in Paediatric Dentistry. Management and root canal treatment of non-vital immature permanent incisor teeth. Faculty of Dental Surgery, Royal College of Surgeons. *International Journal of Paediatric Dentistry* **8**(4), 289–293.

[93]Mackie, I. C., Hill, F. J. (1999) A clinical guide to the endodontic treatment of non-vital immature permanent teeth. *British Dental Journal* **186**(2), 54–58.

[94]Marmasse, A. (1953) *Dentisterie Operatoire*. JB Bailliére, Paris.

[95]Maroto, M., Barberia, E., Planells, P., *et al.* (2003) Treatment of a non-vital immature incisor with mineral trioxide aggregate (MTA). *Dental Traumatology* **19**(3), 165–169.

[96]Martin, R. L., Monticelli, F., Brackett, W. W, (2007) Sealing properties of mineral trioxide aggregate orthograde apical plugs and root fillings in an in vitro apexification model. *Journal of Endodontics* **33**(3), 272–275.

[97]Matsumiya, S., Susuki, A., Takuma, S. (1962) Atlas of clinical pathology. *The Tokyo Dental College Press* **1**.

[98]Matsuo, T., Nakanishi, T., Shimizu, H., *et al.* (1996) A clinical study of direct pulp capping applied to carious-exposed pulps. *Journal of Endodontics* **22**(10), 551–556.

[99]Matt, G. D., Thorpe, J. R., Strother, J. M., *et al.* (2004) Comparative study of white and gray mineral trioxide aggregate (MTA) simulating a one- or two-step apical barrier technique. *Journal of Endodontics* **30**(12), 876–879.

[100]Mendoza, A. M., Reina, E. S., García-Godoy, F. (2010) Evolution of apical formation on immature necrotic permanent teeth. *American Journal of Dentistry* **23**(5), 269–274.

[101]Mente, J., Hage, N., Pfefferle, T, (2009) Mineral trioxide aggregate apical plugs in teeth with open apical foramina: a retrospective analysis of treatment outcome. *Journal of Endodontics* **35**(10), 1354–1358.

[102]Michanowicz, J. P., Michanowicz, A. E. (1967) A conservative approach and procedure to fill an incompletely formed root using calcium hydroxide as an adjunct. *Journal of Dentistry for Children* **34**(1), 42–47.

[103]Moore, A., Howley, M. F., O'Connell, A. C. (2011) Treatment of open apex teeth using two types of white mineral trioxide aggregate after initial dressing with calcium hydroxide in children. *Dental Traumatology* **27**(3), 166–173.

[104]Morfis, A. S., Siskos, G. (1991) Apexification with the use of calcium hydroxide: a clinical study. *Journal of Clinical Pediatric Dentistry* **16**(1), 13–19.

[105]Morgan, R. W., Carnes, Jr., D. L., Montgomery, S. (1991) The solvent effects of calcium hydroxide irrigating solution on bovine pulp tissue. *Journal of Endodontics* **17**(4), 165–168.

[106]Morse, D. R., O'Larnic, J., Yesilsoy, C. (1990) Apexification: review of the literature. *Quintessence International* **21**(7), 589–598.

[107]Nayar, S., Bishop, K., Alani, A. (2009) A report on the clinical and radiographic outcomes of 38 cases of apexification with mineral trioxide aggregate.[Erratum appears in Eur J Prosthodont Restor Dent. 2010 Mar;18(1),42]. *European Journal of Prosthodontics & Restorative Dentistry* **17**(4), 150–156.

[108]Nevins, A., Wrobel, W., Valachovic, R., *et al.* (1977) Hard tissue induction into pulpless open-apex teeth using collagen-calcium phosphate gel. *Journal of Endodontics* **3**(11), 431–433.

[109]Nevins, A., Finkelstein, F. *et al.* (1978) Induction of hard tissue into pulpless open-apex teeth using collagen-calcium phosphate gel. *Journal of Endodontics* **4**(3), 76–81.

[110]Nosrat, A., Homayounfar, N., Laporta, R., *et al.* (2012) Drawbacks and unfavorable outcomes of regenerative endodontic treatments of necrotic immature teeth: a literature review and report of a case. *Journal of Endodontics* **38**(10), 1428–1434.

[111]Orstavik, D. (1988) Reliability of the periapical index scoring system. *Scandinavian Journal of Dental Research* **96**(2), 108–111.

[112]Orstavik, D., Kerekes, K., Eriksen, H. M. (1986) The periapical index: a scoring system for radiographic assess-

ment of apical periodontitis. *Endodontics & Dental Traumatology* **2**(1), 20–34.

[113]Pace, R., Giuliani, V., Pini Prato, L. (2007) Apical plug technique using mineral trioxide aggregate: results from a case series. *International Endodontic Journal* **40**(6), 478–484.

[114]Patel, S. (2010) The use of cone beam computed tomography in the conservative management of dens invaginatus: a case report. *International Endodontic Journal* **43**(8), 707–713.

[115]Pinkham, J. R. (1997) Linguistic maturity as a determinant of child patient behavior in the dental office. *Journal of Dentistry for Children* **64**(5), 322–326.

[116]Pitts, D. L., Jones, J. E., Oswald, R. J. (1984) A histological comparison of calcium hydroxide plugs and dentin plugs used for the control of Gutta-percha root canal filling material. *Journal of Endodontics* **10**(7), 283–293.

[117]Pradhan, D. P., Chawla, H. S., Gauba, K., *et al*. (2006) Comparative evaluation of endodontic management of teeth with unformed apices with mineral trioxide aggregate and calcium hydroxide. *Journal of Dentistry for Children (Chicago, Ill)* **73**(2), 79–85.

[118]Roberts, S. C., Jr., Brilliant, J. D. (1975) Tricalcium phosphate as an adjunct to apical closure in pulpless permanent teeth. *Journal of Endodontics* **1**(8), 263–269.

[119]Rohner, W. (1940) Calxyl als wurzelfullings material nach pulpa extirpation. *Schweizer Monatsschrift fur Zahnmedicin* **50**, 903–948.

[120]Rosenberg, B., Murray, P. E., Namerow, K. (2007) The effect of calcium hydroxide root filling on dentin fracture strength. *Dental Traumatology* **23**(1), 26–29.

[121]Rule, D. C., Winter, G. B. (1966) Root growth and apical repair subsequent to pulpal necrosis in children. *British Dental Journal* **120**(12), 586–590.

[122]Sarris, S., Tahmassebi, J. F., Duggal, M. S., *et al*. (2008) A clinical evaluation of mineral trioxide aggregate for root-end closure of non-vital immature permanent incisors in children-a pilot study. *Dental Traumatology* **24**(1), 79–85.

[123]Sato, I., Ando-Kurihara, N., Kota, K., *et al*. (1996) Sterilization of infected root-canal dentine by topical application of a mixture of ciprofloxacin, metronidazole and minocycline in situ. *International Endodontic Journal* **29**(2), 118–124.

[124]Seltzer, S. (1988) The root apex. In: *Endodontology: Biologic Considerations in Endodontic Procedures* (S. Seltzer & P. Krasner, eds) Lea & Febiger, Philadelphia, pp 1–30.

[125]Shabahang, S., Torabinejad, M. (2000) Treatment of teeth with open apices using mineral trioxide aggregate. *Practical Periodontics & Aesthetic Dentistry* **12**(3), 315–20; quiz 322.

[126]Shabahang, S., Torabinejad, M. (2003) Effect of MTAD on *Enterococcus faecalis*-contaminated root canals of extracted human teeth. [Miscellaneous Article]. *Journal of Endodontics September* **29**(9), 576–579.

[127]Shabahang, S., Pouresmail, M., Torabinejad, M. (2003) In vitro antimicrobial efficacy of MTAD and sodium hypochlorite. *Journal of Endodontics* **29**(7), 450–452.

[128]Shabahang, S., Torabinejad, M., Boyne, P.P., *et al*. (1999) A comparative study of root-end induction using osteogenic protein-1, calcium hydroxide, and mineral trioxide aggregate in dogs. *Journal of Endodontics* **25**(1), 1–5.

[129]Sheehy, E. C., Roberts, G. J. (1997) Use of calcium hydroxide for apical barrier formation and healing in non-vital immature permanent teeth: a review. *British Dental Journal* **183**(7), 241–246.

[130]Simon, S., Rilliard, F., Berdal, A., *et al*. (2007) The use of mineral trioxide aggregate in one-visit apexification treatment: a prospective study. *International Endodontic Journal* **40**(3), 186–197.

[131]Siqueira, J. F., Jr., Rocas, I. N. (2008) Clinical implications and microbiology of bacterial persistence after treatment procedures. *Journal of Endodontics* **34**(11), 1291–301.e1293.

[132]Sjogren, U., Figdor, D., Spångberg, L., *et al.* (1991) The antimicrobial effect of calcium hydroxide as a short-term intracanal dressing. *International Endodontic Journal* **24**(3), 119–125.

[133]Steiner, J. C., Dow, P. R., Cathey, G. M. (1968) Inducing root end closure of nonvital permanent teeth. *Journal of Dentistry for Children* **35**(1), 47–54.

[134]Steiner, J. C., Van Hassel, H. J. (1971) Experimental root apexification in primates. *Oral Surgery, Oral Medicine, Oral Pathology* **31**(3), 409–415.

[135]Steinig, T. H., Regan, J. D., Gutmann, J. L. (2003) The use and predictable placement of Mineral Trioxide Aggregate in one-visit apexification cases. *Australian Endodontic Journal: the Journal of the Australian Society of Endodontology* **29**(1), 34–42.

[136]Stewart, D. J. (1963) Root canal therapy in incisor teeth with open apices. *British Dental Journal* **114**: 249–54.

[137]Strobl, H., Haas, M., Norer, B., *et al.* (2004) Evaluation of pulpal blood flow after tooth splinting of luxated permanent maxillary incisors. *Dental Traumatology* **20**(1), 36–41.

[138]The, S. D. (1979) The solvent action of sodium hypochlorite on fixed and unfixed necrotic tissue. *Oral Surgery, Oral Medicine, Oral Pathology* **47**(6), 558–561.

[139]Toole, R. J., Lindsay, S. J., Johnstone, S., *et al.* (2000) An investigation of language used by children to describe discomfort during dental pulp-testing. *International Journal of Paediatric Dentistry* **10**(3), 221–228.

[140]Torabinejad, M., Chivian, N. (1999) Clinical applications of mineral trioxide aggregate. *Journal of Endodontics* **25**(3), 197–205.

[141]Torabinejad, M., Watson, T. F., Pitt Ford, T. R. (1993) Sealing ability of a mineral trioxide aggregate when used as a root end filling material. *Journal of Endodontics* **19**(12), 591–595.

[142]Torabinejad, M., Hong, C. U., Lee, S. J., *et al.* (1995a) Investigation of mineral trioxide aggregate for root-end filling in dogs. *Journal of Endodontics* **21**(12), 603–608.

[143]Torabinejad, M., Hong, C. U., McDonald, F., *et al.* (1995b) Physical and chemical properties of a new root-end filling material. *Journal of Endodontics* **21**(7), 349–353.

[144]Torabinejad, M., Cho, Y., Khademi, A.A., *et al.* (2003a) The effect of various concentrations of sodium hypochlorite on the ability of MTAD to remove the smear layer. *Journal of Endodontics* **29**(4), 233–239.

[145]Torabinejad, M., Khademi, A. A., Babagoli, J, (2003b) A new solution for the removal of the smear layer. *Journal of Endodontics* **29**(3), 170–175.

[146]Torabinejad, M., Shabahang, S., Aprecio, R. M., *et al.* (2003c) The antimicrobial effect of MTAD: an in vitro investigation. *Journal of Endodontics* **29**(6), 400–403.

[147]Torneck, C. D., Smith, J. (1970) Biologic effects of endodontic procedures on developing incisor teeth. I. Effect of partial and total pulp removal. *Oral Surgery, Oral Medicine, Oral Pathology* **30**(2), 258–266.

[148]Torneck, C. D., Smith, J. S., Grindall, P. (1973) Biologic effects of endodontic procedures on developing incisor teeth. IV. Effect of debridement procedures and calcium hydroxide-camphorated parachlorophenol paste in the treatment of experimentally induced pulp and periapical disease. *Oral Surgery, Oral Medicine, Oral Pathology* **35**(4), 541–554.

[149]Tronstad, L. (1978) Tissue reactions following apical plugging of the root canal with dentin chips in monkey teeth subjected to pulpectomy. *Oral Surgery, Oral Medicine, Oral Pathology* **45**(2), 297–304.

[150]Tuna, E. B., Dincol, M. E., Gençay, K., *et al.* (2011) Fracture resistance of immature teeth filled with BioAggregate, mineral trioxide aggregate and calcium hydroxide. *Dental Traumatology* **27**(3), 174–178.

[151]Turkun, M., Cengiz, T. (1997) The effects of sodium hypochlorite and calcium hydroxide on tissue dissolution and root canal cleanliness. *International Endodontic Journal* **30**(5), 335–342.

[152]Vojinovic, O., Srnie, E. (1975) Introduction of apical formation by the use of calcium hydroxide and Iodoform-Chlumsky paste in the endodontic treatment of immature teeth. *Journal of the British Endodontic Society* **8**(1), 16–22.

[153]Wadachi, R., Araki, K., Suda, H. (1998) Effect of calcium hydroxide on the dissolution of soft tissue on the root canal wall. *Journal of Endodontics* **24**(5), 326–330.

[154]Walia, T., Chawla, H. S., Gauba, K. (2000) Management of wide open apices in non-vital permanent teeth with Ca(OH)$_2$ paste. *Journal of Clinical Pediatric Dentistry* **25**(1), 51–56.

[155]Waltimo, T., Trope, M., Haapasalo, M., *et al.* (2005) Clinical efficacy of treatment procedures in endodontic infection control and one year follow-up of periapical healing. *Journal of Endodontics* **31**(12), 863–866.

[156]Webber, R. T. (1984) Apexogenesis versus apexification. *Dental Clinics of North America* **28**(4), 669–697.

[157]Webber, R. T., Schwiebert, K. A., Cathey, G. M. (1981) A technique for placement of calcium hydroxide in the root canal system. *Journal of the American Dental Association* **103**(3), 417–421.

[158]Wechsler, S. M., Fishelberg, G., Opderbeck, W. R. (1978). Apexification: a valuable and effective clinical procedure. *General Dentistry* **26**(5), 40–43.

[159]Weisenseel, J. A., Jr., Hicks, M. L., Pelleu, G. B. Jr (1987). Calcium hydroxide as an apical barrier. *Journal of Endodontics* **13**(1), 1–5.

[160]White, J. D., Lacefield, W. R., Chavers, L. S., *et al.* (2002) The effect of three commonly used endodontic materials on the strength and hardness of root dentin. *Journal of Endodontics* **28**(12), 828–830.

[161]Windley III, W., Teixeira, F., Levin, L., *et al.* (2005) Disinfection of immature teeth with a triple antibiotic paste. *Journal of Endodontics* **31**(6), 439–443.

[162]Witherspoon, D. E., Ham, K. (2001) One-visit apexification: technique for inducing root-end barrier formation in apical closures. *Practical Procedures & Aesthetic Dentistry: Ppad* **13**(6), 455–60; quiz 462.

[163]Witherspoon, D. E., Small, J. C., Regan, J. D., *et al.* (2008) Retrospective analysis of open apex teeth obturated with mineral trioxide aggregate. *Journal of Endodontics* **34**(10), 1171–1176.

[164]Yang, S. F., Rivera, E. M., Baumgardner, K. R., *et al.* (1995) Anaerobic tissue-dissolving abilities of calcium hydroxide and sodium hypochlorite. *Journal of Endodontics* **21**(12), 613–616.

[165]Yates, J. A. (1988) Barrier formation time in non-vital teeth with open apices. *International Endodontic Journal* **21**(5), 313–519.

[166]Yeung, P., Liewehr, F. R., Moon, P. C. (2006) A quantitative comparison of the fill density of MTA produced by two placement techniques. *Journal of Endodontics* **32**(5), 456–459.

第 6 章　再生牙髓病学（牙髓血运重建）

Regenerative Endodontics (Revitalization/Revascularization)

Mahmoud Torabinejad,[1] Robert P. Corr[2] 和 George T.-J. Huang[3]

[1] Department of Endodontics, Loma Linda University School of Dentistry, USA

[2] Private Practice, USA

[3] Department of Bioscience Research, University of Tennessee Health Science Center, USA

Mineral Trioxide Aggregate: Properties and Clinical Applications, First Edition.
Edited by Mahmoud Torabinejad.
© 2014 John Wiley & Sons, Inc. Published 2014 by John Wiley & Sons, Inc.

引言

龋病、牙折或牙髓暴露于口腔感染环境等引起的细菌感染常导致牙髓坏死（Kakehashi *et al.* 1965）。创伤性牙脱位或撕脱常伴随血液供应中断、引起牙髓缺血，也会导致牙髓坏死及继发性细菌感染（Tsukamoto-Tanaka *et al.* 2006）。牙髓坏死或感染常规采用根管治疗，即对根管系统进行清理、成形和充填，该治疗远期成功率高（Torabinejad *et al.* 2007）。然而，年轻恒牙一旦发生牙髓坏死，会导致牙根停止发育，以致不能使用常规技术和材料进行根管治疗。年轻恒牙根尖孔敞开，常呈喇叭状，故不能彻底清理根管及使用传统材料充填根管。此外，此类患牙根管壁薄，治疗后容易发生折裂（Kerekes *et al.* 1980）。

目前普遍认为牙髓治疗的原则是根尖完全封闭（Schilder 1967）。年轻恒牙牙髓坏死的根管充填为临床医生带来了特殊的挑战。根尖诱导成形术通过诱导形成根尖屏障或人为制造根尖屏障，以承载根管充填材料。然而，根尖诱导成形术并不能促进牙根的继续发育，也不能增强根管壁的抗折性。

年轻恒牙牙髓坏死的理想预后是通过根管内牙髓组织再生，促进正常牙根的继续发育。牙髓再生治疗的优势在于可通过硬组织沉积增厚根管壁，促使根尖形态发育，若后续患牙需进一步治疗，就可采用传统的根管治疗。

目前已有较多文献表明再植牙可实现血运重建以及牙根的继续发育。然而，若伴随感染却会影响这一过程的发生（Ham *et al.* 1972; Kling *et al.* 1986; Cvek *et al.* 1990b）。传统观念认为患牙一旦出现感染，则不可能成功重建牙髓血运系统。而越来越多证据证明，发生牙髓坏死和根尖周病变的年轻恒牙实际上也可能实现牙髓再生以及牙根继续发育。已发表的19个病例报道和14例病例系列均发现，急性根尖脓肿的年轻恒牙也可出现明显的牙根继续发育，即硬组织沿根管壁沉积（Rule & Winter 1966; Nevins *et al.* 1977; Iwaya *et al.* 2001; Banchs & Trope 2004; Chueh & Huang 2006; Cotti *et al.* 2008; Jung *et al.* 2008; Shah *et al.* 2008; Chueh *et al.* 2009; Ding *et al.* 2009; Bose *et al.* 2009; Reynolds *et al.* 2009; Shin *et al.* 2009; Mendoza *et al.* 2010; Petrino *et al.* 2010; Thomson & Kahler 2010; Nosrat *et al.* 2011; Cehreli *et al.* 2011, 2012; Chen *et al.* 2011; Jung *et al.* 2011; Aggarwal *et al.* 2012; Jadhav *et al.* 2012; Jeeruphan *et al.* 2012; Kim *et al.* 2012; Lenzi & Trope 2012; Miller *et al.* 2012; Chen *et al.* 2013; Keswani & Pandey 2013; Soares Ade *et al.* 2013; Yang *et al.* 2013）。上述大多数病例主要以血凝块作为根管内支架。聚血小板血浆（PRP）（Alsousou *et al.* 2009）被认为是牙髓再生治疗的理想支架（Hargreaves *et al.* 2008; Ding *et al.* 2009）。研究已证明PRP内含生长因子，能刺激胶原产生，吸引细胞至损伤处，产生抗炎因子，引发血管内生长，诱导细胞分化，控制局部炎症反应，并能增强软硬组织创口的愈合（Hiremath *et al.* 2008）。Torabinejad和Turman使用PRP代替全血作为根管内支架，采用牙髓再生术治疗根尖孔敞开伴牙髓坏死的上颌前磨牙。5.5个月后，影像学显示根尖周病损消失，牙根继续发育，且根管壁增厚。临床上，患牙的牙髓活力测试为阳性。为此，作者建议PRP可作为牙髓再生治疗的理想支架（Torabinejad & Turman 2011）。

牙再植和自体移植后的牙髓血运重建

牙创伤可导致牙髓供血中断，从而引起缺血性牙髓坏死（Tsukamoto-Tanaka *et al.* 2006）。已有文献报道牙创伤后牙髓可重建血运系统，形成功能性组织，从而促进硬组织沉积。许多病例报道证明，再植的年轻恒牙能实现血运重建，牙根继续增厚，根尖孔闭合，热刺激及牙髓电活力测试有反应，且激光多普勒流式读数正常（Fuss 1985; Johnson *et al.* 1985; Mesaros & Trope 1997）。Andreasen等的前瞻性研究结果显示94个再植年轻恒牙的血运重建成功率为34%（Andreasen *et al.* 1995），与其他的研究结果类似（Sheppard & Burich 1980; Kling *et al.* 1986; Cvek *et al.* 1990a; Yanpiset & Trope 2000）。尽管上述治疗成功率相对较低，但在动物体内实验中发现术前使用抗生素可能增加血运重建术成功率至90%（Yanpiset & Trope 2000; Ritter *et al.* 2004）。

大量鼠、猫、狗及猴动物实验研究显示，实验性牙再植后出现组织学上的血运重建

（Kvinnsland & Heyeraas 1989; Yanpiset & Trope 2000; Ritter *et al.* 2004; Tsukamoto-Tanaka *et al.* 2006）。动物模型上的再植牙通常会慢慢出现牙髓退化，随后从根尖孔长入的新组织将替代退化组织。30天内，软组织首先从冠方取代所有的坏死牙髓，然后充填整个髓腔（Monsour 1971; Skoglund & Tronstad 1981; Kvinnsland & Heyeraas 1989; Tsukamoto-Tanaka *et al.* 2006）。然而，上述研究中几乎没有形成包含成牙本质细胞层和管状牙本质的正常牙髓组织。相反，大多数样本髓腔内可见大面积的类骨或类牙骨质样硬组织，即骨性牙本质，而非成牙本质细胞（Kvinnsland & Heyeraas 1989; Yanpiset & Trope 2000; Ritter *et al.* 2004）。实验性再植年轻恒牙中基本未发现具有正常牙髓形态特征的软组织。骨性牙本质的形成是牙髓血运重建后典型的愈合模式。

自体牙移植与创伤性脱位牙的临床情况非常相似，是无菌状态下的可控手术，能最小化口外暴露时间。在最佳的情况下，自体牙移植的成功率高达94%（Bauss *et al.* 2002）。Zhao等将绿色荧光蛋白标志（GFP）的转基因大鼠牙移植至野生型大鼠的拔牙创（Zhao *et al.* 2007）。GFP转基因大鼠可用于观察供体细胞与宿主细胞的分化情况。研究者通过免疫组化标志，证实血运重建后的牙髓组织形成骨基质及牙本质基质。牙本质基质相关的细胞均呈GFP免疫阳性，提示供体牙髓组织形成牙本质基质。未发现GFP阴性细胞（宿主细胞），提示拔牙创的根尖周间充质组织不能诱导成牙本质向分化。这些发现表明根尖病变愈合后实现成牙本质向分化需保留一部分原始的牙髓组织。

尽管目前已有大量关于牙移植和再植后血运重建的文献报道，但这些发现并不能直接应用于非创伤性牙髓坏死的患牙。脱位牙的牙髓通常未被污染，除非在口外保存期间牙髓暴露而被细菌感染（Love 1996）。此外，再植牙髓腔内切断的牙髓组织可能影响血运重建过程。虽然拔牙后切断的牙髓会出现退化（Skoglund 1981），由于根尖区营养丰富，创伤后部分组织仍可能存活。移植组织内的血管也可能为成血管过程恢复脉管系统或提供非关键通道（Barrett & Reade 1981; Goncalves *et al.* 2007）。

死髓牙牙髓再生的动物实验

1972年，Ham等将3只猴子的17个年轻恒牙髓腔暴露以诱导根尖周炎（Ham *et al*. 1972）。随后用拔髓针及次氯酸钠进行根管清理，将浸透樟脑酚的纸尖封于根管内3天，然后使用大号H锉进行根管预备，根管内封木馏油一段时间。其中一部分牙根管内封氢氧化钙并用Cavit暂封。剩余牙根管内诱导血凝块形成后，行冠方修复。在长达165天的不同时间间隔点对动物处予安乐死。结果发现，保持根管口开放的对照组中超过一半患牙从根1/3～1/2有不同程度的活髓组织，使用氢氧化钙处理的患牙部分出现根尖钙化桥，然而血凝块组的所有患牙中均未形成根尖钙化桥。部分牙中发现根管内骨组织形成，根管壁上钙化组织沉积。根管内结缔组织迁移之处均伴有细胞牙骨质生成。阳性培养组未发现任何程度上的根尖闭合，而实验组内也未观察到牙本质样组织。实验组内未观察到再生组织可能是由于根管充填前的细菌感染，冠方修复材料不足或者根管内腐蚀性药物的使用。

Torneck等同样检测了根管预备及消毒对感染患牙的疗效（Torneck *et al*. 1973）。将猴子的8个年轻恒牙暴露于口腔环境以诱导牙髓和根尖周疾病，根管预备后用生理盐水冲洗，根管内封樟脑酚，并用银汞充填，每隔2个月进行组织学研究。结果发现根尖处残余牙髓及感染组织。尽管患牙感染严重，根尖及其周围仍有硬组织沉积（图 6.1）。研究者总结认为，根管机械预备可能会减少促进牙髓再生的细胞群，而冲洗药物可能降低牙髓的细胞活性。但并未报道根管消毒不充分会如何影响其研究结果。

1974年，Myers 和 Founatin也用猴子建立了感染根管模型，超出根尖2 mm进行根管预备生物力学清理，5.25%次氯酸钠根管冲洗 （Myers & Fountain 1974）。把患牙分成3组：根管内诱导出血，根管内诱导出血联合使用吸收性明胶海绵和空白组，处理后再用Cavit封闭冠方开髓孔。每隔6个

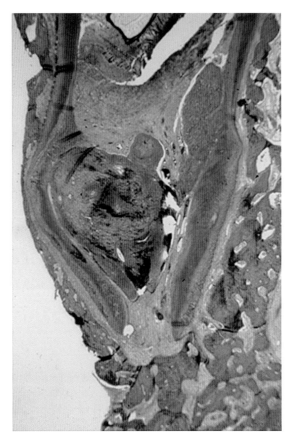

图6.1 去除牙髓，感染根管并封闭后的组织学切片。尽管低位处出现脓肿，而根尖区Hertwig's上皮根鞘仍部分存活，并形成牙本质样组织。图片由Dr Calvin Torneck提供。

月行组织学观察，结果发现根尖处极少数组织长入根管内。根管内出现根尖周炎症和微生物克隆群。部分患牙重新形成严重的感染。为此，研究者认为冠方渗漏是牙髓再生失败的可能原因。

1976年，Nevins等将猕猴的牙髓去除，根管暴露于口腔污染环境1周，以引起牙髓感染（Nevins *et al.* 1976），随后进行根管预备，内置棉球，仅使用IRM封闭根管。尽管3天后患牙均显示细菌培养阳性，所有根管内仍注入胶原磷酸钙凝胶。12周后组织学观察显示，使用氢氧化钙封药的患牙如期出现根尖成形，21个内置胶原磷酸钙凝胶的患牙中15个根管壁上出现牙骨质样组织沉积，伴随髓腔及根尖孔缩小，被认为治疗成功。治疗成功的患牙均形成牙骨质样组织、骨样组织及沿大部分根管壁分布的修复性牙本质（图6.2）。撕裂的残余牙髓组织或能有效形成修复性牙本质。根据研究结果，研究者认为成牙骨质细胞能从冠方靠近根管牙本质处增殖并分泌牙骨质。他们也提

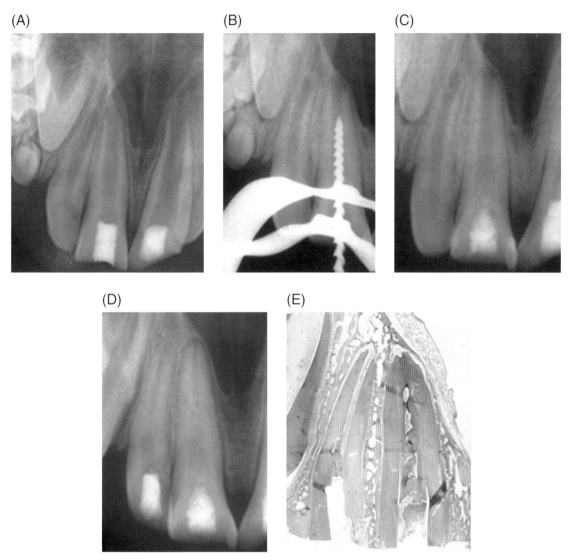

图6.2 （A）去除猴子的牙髓，感染根管一段时间；（B）对患牙进行机械预备；（C）根管内充填胶原–磷酸钙凝胶或氢氧化钙，IRM封闭根管；（D）6个月后影像学检查显示根尖孔闭合，根管壁增厚；（E）组织学研究发现氢氧化钙治疗的右切牙根尖形成，而充填胶原–磷酸钙凝胶的左侧中切牙根管壁上形成牙骨质、骨及修复性牙本质。图片由Dr. Alan Nevins提供。

出如下假设：根尖牙周膜韧带的间充质细胞可能增殖分化并形成根管内硬组织。

Das等将狒狒22颗牙的牙髓去除，使其暴露于口腔60天（Das *et al.* 1997）。用传统预备或仅用根管锉清理髓腔，然后每组的一半患牙使用甲醛甲酚液纸尖，而另一半使用四环素纸尖进行根管封药。1周后取出纸尖，冠方采用IRM和银汞充填。术后6个月，对动物处予安乐死。结果发现9颗使用四环素处理的患牙中7颗牙根发育完成，而10颗使用甲醛甲酚处理的患牙中仅有3颗牙根发育完成。9颗行根管预备的患牙中3颗牙根发育完成，而13颗未行根管预备的患牙则有7颗牙根发育完成。这些发现验证以下假设：残余牙髓组织的存留有助于引导组织内生长，而机械预备或使用腐蚀性药物会损伤有用的细胞。

Thibodeau等开展一项涉及狗年轻恒牙牙髓坏死和根尖周炎的研究（Thibodeau *et al.* 2007）。将口腔菌斑置于48个尖牙髓腔直至影像学显示根尖周炎形成，然后重新打开根管口，不进行根管机械预备，仅使用1.25%次氯酸钠行根管冲洗，往根管内封三联抗菌糊剂。其中一组冠方使用MTA及银汞封闭，不再做任何处理。其他组则再次打开根管口，冲洗去除抗生素，在封闭冠方前，根管内分别予以以下处理：仅诱导血凝块形成；仅放置胶原液；联合胶原液和血凝块。术后3个月进行影像学及组织学研究以评估根尖孔闭合、根管壁增厚和根管内有无活髓组织等情况。结果发现49%和55%的患牙分别出现根管壁增厚和根尖孔闭合，29%患牙观察到活髓组织。尽管治疗组之间无统计学差异，研究者认为诱导根管内血凝块形成能促进牙髓再生。

Wang等后来对Thibodeau实验中的根管内新生组织进行组织学研究（Wang *et al.* 2010），发现与此前的动物实验结果相似，在根管内也发现牙骨质样和骨样组织。这些牙骨质样和骨样组织可促使根管壁增厚，根尖处的牙骨质沉积则可增加牙根长度（图 6.3）。他们指出这些新生组织并非牙髓来源的，而所谓的牙髓再生过程并不能实现真正的组织再生，反而可能是一种组织修复的过程。

Zuong等诱导狗年轻恒牙根尖周炎后，比较牙髓再生术和根尖诱导成形术对牙根发育和根尖周炎愈合的疗效（Zuong *et al.* 2010）。分别在3颗牙内行牙髓再生术和根尖诱导成形术，术后1周、4周、8周行影像学检查。8周后，以安乐死方式处死动物。研究结果显示，牙髓再生组显示更好的根尖周炎愈合，根尖闭合明显，但根管壁厚度改变与根尖诱导成形术组相比无明显差异。组织学显示牙髓再生组根管内出现肉芽组织，根管壁上形成大量钙化物。

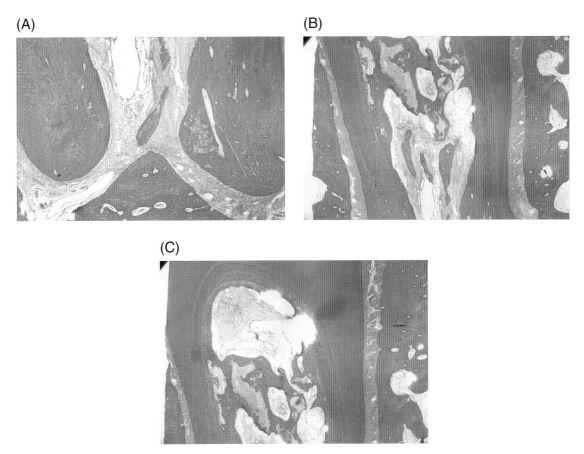

图6.3　建立狗年轻恒牙根尖周炎模型后，使用三联抗菌糊剂消毒根管。去除抗菌糊剂后，分别以血凝块、胶原溶液或者胶原溶液联合血凝块作为根管内支架。MTA和银汞封闭患牙冠方。3个月后组织学切片显示骨组织向内生长至根管（A）根尖；（B）根中段及（C）冠部。图片由Dr B Thibodeau提供。

　　da Silva等采用两种不同冲洗技术处理狗的感染年轻恒牙，观察根尖组织的炎症情况及修复程度（da Silva *et al*. 2010）。将56颗牙开髓后使用过氧化氢及次氯酸钠进行根管冲洗。使用EndoVac系统和次氯酸钠对28颗牙进行根尖负压冲洗，其余28颗牙则采用次氯酸钠正压冲洗，然后根管内封三联抗菌糊剂2周。所有根管均用无菌生理盐水冲洗，纸尖干燥，然后MTA和银汞双层封闭冠方。3个月后组织学结果显示，负压冲洗组根尖区的感染渗透物明显少于正压冲洗组。研究者们也发现两组均有牙周来源的结缔组织生长至根管，组织内包含成纤维细胞和血管，提示EndoVac根管冲洗系统可以替代三联抗菌糊剂用于年轻恒牙牙髓坏死和根尖周炎的牙髓再生术。

Yamauchi等应用牙髓再生术治疗6只狗的64个根尖周炎患牙（Yamauchi *et al.* 2011）。根管内采用4种不同的处理：形成血凝块、形成血凝块和放置胶原支架、EDTA处理牙本质和形成血凝块、血凝块联合胶原支架及EDTA处理牙本质。3.5个月后，所有患牙根管壁增厚，根尖病损消失。与未使用胶原支架的组别相比，使用胶原支架的组别根尖闭合更多，矿化组织的量明显增加。组织学研究发现应用EDTA的样本里，在牙本质相关的矿化组织内突出发丝状结构嵌入根管壁，表明EDTA能促进矿化组织附着于根管壁。

Scarparo及其研究团队将大鼠年轻恒磨牙分为3组：活髓牙组、坏死牙髓组以及牙髓坏死后接受牙髓再生治疗组，并比较这3组的牙根发育情况（Scarparo *et al.* 2011）。首先，将36颗年轻恒牙开髓，去除牙髓，髓腔暴露于口腔3周以产生根尖病变。研究过程中18颗牙一直保持髓腔开放状态，对于其余18颗牙仅预备根管颈1/3，使用次氯酸钠冲洗，三联抗菌糊剂封药，并于根管内放置棉球后行银汞充填术。术后3周、6周和9周收集组织学样本，结果显示对照组中活髓牙未出现感染，牙根正常发育，而牙髓坏死的患牙出现根尖病变，牙根变短，根管壁变薄。采用牙髓再生术治疗的患牙根尖病损减小，牙根增长，根管壁增厚，其中一半样本根尖区形成类牙骨质样组织，而另一半样本中见结缔组织长入根管内。

2011年，Buhrley将白鼬未被感染的年轻尖牙牙髓组织摘除，诱导根管内形成血凝块，以研究其愈合反应（Buhrley *et al.* 2011）。术后3个月的组织学研究发现，根尖周相邻的部分骨组织生长至根管内（图6.4）。

已有的文献资料证明即便出现牙髓坏死和根尖周炎，也能实现牙髓再生。而既往研究证实根管内新生组织主要包括类骨、类牙骨质及结缔组织等。目前较多的组织学依据来自几十年前的研究，其中一些实验存在细菌感染或者使用的材料不能有效防止冠方渗漏。此外，既往的研究还存在其他局限性，包括常规预备根管，使用腐蚀性药物和消毒药物等，这些均可能损伤牙髓再生所需的组织。

尽管影像学上出现根尖闭合及根管壁增厚会让人认为实现了正常的功能性的牙髓再生，然而组织学研究结果并不支持这个观点，尚需要更多结合目前牙髓再生操作流程研究。

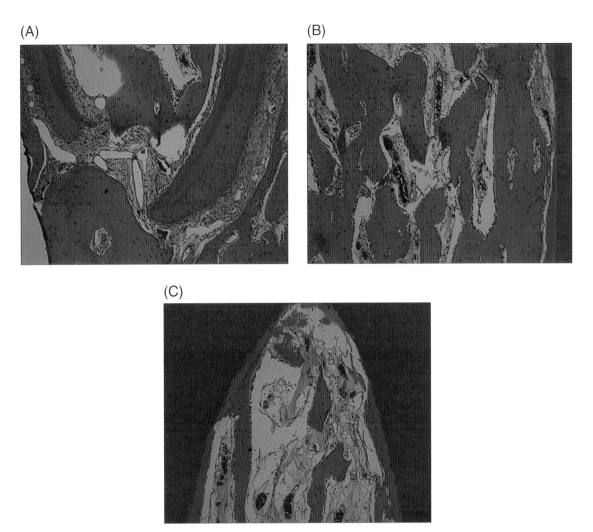

图6.4　将白鼬年轻尖牙的牙髓摘除后，在根管内形成血凝块，在其上覆盖MTA及永久充填材料。3个月后组织学发现骨组织向内生长至根管（A）根尖；（B）根中段；（C）冠部截面。

死髓牙牙髓再生的临床报道

一些病例报道和病例系列的影像学结果显示，牙髓再生治疗后根管壁增厚，根尖闭合或者牙髓热活力和电活力测试恢复阳性，表明牙髓坏死和感染的年轻恒牙有望实现牙髓再生。1966年，Rule和Winter报道一例牙髓坏死伴发瘘管的年轻下颌前磨牙继续发育的病例（Rule & Winter 1966）。未采用局部麻醉，将患牙开髓，清理根管直至探及出血组织，根管内封混合抗生素糊剂。2周后再次打开根管，去除根管内抗生素，放置可吸收性碘仿后使用氧化锌及银汞双层封闭根管。术后3年复查发现牙根继续增厚，根尖闭合。

Nevins等报道了一例关于儿童创伤性嵌入性上颌侧切牙出现不可逆牙髓炎及根尖周炎等症状的病例（Nevins *et al.* 1977）。开髓后见髓腔内化脓，进行根管机械预备及生理盐水冲洗，去除所有牙髓组织，仅保留根尖部分牙髓。将胶原磷酸钙凝胶置于髓腔内，封闭根管。术后7周，患儿无症状，牙根继续发育，随观察时间增加，发育越发明显（图6.5）。

Iwaya等报道一例儿童下颌年轻恒前磨牙发生急性根尖脓肿的病例。患牙可见明显折断的殆面畸形中央尖（Iwaya *et al.* 2001）。开髓后见化脓性渗出，多次使用次氯酸钠和过氧化氢冲洗，根管内放置抗生素。根管口下5 mm探及活髓组织，采用氢氧化钙及树脂粘接修复封闭冠方开口。术后2.5年发现根尖脓肿愈合，根尖孔完全闭合。

Banchs 和 Trope报道了一个相似病例，涉及儿童畸形中央尖折断引起下颌年轻恒前磨牙牙髓坏死（Banchs & Trope 2004）。患牙牙龈肿胀，探及瘘管，开髓后见化脓性渗出。次氯酸钠联合氯己定冲洗根管，未机械预备根管壁。根管内封三联抗菌糊剂1个月后，去除糊剂，诱导根管内形成血凝块，MTA及树脂修复封闭根管口。2年内患者定期复查，第二年影像学复查发现患牙继续发育，冷测有反应。

Chueh 和 Huang发表4个类似病例，即儿童畸形中央尖折断引起下颌前磨牙牙髓坏死（Chueh & Huang 2006）。采用次氯酸钠冲洗根管并使用氢氧化钙消毒根管，结果4例病例均出现牙根继续发育。作者认为这些病例中冠方未形成硬组织是由于氢氧化钙在根管内的放置位置过深。

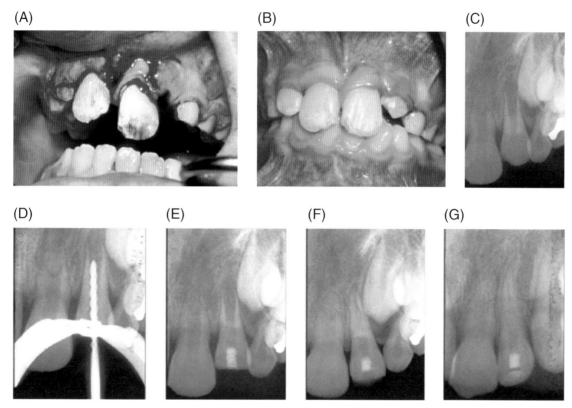

图6.5　（A）患儿因事故导致上颌侧切牙嵌入伤；（B）患牙复位后8周；（C）患牙出现不可逆性牙髓炎及根尖周炎症状；（D）根管预备；（E）根管内放置胶原磷酸钙凝胶；（F）（G）术后1年和3年的影像学显示根尖闭合、根管壁增厚。图片由Dr. Alan Nevins提供。

Cotti等报道一个儿童外伤性上颌年轻切牙牙髓坏死伴发瘘管的病例（Cotti *et al.* 2008）。开髓后使用挖匙清除根管内的坏死组织，次氯酸钠冲洗，封氢氧化钙。15天后瘘管消失，随后去除氢氧化钙，刺激根尖出血，并用MTA及最终充填物进行修复。术后2.5年的影像学复查显示牙根继续发育，根管壁增厚。

Jung等展示一系列关于儿童年轻恒牙牙髓坏死和根尖周炎的病例（Jung *et al.* 2008）。其中4颗牙髓坏死的患牙采用次氯酸钠冲洗，三联抗菌糊剂封药，然后通过诱导根尖出血形成血凝块，放置MTA后树脂永久充填。另外5例病例根管中残留活髓组织，采用上述同样的操作，但未诱导出血。结果发现所有病例均出现根尖闭合，根管壁增厚及牙根增长。

Shah等采用牙髓再生术治疗14颗年轻恒牙牙髓坏死和根尖周炎，并随访3.5年（Shah *et al.* 2008）。将患牙开髓（尽量少地进行根管预备），过氧化氢和次氯酸钠冲洗根管，内封甲醛甲酚行根管消毒。然后刺激根尖出血，仅采用玻璃离子修复患牙而未使用MTA。结果14例病例中，11颗未出现病理症状和体征，8例病例根尖病变愈合，根管壁增厚，而10例病例牙根长度增加。

Ding等完成12个涉及儿童年轻恒牙牙髓坏死并伴随或不伴根尖周病变临床症状的病例（Ding *et al.* 2009）。使用次氯酸钠冲洗根管，三联抗菌糊剂作为根管内封药，1周后使用根管锉诱导出血，MTA和复合树脂修复患牙。复诊过程中6颗患牙症状未消失，故改用根尖诱导成形术，3位患者失访。仅剩的3位患牙15个月随访结果发现症状消失，牙根完成发育，牙髓活力测试阳性。作者认为根管消毒后未能诱导根尖出血是病例失败的原因之一。

Bose等的研究采用牙髓再生术治疗48颗牙髓坏死伴或不伴根尖周病变的年轻恒牙，另外40颗患牙则采用根尖诱导成形术或常规非手术性根管治疗，并对比两者术后牙根继续发育和根管壁增厚的程度（Bose *et al.* 2009）。感染根管使用三联抗菌糊剂、氢氧化钙或者甲醛甲酚消毒。研究结果表明，与根尖诱导成形术或常规非手术性根管治疗相比，使用三联抗菌糊剂或氢氧化钙的牙髓再生术能增加牙根长度。而三联抗菌糊剂较氢氧化钙更能增加根管壁厚度。研究者认为，牙髓再生治疗过程中使用氢氧化钙作为根管封药时，最好将其局限于牙根上1/2。

Reynolds等报道的病例采用牙髓再生术治疗2颗牙髓坏死伴慢性根尖周炎的年轻下前磨牙，并使用次氯酸钠、生理盐水及氯己定行根管冲洗（Reynolds *et al.* 2009）。在放置三联抗菌糊剂前，冠方开髓口内表面涂布粘接剂以防止三联抗菌糊剂引起的牙冠变色。诱导根尖出血后MTA和复合树脂封闭根管。术后18个月，患牙对冷测试有反应，无临床症状，未出现牙冠变色，同时牙根继续发育。

Shin等报道一个儿童下颌年轻前磨牙牙髓部分坏死伴发慢性根尖脓肿的病例（Shin *et al.* 2009）。一次性完成牙髓再生术，采用次氯酸钠、生理盐水和氯己定冲洗根管，未行根管预备，仅干燥根管冠1/2，并用MTA封闭根管口，同时使用氯己定冲洗瘘管。7个月随访发现牙根继续发育，根管壁增厚。尽管术后19个月影像学显示患牙根尖病变愈合，根管壁增厚，但牙髓活力反应仍呈阴性。

Mendoza及其研究团队采用牙髓再生术治疗21个儿童的28颗牙髓坏死年轻恒牙。使用次氯酸钠冲洗根管，氢氧化钙封药，IRM联合玻璃离子修复患牙（Mendoza *et al.* 2010）。术后2年内，85%左右的病例出现牙根长度增加，根尖孔闭合，约15%的病例还形成牙骨质样组织。

Petrino等报道3名儿童的6个年轻恒牙牙髓坏死伴发根尖周炎或慢性根尖脓肿的病例系列（Petrino *et al.* 2010）。使用次氯酸钠、生理盐水及氯己定进行根管冲洗，随后放置三联抗菌糊剂。3周后，诱导根尖出血并用MTA及复合树脂封闭根管。术后1年随访发现所有的患牙根尖病变消失，3颗患牙牙根继续发育，2颗患牙恢复牙髓活力。

Thomson 和 Kahler报道了一个类似的儿童下颌年轻前磨牙牙髓坏死伴发慢性根尖脓肿病例（Thomson & Kahler 2010）。采用牙髓再生术治疗，仅使用次氯酸钠冲洗根管，未行根管预备，因患儿症状及体征无好转，使用三联抗菌糊剂重复消毒根管2次。6周后患者症状消失，使用次氯酸钠冲洗根管，诱导根尖出血，采用MTA、玻璃离子和复合树脂修复患牙。术后18个月复查结果显示患牙牙髓活力测试正常，牙根继续发育。

Nosrat等发表了关于2例儿童下颌年轻磨牙的根尖周炎及慢性根尖脓肿的病例报道（Nosrat *et al.* 2011）。采用与之前报道相似的治疗操作，即使用次氯酸钠冲洗根管及三联抗菌糊剂封药。3周后，刺激根尖出血，采用聚钙混合物（CEM）和银汞充填物封闭根管。术后15～18个月，2颗患牙牙根继续发育，但牙髓活力测试为阴性。

Cehreli等报道6个年轻磨牙牙髓坏死伴发慢性根尖周炎的系列病例，至少一个牙根采用牙髓再生术进行治疗（Cehreli *et al.* 2011）。其中4颗磨牙曾行根管预备。首先用次氯酸钠冲洗根管，氢氧化钙封药。3周复诊时再次使用次氯酸钠冲洗根管并诱导根尖出血，使用MTA和玻璃离子封闭根管。3周后行永久性修复。术后10个月，所有患牙无症状，影像学检查显示根管壁增厚，根尖孔缩小或闭合。经根管预备的2颗患牙对牙髓活力测试有反应。

Chen等报道20个年轻恒牙牙髓坏死伴发根尖周炎或脓肿的系列病例（Chen *et al.* 2011）。治疗过程中尽量少进行根管预备，使用次氯酸钠冲洗根管，然后根管内封氢氧化钙。一旦临床症状和体征消失，诱导根管内出血，MTA封闭根管口，最后行树脂修复。术后6～26个月进行随访，发现所有患牙根尖病变消失，伴随根管壁增厚，牙根继续发育，髓腔封闭、MTA下形成钙化屏障和/或根尖闭合等。

Jung等报道2个下颌年轻第二前磨牙出现牙髓感染及根尖病变的病例（Jung *et al.* 2011）。第一例病例使用Vitapex进行根尖诱导成形术，而第二例病例则采用牙髓再生术。第二例病例发现患牙主根管分离出一个独立根尖。对于牙髓再生术，采用2.5% NaOCl行根管冲洗，然后根管内封三联抗菌糊剂2周。复诊时使用2.5% NaOCl去除三联抗菌糊剂，诱导出血，放置MTA，2周后复合树脂修复患牙。术后31个月随访发现根尖阴影完全消失，但主根管根管壁或根管长度未有改变，而该患牙分离根尖1/3的根管壁增厚，根尖闭合。

Kim等应用牙髓再生术治疗3颗牙髓坏死患牙（Kim *et al.* 2012）。使用3% NaOCl消毒根管，纸尖干燥根管，将环丙沙星、甲硝唑和头孢克洛混合成的三联抗菌糊剂封入根管内2周，cavit封闭根管口。复诊时3% NaOCl和生理盐水去除抗生素混合物，K锉诱导出血，放置MTA，待MTA硬固后在其上封牙胶及复合树脂。2年随访结果显示根尖病变愈合，根管壁厚度和根管长度增加，根尖完全闭合。第2例和第3例病例采用同样的牙髓再生术，4年后复查发现根尖病变完全消失，根管壁增厚。

Aggarwal等对比氢氧化钙根尖诱导成形术和牙髓再生术对同一患者2颗牙髓坏死患牙的疗效（Aggarwal *et al.* 2012）。右上中切牙采用根尖诱导成形术，而左上中切牙则采用牙髓再生术，即使用5.25% NaOCl、生理盐水和2%氯己定行根管冲洗，尽量少地预备根管，放置三联抗菌糊剂1周。复诊时去除抗生素，诱导根尖出血，放置MTA，最后复合树脂永久性修复。2年后，接受牙髓再生术的患牙根尖病变完全消失，根管壁厚度及根管长度均增加，而右上中切牙根管长度或厚度无变化。

Miller等对一个脱位中切牙进行牙再植，8周后采用牙髓再生治疗（Miller *et al.* 2012）。开髓后，发现患牙根尖1/3存在活髓组织。使用2%氯己定消毒根管，EDTA作为最终冲洗剂。纸尖干燥根管，放置三联抗菌糊剂，玻璃离子暂时封闭根管口。6周后，2%氯己定联合17%EDTA清除三联抗菌糊剂，纸尖干燥根管，诱导根尖出血，将MTA置于血凝块上，玻璃离子和Geristore修复患牙。18个月随访结果显示患者无症状，患牙对干冰有反应，根尖闭合，牙根继续发育。

Lenzi 和 Trope报道2个创伤性年轻中切牙的治疗方案（Lenzi & Trope 2012）。2个根管均采用2.5%次氯酸钠冲洗，然后三联抗菌溶液消毒根管，纸尖干燥根管后，使用螺旋充填器将同样的但更厚实的三联抗菌糊剂封入根管，玻璃离子暂封。35天后，生理盐水冲洗根管，通过根管过预备诱导血凝块形成，放置MTA，最后复合树脂修复患牙。术后21个月发现右上切牙根管壁增厚，根尖闭合，根尖阴影消失。然而，左上切牙根管壁厚度无明显变化，根尖病变愈合，并形成硬组织屏障。

Cehreli等采用牙髓再生术治疗2个脱位中切牙（Cehreli *et al.* 2012）。脱位牙再植1周后，根管内封氢氧化钙。3周后，诱导根尖出血，在血凝块上放置MTA。术后18个月，患牙对冷测试有反应，并且根管长度及厚度增加。

Torabinejad和Turman 报道，一个儿童上颌第二前磨牙牙髓坏死伴根尖孔敞开的病例（Torabinejad & Turman 2011）。患牙牙髓最终坏死并伴发根尖周炎症状（图6.6）。开髓后采用次氯酸钠冲洗根管，并放置三联抗菌糊剂。3周后，从患者自身血中提取PRP，并注射至根管内，然后采用MTA、Cavit及银汞封闭根管。5.5个月后，影像学证实根尖病变消失，牙根继续发育，根管壁增厚。临床上患牙牙髓活力测试显示阳性。作者们认为PRP可以作为牙髓再生的理想支架。尽管根管内牙髓再生治疗明显是成功的，但因患者诉患牙变得敏感，最终采取根管治疗处理患牙。将根管内的再生组织去除并进行组织学研究，结果发现与正常牙髓组织相似的活髓结缔组织（图6.6E）。这是口腔医学领域首次提出人牙内使用PRP有可能促进牙髓组织的再生。

上述牙髓再生的临床病例表明，在某些特定的条件下，出现牙髓感染和坏死的根管内硬组织可继续沉积，同时这些病例也提示目前尚缺少牙髓再生治疗的标准操作规范。牙髓再生治疗中使用了各种各样的支架、药物、清理技术及最终修复方法。这些技术会随时间不断发展。为获得一致的理想预后，需要进行更多的研究以确定最佳联合治疗方案。目前并无足够的临床证据证明经过这些治疗方案，组织学水平上实际发生什么变化。为明确根管内再生组织的类型，需采用现有技术进行更多的组织学研究。现今有限的研究结果提示尚未真正实现成牙本质细胞牙髓组织再生。

牙髓再生治疗成功主要依赖于3个因素：能促进硬组织形成的干细胞、能支持细胞分化和生长的三维物理支架，以及刺激细胞增殖和分化的信号分子（Hargreaves *et al.* 2007）。

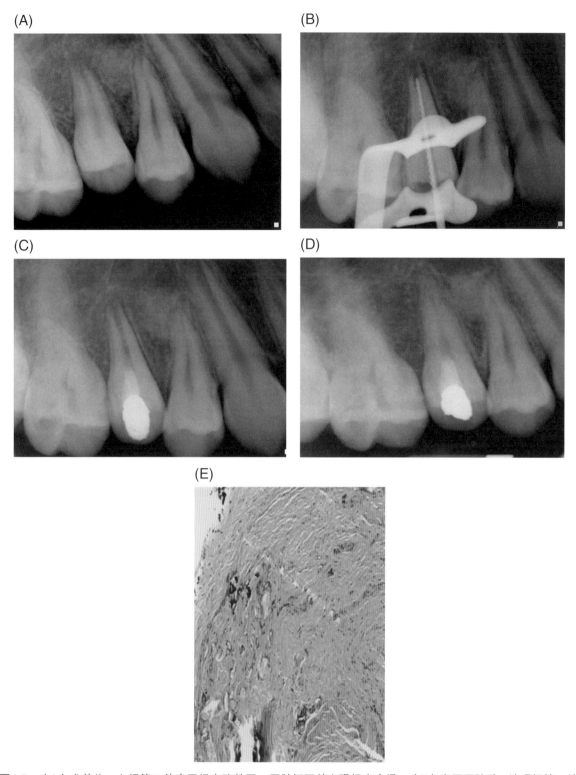

图6.6 （A）术前片。上颌第二前磨牙根尖孔敞开，牙髓坏死并出现根尖病损；（B）患牙开髓后，清理根管，并用三联抗菌糊剂消毒根管；（C）3周后，根管内放置PRP，使用MTA及Cavit封闭根管。1周后，永久充填根管；（D）15个月后影像学结果发现根尖病损消失，根管壁增厚。患牙对冷测试及电活力测试敏感。由于患牙敏感，故采用根管治疗处理患牙；（E）检查根管内组织，均为未被感染的结缔组织。

干细胞对根管内组织再生的潜在作用

未分化细胞能分化为新的成牙本质细胞是实现正常的牙髓再生并生成牙本质的必要条件。Gronthos等在2000年首次报道人牙髓干细胞（DPSCs）（Gronthos, 2000）。DPSCs是间充质干细胞（MSCs）的亚群。它们与骨髓来源的间充质干细胞，即骨髓间充质干细胞（BMMSCs或BMSCs）表现有所不同。DPSCs和BMMSCs具有不同的基因表达谱和分化特性。当BMMSCs与羟基磷灰石/磷酸三钙混合，并移植至体内环境时，能形成内含骨小梁及骨髓的异位骨片，而DPSCs则形成牙髓–牙本质复合体，而非骨髓组织（Huang et al. 2009）。

DPSCs随后被证明与牙髓组织内的微血管形成相关（Shi & Gronthos 2003）。Gronthos等通过免疫选择法分离DPSCs并将其移植至免疫功能不全的小鼠皮下，发现再生的结缔组织形成牙髓–牙本质样结构，从而证明牙髓中存在能分化的干细胞。3个月后复原移植体，发现15%的细胞来源于宿主，表明供体干细胞具有自我更新能力（Gronthos et al. 2002）。

其他研究也有类似的发现。Batouli等分离人DPSCs，并与宿主牙本质一同移植至小鼠皮下，对照组则不移植宿主牙本质（Batouli et al. 2003）。结果发现4周后DPSCs分化为成牙本质细胞，免疫组化染色显示牙本质样的硬组织生成。移植后8周，观察到牙髓–牙本质复合体形成，其中牙髓样组织含有结缔组织、血管以及形成新生牙本质的成牙本质细胞，并在移植的牙本质上发现修复性牙本质。16周时牙髓–牙本质复合体趋于成熟。研究者认为DPSCs不仅能分化为成牙本质细胞，也能聚集其他的宿主细胞形成牙髓样复合体。

Huang等进行DPSCs的体外研究，证明与牙本质表面接触的干细胞能分化为具有成牙本质细胞形态的细胞，并渗透至牙本质小管（Huang et al. 2006; Zhao et al. 2007）。从理论上证实对牙本质的酸处理能降解不同的非胶原基质成分，也可降解诱导成牙本质向分化的生长因子。

Sonoyama等发现另一种与DPSCs类似的干细胞，并将之命名为根尖乳头干细胞（SCAP）。这些干细胞存在于发育牙根的根尖乳头（Sonoyama et al. 2006, 2008）。根尖乳头干细胞在某些方面与DPSCs稍有不同：①SCAP能表达CD24及生存素（DPSCs不表达这两者）；②与DPSCs相比，SCAP具有更强的群体倍增数、端粒酶活性和细胞迁移能力，更高的增殖率及牙本质再生能力（Sonoyama et al. 2006）。据此，SCAP被认为是较DPSCs更成熟的干细胞类型，能分化为成牙本质细胞，从而促进牙根形成。

Huang等后来将SCAP和DPSCs置于空根管，发现根管内重新生成牙髓组织（Huang et al. 2010a）。该研究不仅表明牙髓组织可以再生，而且根管壁上能形成新的牙本质样矿化组织沉积，提示这些DPSCs及SCAP能重组丧失的牙髓组织，并可分化为成牙本质样细胞，在根管壁上形成新的牙本质。

牙髓再生治疗中牙髓干细胞DPSCs及根尖乳头干细胞SCAP的作用

上述研究均表明牙髓及根尖乳头的干细胞具有自我更新能力（能分化为成牙本质细胞）。从逻辑上说，如果牙髓感染后有足够的DPSCs和/或SCAP存活并能经受抗感染治疗，那么它们可能有助于功能性牙髓组织的再生，促使牙本质沉积，并完成牙根发育。

Lin等认为根尖周炎发生时，一部分结构完整且具有功能的活髓仍可存活（Lin et al. 1984）。研究者们将根尖周炎患牙的牙髓拔除并进行组织学研究，发现多数牙根尖区仍见正常、健康的牙髓。这些剩余的牙髓组织可能促使根管内正常牙髓组织的再生（Huang et al. 2008）。

Lovelace等对比牙髓来源及人外周血里的干细胞数量（Lovelace et al. 2011）。刺激牙髓坏死的年轻恒牙根尖出血，收集血样本，通过分子技术检测MSCs的表面标志物（CD73、CD105和STRO-1），并与体循环血样本比较。结果发现根尖血液样本内的干细胞表面标志物是体循环血样本的600倍。这个发现主要有以下2个缺点：第一，不同的MSCs，如BMMSCs和DPSCs/SCAP之间并无特异性干细胞表面标志物。SCAP可能有些特殊的表面标志物，如DPSCs或者BMMSCs均不表达的CD24（Sonoyama et al. 2006）。因此，检测到MSCs细胞表面标志物并不意味着这些细胞就是DPSCs或SCAP。DPSCs的表面标志物也具备非特异性，可表达于成骨样细胞。第二，从根管内收集的血样本明显较外周血包含更多的MSCs。在收集血样本过程中，超出根尖孔3~5 mm的过预备可轻易破坏根尖周组织。这些组织的血管周具有成骨样细胞和MSCs，能通过根管内出血被收集。因此，可预期能检测到CD105, CD73及 STRO-1的细胞表达。另一方面，外周血里很少能检测到BMMSCs（Kuznetsov et al. 2007）。

　　能否实现年轻恒牙牙髓再生取决于抗感染后是否有存活的牙髓及根尖乳头组织。对于牙髓及根尖乳头彻底感染的病例，牙髓不可能再生，最好的结果可能是根管内形成牙骨质、骨及牙周膜韧带等牙周组织（图6.7和图6.8）（Huang *et al.* 2008; Huang 2009）。另一方面，若牙髓及根尖乳头能存活，牙髓再生治疗有可能促进完整牙髓的再生及新牙本质在根管壁沉积。

牙髓再生过程中的生物支架和生长因子

　　研究表明根管内残余组织可影响牙髓再生，使用支架可促进牙髓再生。England 和 Best切断40颗狗年轻恒牙牙髓，其中一狗牙保持髓腔开放，另一半则用Cavit封闭（England & Best 1977）。结果发现根尖封闭率较高，根尖孔处出现明显的牙骨质沉积。然而，该研究未发现再生的牙髓组织或者牙根继续增厚。

　　Ostby（1961）建议将血作为牙髓再生的基质。Myers 和 Fountain在其研究中发现血凝块未被降解，反而作为基质引导组织向根管内生长（Myers & Fountain 1974）。Thibodeau 等报道，与不使用基质或者使用胶原基质相比，以血作为基质材料更好（Thibodeau *et al.* 2007）。Chang等体外研究表明，胶原由于存在收缩性，并不是组织再生的理想基质（Chang *et al.* 1998）。

　　聚血小板血浆（PRP）是一种自体血来源，包含常规血样本3.5倍以上的血小板（Lindeboom *et al.* 2007）。这些血小板被认为含有大量特定的生长因子，可通过不同的机制促进伤口愈合。这些生长因子包括血小板源性生长因子（PDGF）、转化生长因子（TGF）、血管内皮生长因子（VEGF）、成纤维细胞生长因子（FGF）、骨粘连蛋白、骨钙素以及白介素-1（IL-1）（Loe 1967; Broughton *et al.* 2006; Graziani *et al.* 2006）。PDGF能加快伤口基质沉积，促进PMNs、巨噬细胞、成纤维细胞及平滑肌细胞等的细胞趋化性，并可增强成血管能力（Senior *et al.* 1983; Graziani *et al.* 2006）。TGF能促进巨噬细胞和成纤维细胞的趋化性，加速胶原的沉积与形成，促进血管生成以及抑制胶原降解等（Marx *et al.* 1998; Graziani *et al.* 2006）。而VEGF则能诱导血管生成（Knighton *et al.* 1983; Graziani *et al.* 2006）。

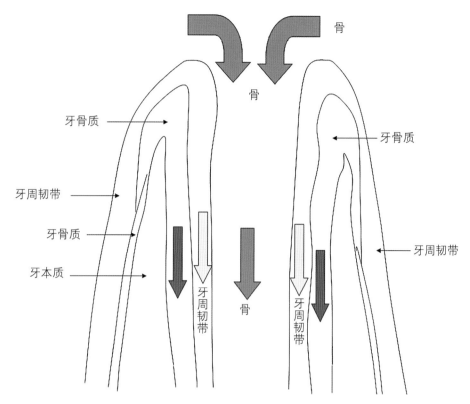

图6.7 骨、PDL（牙周韧带）和牙骨质等牙周组织长入髓腔。

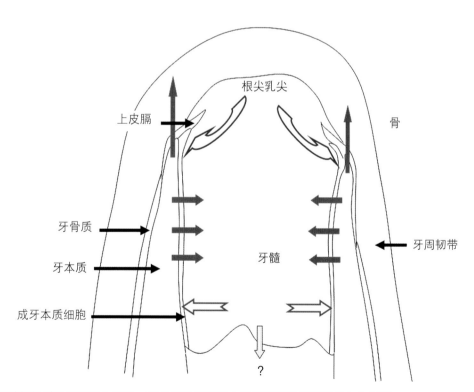

图6.8 剩余牙髓组织诱导牙髓再生假设。问号表示目前尚未确定牙髓组织是否长入空根管。

PRP是从静脉血样本中提取的，不同的厂商提取的量有所不同。提取的血样本中需与含有柠檬酸盐和葡萄糖的抗凝剂混合，柠檬酸盐和葡萄糖能结合血钙，防止在PRP提取完成前形成血凝块。全血样本通过离心形成密度阶梯，从而分离血样本中的不同成分。离心后的血样本包含3种成分：红细胞层（含红细胞），PRP层及贫血小板血浆（PPP）层。PRP层包含的血小板最多，能被单独提取并与氯化钙凝血酶溶液等促凝剂混合，形成凝胶样溶液，用于各种手术操作（Harnack *et al.* 2009; Rutkowski *et al.* 2010）。

PRP已应用于口腔手术及牙周软组织手术等多种口腔操作中（Marx *et al.* 1998; Anitua 2001; Camargo *et al.* 2002, 2005; Kim *et al.* 2002; Lekovic *et al.* 2002; Nikolidakis & Jansen 2008）。Rutkowski等拔除第三磨牙，观察术后并发症和骨愈合情况，发现与不使用PRP相比，将PRP置于拔牙创口，能早期在X线上观察到明显的骨密度增加（Rutkowski *et al.* 2010）。通过CT 扫描，PRP也被证明能增强移植骨的成骨能力，减少牙槽突裂患者接受髂骨移植术后的骨吸收（Oyama *et al.* 2004）。Marx等也证明PRP能促进骨再生（Marx *et al.* 1998）。

PRP促进软组织愈合的机制包括：刺激肉芽组织，减少炎症，增加胶原含量，以及增强早期创口强度（Pierce *et al.* 1992; Bashutski & Wang 2008）。Lindeboom等检测10位患者经上颌窦提升术后的黏膜微毛细血管密度，发现术后10天，使用PRP治疗的黏膜创口疗效较未使用PRP的明显增强（Lindeboom *et al.* 2007）。其他研究也证实不同的生长因子也有类似的加速创口愈合的疗效（Pierce *et al.* 1988; Wieman et al. 1998; Smiell *et al.* 1999）。

Zhu等在狗动物模型上使用PRP及DPSCs以促进牙髓再生。发现单独使用PRP或者PRP联合DPSCs均不能促使发育完成的恒牙或年轻恒牙牙髓再生，仅可在根管内发现牙骨质样组织、牙周样组织以及骨组织的生成（Zhu *et al.* 2012,2013）（图 6.9）。PRP联合DPSCs不能促进牙髓组织再生的原因尚未明确。由于上述研究中单独使用DPSCs不能诱导牙髓再生，PRP的作用亦未明确。

作为第二代血小板浓缩物，富血小板纤维蛋白（PRF）是在不添加任何化学试剂情况下通过血样本离心获取的。制备PRF过程中无须使用抗凝剂、牛凝血酶、氯化钙或者其他外源性激活剂（与PRP不同）。因此，椅旁准备PRF较PRP简单、快捷及容易。此外，PRF能产生低成本的自体纤维蛋白膜，可用作基质类的纤维蛋白绷带以加快创口愈合，而PRP则是一种凝胶样物质（Dohan et al. 2006）。

由于存在人为干预，PRP的聚合较快速，而PRF需与血样本中的天然凝血酶反应，因此聚合反应相对较慢。这种缓慢的聚合反应可产生一个与天然纤维蛋白基质非常相似的三维纤维蛋白结构，能更有效地诱导细胞迁移及增殖。不同的聚合模式会影响每一种物质的结构及生物特性。纤维蛋白能形成2种不同的结构：双侧连接或者等边连接。双侧连接由形成PRP的高浓度凝血酶组成，可促使纤维蛋白聚合物增厚，却不利于细胞因子聚集和细胞迁移。PRF中的低浓度凝血酶能形成等边连接，从而产生良好的网状结构，促进细胞因子聚集和细胞迁移，在保持强度的同时增强弹性。因此，PRF膜的生理结构更适用于创口愈合。PRF制备过程中会产生一种纤维蛋白基质，其内包含高浓度的完整血小板，这些血小板均未被激活，且具备功能性，能在7天内释放恒定浓度的生长因子（Carroll et al. 2005）。PRF是由细胞因子、glycanic链及处于缓慢聚合的纤维蛋白网中的结构糖蛋白组成（Pradeep et al. 2012）。

目前已有研究探讨PRF在面部整形外科学、上颌窦提升术以及牙周缺损修复等不同操作中的作用优势。PRF也可作为体内培养人骨膜细胞的合适支架（Pradeep et al. 2012）。然而，尚需更多的研究以全面认识这种材料的成分。

相较于其他获取血小板浓缩物的方法，PRF技术的局限性在于即刻离心分离血样本时的快速操作是获取有效的PRF块的关键。若血样本收集至离心期间时间过长，弥散性聚合过程中可能会出现失败。PRF需在血样本提取和离心后立刻使用，而PRP在使用前需要几分钟的激活时间（Pradeep et al. 2012）。

Huang等（2010b）的研究检测PRF对牙髓细胞（DPCs）的生物学作用。PRF样本来自6个健康志愿者，而人DPCs是从拔除的健康第三磨牙分离获得，检测细胞增殖，骨保护素（OPG）表达及碱性磷酸酶（ALP）活性等。研究发现PRF不影响DPCs的存活，相差显微镜下见DPCs黏附在PRF边缘。PRF可增强DPCs的细胞增殖和OPG的表达，并明显上调ALP活性。这些结果表明PRF有望作为生物活性支架应用于牙髓再生。

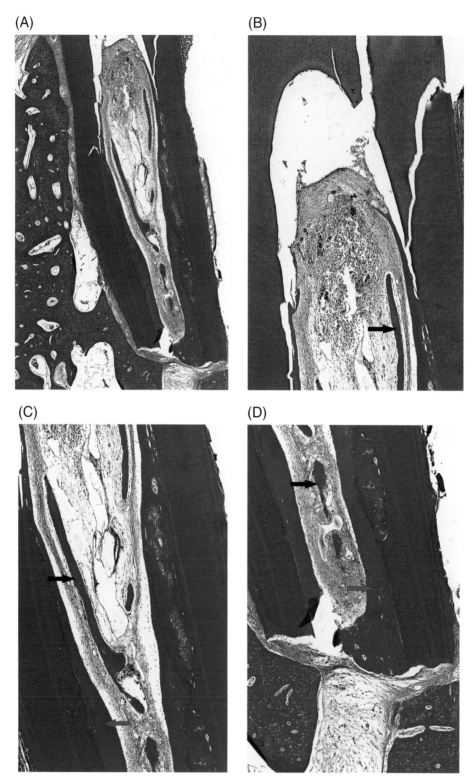

图6.9 体内研究中根管新生组织的组织学图像。犬牙根管感染再消毒后，将牙髓细胞及聚血小板血浆移植至根管内。90天后以安乐死处死动物，并对患牙进行组织学分析。（A）牙纵切片显示根管内充满活髓组织；（B）近根管冠1/3显示部分血管纤维组织受感染，骨小梁样组织（箭头）内生长至根管，根管壁形成一层牙骨质样组织；（C）根管中1/3放大后发现根管壁上形成骨样组织（黑色箭头）和牙骨质样组织（蓝色箭头）；（D）根尖1/3放大后见类骨岛（黑色箭头）和一层厚的含细胞的牙骨质样组织（蓝色箭头）（经同意后改编自Zhu *et al.* 2013）。

有研究发现DPSCs等不成熟干细胞需要通过生长因子进行细胞分化（Friedlander *et al.* 2009）。PRP中包含能激活信号通路的生长因子，如PDGF和TGF（Graziani *et al.* 2006）。Kim及其研究团队将PDGF、VEGF、bFGF和BMP等细胞因子置于牙内的牙髓细胞中，探讨这些生长因子对牙髓细胞趋向性的诱导作用（Kim *et al.* 2010）。该研究团队将拔除的人牙牙髓摘除，将细胞因子置于患牙，然后把样本埋于鼠背部3周。结果发现这些生长因子能引导干细胞在牙内形成新的牙髓样组织。PDGF及IGF能诱导未成熟干细胞分化为类牙髓组织，从而可能促进牙髓再生（Howell *et al.* 1997; Denholm *et al.* 1998）。

牙髓再生术的临床操作流程

美国牙髓病学医师协会关于牙髓再生术临床操作的建议修订版内容如下：

初诊

局部麻醉下橡皮障隔离，开髓，连续使用大量1.5%次氯酸钠彻底地冲洗根管，动作轻柔，尽可能减少冲洗液超出根尖孔进入根尖周组织。干燥根管后封抗生素糊剂或氢氧化钙进行根管消毒。若采用三联抗菌糊剂封药，应考虑使用牙本质粘接剂封闭髓腔以减少牙变色风险，以1∶1∶1比例混合环丙沙星、甲硝唑及米诺环素，调配成低浓度（0.01～0.1 mg/mL）三联抗菌糊剂，减少毒性。使用螺旋输送器、MAP系统或者注射器将三联抗菌糊剂放置于根管内，确保糊剂位于釉牙本质界（CEJ）以下，以减少牙冠染色。开髓口3～4 mm厚以Cavit及玻璃离子双层封闭根管（图6.10A～C）。

复诊

术后3～4周后评估初诊治疗的疗效。若仍存在持续感染症状，则再次封相同的抗菌药物或选择另一种抗菌剂消毒根管，并让患者3～4周后复诊。若患者的持续感染症状消失，则开始牙髓再生治疗的第二阶段疗程。

使用不含血管收缩剂的3%甲哌卡因（以更好地诱导根尖出血）进行局部麻醉后，安置橡皮障并去除暂封材料。大量1.5%次氯酸钠联合20mL 17% EDTA连续冲洗根管，最后使用生理盐水冲洗系统冲洗根管，尽可能减少冲洗液超出根尖孔进入根尖周组织。纸尖干燥根管，使用10号～15号根管锉过度预备根管，诱导根尖出血至釉牙本质界下3 mm，等待10分钟以形成血凝块，或者选用PRP或者PRF作为支架置于根管内。有些临床医师建议将CollaPlug/Collacote等胶原膜置于支架上，用以控制MTA的水平位置。根管内封3～4 mm厚的MTA，上面放一湿润棉球，促进MTA的完全固化，然后使用暂时材料封闭根管（图 6.10D）。待MTA完全硬化，去除暂封材料，用复合树脂等修复性材料封闭根管口。也可以先在MTA上直接使用强化型玻璃离子，再行永久性充填。为降低MTA染色的风险，可考虑在患牙的美学区域处使用牙本质粘接试剂封闭髓腔。

临床及影像学随访

牙髓再生术后，患者至少在1～2年内每3～6个月复诊检查（图 6.10E）。在随访阶段结束前，若患者无临床症状，根尖病变影像消失，根管壁增厚，根管长度增加（录像），则表明牙髓再生治疗是成功的。

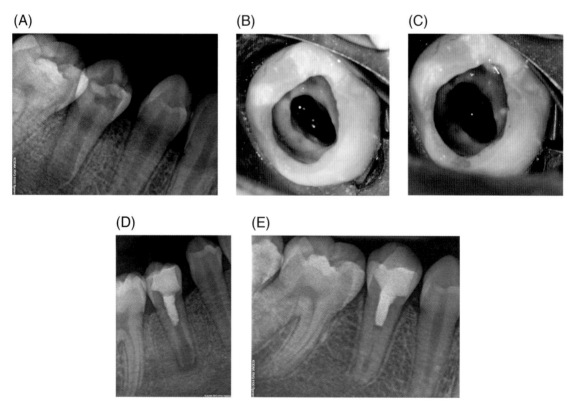

图6.10 （A）术前片。下颌第二前磨牙根尖孔敞开，牙髓坏死伴随根尖周病损；（B）开髓后见坏死牙髓；（C）清理和消毒根管后，诱导根尖出血至根管内；（D）血凝块上放置MTA；（E）术后15个月，X线显示根尖周病损消失，根管壁增厚。图片由Dr Debby Knaup提供。

参考文献

[1]Aggarwal, V., Miglani, S., Singla, M. (2012) Conventional apexification and revascularization induced maturogenesis of two non-vital, immature teeth in same patient: 24 months follow up of a case. *Journal of Conservation Dentistry* **15**(1), 68–72.

[2]Alsousou, J., Thompson, M., Hulley, P., *et al.* (2009) The biology of platelet-rich plasma and its application in trauma and orthopaedic surgery: a review of the literature. *Journal of Bone and Joint Surgery of Britain* **91**(8), 987–996.

[3]American Association of Endodontists. Considerations for Regenerative Procedures. Available at: http://www.aae. org/uploadedfiles/clinical_resources/regenerative_endodontics/considerationsregendo7-31-13.pdf

[4]Andreasen, J.O., Borum, M.K., Jacobsen, H.L., *et al.* (1995) Replantation of 400 avulsed permanent incisors. 2. Factors related to pulpal healing. *Endodontics and Dental Traumatology* **11**(2), 59–68.

[5]Anitua, E. (2011) The use of plasma-rich growth factors (PRGF) in oral surgery. Practical Procedures in Aesthetic Dentistry **13**(6), 487–93; quiz 487–493.

[6]Banchs, F., Trope, M. (2004) Revascularization of immature permanent teeth with apical periodontitis: new treatment protocol? *Journal of Endodontics* **30**(4), 196–200.

[7]Barrett, A.P., Reade, P.C. (1981) Revascularization of mouse tooth isografts and allografts using autoradiography and carbon-perfusion. *Archives of Oral Biology* **26**(7), 541–545.

[8]Bashutski, J.D., Wang, H.L. (2008) Role of platelet-rich plasma in soft tissue root-coverage procedures: a review. *Quintessence International* **39**(6), 473–483.

[9]Batouli, S., Miura, M., Brahim, J., *et al.* Comparison of stem-cell-mediated osteogenesis and dentinogenesis. *Journal of Dental Research* **82**(12), 976–981.

[10]Bauss, O., Schilke, R., Fenske, C., *et al.* (2002) Autotransplantation of immature third molars: influence of different splinting methods and fixation periods. *Dental Traumatology* **18**(6), 322–328.

[11]Bose, R., Nummikoski, P., Hargreaves, K. (2009) A retrospective evaluation of radiographic outcomes in immature teeth with necrotic root canal systems treated with regenerative endodontic procedures. *Journal of Endodontics* **35**(10), 1343–1349.

[12]Broughton, G., 2nd, Janis, J.E., Attinger, C.E. (2006) Wound healing: an overview. *Plastic and Reconstructive Surgery* **117**(7 Suppl), 1e-S–32e-S.

[13]Buhrley, M.R., Corr, R., Shabahang, S., *et al.* (2011) Identification of tissues formed after pulp revascularization in a Ferret model. *Journal of Endodontics* **37**(3), 29.

[14]Camargo, P.M., Lekovic, V., Weinlaender, M., *et al.* (2002) Platelet-rich plasma and bovine porous bone mineral combined with guided tissue regeneration in the treatment of intrabony defects in humans. *Journal of Periodontal Research* **37**(4), 300–306.

[15]Camargo, P.M., Lekovic, V., Weinlaender, M., (2005) A reentry study on the use of bovine porous bone mineral, GTR, and platelet-rich plasma in the regenerative treatment of intrabony defects in humans. *International Journal of Periodontics and Restorative Dentistry* **25**(1), 49–59.

[16]Carroll, R., Amoczky, S., Graham, S., *et al.* (2005) *Characterization of Autologous Growth Factors in Cascade Platelet Rich Fibrin Matrix (PRFM)*. Musculoskeletal Transplant Foundation, Edison, NJ.

[17]Cehreli, Z.C., Isbitiren, B., Sara, S., *et al.* (2011) Regenerative endodontic treatment (revascularization) of immature necrotic molars medicated with calcium hydroxide: a case series. *Journal of Endodontics* **37**(9), 1327–1330.

[18]Cehreli, Z.C., Sara, S., Aksoy, B. (2012) Revascularization of immature permanent incisors after severe extrusive luxation injury. *Journal of the Canadian Dental Association* **78**, c4.

[19]Chang, M.C., Lin, C.P., Huang, T.F., *et al.* (1998) Thrombin-induced DNA synthesis of cultured human dental pulp cells is dependent on its proteolytic activity and modulated by prostaglandin E2. *Journal of Endodontics* **24**(11), 709–713.

[20]Chen, M.Y., Chen, K.L., Chen, C.A., *et al.* (2012) Responses of immature permanent teeth with infected necrotic pulp tissue and apical periodontitis/abscess to revascularization procedures. *International Endodontics Journal* **45**(3), 294–305.

[21]Chen, X., Bao, Z.F., Liu, Y., *et al.* (2013) Regenerative endodontic treatment of an immature permanent tooth at an early stage of root development: a case report. *Journal of Endodontics* **39**(5), 719–722.

[22]Chueh, L.H., Huang, G.T. (2006) Immature teeth with periradicular periodontitis or abscess undergoing apexogenesis: a paradigm shift. *Journal of Endodontics* **32**(12), 1205–1213.

[23]Cotti, E., Mereu, M., Lusso, D. (2008) Regenerative treatment of an immature, traumatized tooth with apical periodontitis: report of a case. *Journal of Endodontics* **34**(5), 611–616.

[24]Cvek, M., Cleaton-Jones, P., Austin, J., *et al.* (1990a) Effect of topical application of doxycycline on pulp revascularization and periodontal healing in reimplanted monkey incisors. *Endodontics and Dental Traumatology* **6**(4), 170–176.

[25]Cvek, M., Cleaton-Jones, P., Austin, J., *et al.* (1990b) Pulp revascularization in reimplanted immature monkey incisors– predictability and the effect of antibiotic systemic prophylaxis. *Endodontics and Dental Traumatology* **6**(4), 157–169.

[26]da Silva, L.A., Nelson-Filho, P., da Silva, R.A., *et al.* (2010) Revascularization and periapical repair after endodontic treatment using apical negative pressure irrigation versus conventional irrigation plus triantibiotic intracanal dressing in dogs' teeth with apical periodontitis. *Oral surgery, Oral Medicine, Oral Pathology, Oral Radiology, and Endodontics* **109**(5), 779–787.

[27]Das, S., Das, A.K., Murphy, R.A. (1997) Experimental apexigenesis in baboons. *Endodontics and Dental Traumatology* **13**(1), 31–35.

[28]Denholm, I.A., Moule, A.J., Bartold, P.M. (1998) The behaviour and proliferation of human dental pulp cell strains in vitro, and their response to the application of platelet-derived growth factorBB and insulin-like growth factor-1. *International Endodontics Journal* **31**(4), 251–258.

[29]Ding, R.Y., Cheung, G.S., Chen, J., *et al.* (2009) Pulp revascularization of immature teeth with apical periodontitis: a clinical study. *Journal of Endodontics* **35**(5), 745–749.

[30]Dohan, D.M., Choukroun, J., Diss, A., *et al.* (2006) Platelet-rich fibrin (PRF): a second-generation platelet concentrate. Part I: technological concepts and evolution. *Oral Surgery, Oral Medicine, Oral Pathology, Oral Radiology, and Endodontics* **101**(3), e37–44.

[31]England, M.C., Best, E. (1977) Noninduced apical closure in immature roots of dogs' teeth. *Journal of Endodontics* **3**(11), 411–417.

[32]Friedlander, L.T., Cullinan, M.P., Love, R.M. (2009) Dental stem cells and their potential role in apexogenesis and

apexification. *International Endodontics Journal* **42**(11), 955–962.

[33]Fuss, Z. (1985) Successful self-replantation of avulsed tooth with 42-year follow-up. *Endodontics and Dental Traumatology* **1**(3), 120–122.

[34]Goncalves, S.B., Dong, Z., Bramante, C.M., *et al.* (2007) Tooth slicebased models for the study of human dental pulp angiogenesis. *Journal of Endodontics* **33**(7), 811–814.

[35]Graziani, F., Ivanovski, S., Cei, S., *et al.* (2006) The in vitro effect of different PRP concentrations on osteoblasts and fibroblasts. *Clinical Oral Implants Research* **17**(2), 212–219.

[36]Gronthos, S., Brahim, J., Li, W., *et al.* Stem cell properties of human dental pulp stem cells. *Journal of Dental Research* **81**(8), 531–535.

[37]Gronthos, S., Mankani, M., Brahim, J., *et al.* (2000) Postnatal human dental pulp stem cells (DPSCs) in vitro and in vivo. *Proceedings of the National Academy of Sciences of the U S A* **97**(25), 13625–13630.

[38]Ham, J.W., Patterson, S.S., Mitchell, D.F. (1972) Induced apical closure of immature pulpless teeth in monkeys. *Oral Surgery, Oral Medicine, Oral Pathology* **33**(3), 438–449.

[39]Hargreaves, K.M., Giesler, T., Henry, M., *et al.* (2008) Regeneration potential of the young permanent tooth: what does the future hold? *Journal of Endodontics* **34**(7 Suppl), S51–56.

[40]Harnack, L., Boedeker, R.H., Kurtulus, I., *et al.* (2009) Use of platelet-rich plasma in periodontal surgery – a prospective randomised double blind clinical trial. *Clinical Oral Investigations* **13**(2), 179–187.

[41]Hiremath, H., Gada, N., Kini, Y., *et al.* (2008) Single-step apical barrier placement in immature teeth using mineral trioxide aggregate and management of periapical inflammatory lesion using platelet-rich plasma and hydroxyapatite. *Journal of Endodontics* **34**(8), 1020–1024.

[42]Howell, T.H., Fiorellini, J.P., Paquette, D.W., *et al.* (1997) A phase I/II clinical trial to evaluate a combination of recombinant human platelet-derived growth factor-BB and recombinant human insulin-like growth factor-I in patients with periodontal disease. *Journal of Periodontology* **68**(12), 1186–1193.

[43]Huang, G.T. (2009) Apexification: the beginning of its end. *International Endodontics Journal* **42**(10), 855–866.

[44]Huang, G.T., Sonoyama, W., Chen, J., *et al.* (2006) In vitro characterization of human dental pulp cells: various isolation methods and culturing environments. *Cell and Tissue Research* **324**(2), 225–236.

[45]Huang, G.T., Sonoyama, W., Liu, Y., *et al.* (2008) The hidden treasure in apical papilla: the potential role in pulp/dentin regeneration and bioroot engineering. *Journal of Endodontics* **34**(6), 645–651.

[46]Huang, G.T., Gronthos, S., Shi, S. (2009) Mesenchymal stem cells derived from dental tissues vs. those from other sources: their biology and role in regenerative medicine. *Journal of Dental Research* **88**(9), 792–806.

[47]Huang, G.T., Yamaza, T., Shea, L.D., *et al.* (2010a) Stem/progenitor cell-mediated de novo regeneration of dental pulp with newly deposited continuous layer of dentin in an in vivo model. *Tissue Engineering Part A* **16**(2), 605–615.

[48]Huang, F.M., Yang, S.F., Zhao, J.H., *et al.* (2010b) Platelet-rich fibrin increases proliferation and differentiation of human dental pulp cells. *Journal of Endodontics* **36**(10), 1628–1632.

[49]Iwaya, S.I., Ikawa, M., Kubota, M. (2001) Revascularization of an immature permanent tooth with apical periodontitis and sinus tract. *Dental Traumatology* **17**(4), 185–187.

[50]Jadhav, G., Shah, N., Logani, A. (2012) Revascularization with and without platelet-rich plasma in nonvital, immature, anterior teeth: a pilot clinical study. *Journal of Endodontics* **38**(12), 1581–1587.

[51]Jeeruphan, T., Jantarat, J., Yanpiset, K., *et al.* (2012) Mahidol study 1: comparison of radiographic and survival

outcomes of immature teeth treated with either regenerative endodontic or apexification methods: a retrospective study. *Journal of Endodontics* **38**(10), 1330–1336.

[52]Johnson, W.T., Goodrich, J.L., James, G.A. (1985) Replantation of avulsed teeth with immature root development. *Oral Surgery, Oral Medicine, Oral Pathology* **60**(4), 420–427.

[53]Jung, I.Y., Lee, S.J., Hargreaves, K.M. (2008) Biologically based treatment of immature permanent teeth with pulpal necrosis: a case series. *Journal of Endodontics* **34**(7), 876–887.

[54]Jung, I.Y., Kim, E.S., Lee, C.Y., *et al.* (2011) Continued development of the root separated from the main root. *Journal of Endodontics* **37**(5), 711–714.

[55]Kakehashi, S., Stanley, H.R., Fitzgerald, R.J. (1965) The effects of surgical exposures of dental pulps in germ-free and conventional laboratory rats. *Oral Surgery, Oral Medicine, Oral Pathology* **20**, 340–349.

[56]Kerekes, K., Heide, S., Jacobsen, I. (1980) Follow-up examination of endodontic treatment in traumatized juvenile incisors. *Journal of Endodontics* **6**(9), 744–748.

[57]Keswani, D., Pandey, R.K. (2013) Revascularization of an immature tooth with a necrotic pulp using platelet-rich fibrin: a case report. *International Endodontics Journal* **46**(11), 1096–1104.

[58]Kim, S.G., Kim, W.K., Park, J.C., *et al.* (2002) A comparative study of osseointegration of Avana implants in a demineralized freeze-dried bone alone or with platelet-rich plasma. *Journal of Oral and Maxillofacial Surgery* **60**(9), 1018–1025.

[59]Kim, D.S., Park, H.J., Yeom, J.H., *et al.* (2012) Long-term follow-ups of revascularizedimmature necrotic teeth: three case reports. *International Journal of Oral Science* **4**(2), 109–113.

[60]Kim, J.Y., Xin, X., Moioli, E.K., *et al.* (2010) Regeneration of dental pulp-like tissue by chemotaxis-induced cell homing. *Tissue Engineering Part A* **16**(10), 3023–3031.

[61]Kling, M., Cvek, M., Mejare, I. (1986) Rate and predictability of pulp revascularization in therapeutically reimplanted permanent incisors. *Endodontics and Dental Traumatology* **2**(3), 83–89.

[62]Knighton, D.R., Hunt, T.K., Scheuenstuhl, H., *et al.* (1983) Oxygen tension regulates the expression of angiogenesis factor by macrophages. *Science* **221**(4617), 1283–1285.

[63]Kuznetsov, S.A., Mankani, M.H., Leet, A.I., *et al.* (2007) Circulating connective tissue precursors: extreme rarity in humans and chondrogenic potential in guinea pigs. *Stem Cells* **25**(7), 1830–1839.

[64]Kvinnsland, I., Heyeraas, K.J. (1989) Dentin and osteodentin matrix formation in apicoectomized replanted incisors in cats. *Acta Odontologica Scandinavica* **47**(1), 41–52.

[65]Lekovic, V., Camargo, P.M., Weinlaender, M., *et al.* (2002) Comparison of platelet-rich plasma, bovine porous bone mineral, and guided tissue regeneration versus plateletrich plasma and bovine porous bone mineral in the treatment of intrabony defects: a reentry study. *Journal of Periodontology* **73**(2), 198–205.

[66]Lenzi, R., Trope, M. (2012) Revitalization procedures in two traumatized incisors with different biological outcomes. *Journal of Endodontics* **38**(3), 411–414.

[67]Lin, L., Shovlin, F., Skribner, J., *et al.* (1984) Pulp biopsies from the teeth associated with periapical radiolucency. *Journal of Endodontics* **10**(9), 436–448.

[68]Lindeboom, J.A., Mathura, K.R., Aartman, I.H., *et al.* (2007) Influence of the application of platelet-enriched plasma in oral mucosal wound healing. *Clinical Oral Implants Research* **18**(1), 133–139.

[69]Loe, H. (1967) The Gingival Index, the Plaque Index and the Retention Index Systems. *Journal of Periodontology* **38**(6):Suppl, 610–616.

[70]Love, R.M. (1996) Bacterial penetration of the root canal of intact incisor teeth after a simulated traumatic injury. *Endodontics and Dental Traumatology* **12**(6), 289–293.

[71]Lovelace, T.W., Henry, M.A., Hargreaves, K.M., *et al*. (2011) Evaluation of the delivery of mesenchymal stem cells into the root canal space of necrotic immature teeth after clinical regenerative endodontic procedure. *Journal of Endodontics* **37**(2), 133–138.

[72]Marx, R.E., Carlson, E.R., Eichstaedt, R.M., *et al*. (1998) Plateletrich plasma: Growth factor enhancement for bone grafts. *Oral Surgery, Oral Medicine, Oral Pathology, Oral Radiology, and Endodontics* **85**(6), 638–646.

[73]Mendoza, A.M., Reina, E.S., Garcia-Godoy, F. (2010) Evolution of apical formation on immature necrotic permanent teeth. *American Journal of Dentistry* **23**(5), 269–274.

[74]Mesaros, S.V., Trope, M. (1997) Revascularization of traumatized teeth assessed by laser Doppler flowmetry: case report. *Endodontics and Dental Traumatology* **13**(1), 24–30.

[75]Miller, E.K., Lee, J.Y., Tawil, P.Z., *et al*. (2012) Emerging therapies for the management of traumatized immature permanent incisors. *Pediatric Dentistry* **34**(1), 66–69.

[76]Monsour, F.N. (1971) Pulpal changes following the reimplantation of teeth in dogs: a histological study. *Australian Dental Journal* **16**(4), 227–231.

[77]Myers, W.C., Fountain, S.B. (1974) Dental pulp regeneration aided by blood and blood substitutes after experimentally induced periapical infection. *Oral Surgery, Oral Medicine, Oral Pathology* **37**(3), 441–450.

[78]Nevins, A.J., Finkelstein, F., Borden, B.G., *et al*. (1976) Revitalization of pulpless open apex teeth in rhesus monkeys, using collagen-calcium phosphate gel. *Journal of Endodontics* **2**(6), 159–165.

[79]Nevins, A., Wrobel, W., Valachovic, R., *et al*. (1977) Hard tissue induction into pulpless open-apex teeth using collagen-calcium phosphate gel. *Journal of Endodontics* **3**(11), 431–433.

[80]Nevins, A., Finkelstein, F., Laporta, R., *et al*. (1978) Induction of hard tissue into pulpless open-apex teeth using collagen-calcium phosphate gel. *Journal of Endodontics* **4**(3), 76–81.

[81]Nikolidakis, D., Jansen, J.A. (2008) The biology of platelet-rich plasma and its application in oral surgery: literature review. *Tissue Engineering. Part B, Reviews* **14**(3), 249–258.

[82]Nosrat, A., Seifi, A., Asgary, S. (2011) Regenerative endodontic treatment (revascularization) for necrotic immature permanent molars: a review and report of two cases with a new biomaterial. *Journal of Endodontics* **37**(4), 562–527.

[83]Ostby, B.N. (1961) The role of the blood clot in endodontic therapy. An experimental histologic study. *Acta Odontologica Scandinavica* **19**, 324–353.

[84]Oyama, T., Nishimoto, S., Tsugawa, T., *et al*. (2004) Efficacy of platelet-rich plasma in alveolar bone grafting. *Journal of Oral Maxillofacial Surgery* **62**(5), 555–558.

[85]Petrino, J.A., Boda, K.K., Shambarger, S., *et al*. (2010) Challenges in regenerative endodontics: a case series. *Journal of Endodontics* **36**(3), 536–541.

[86]Pierce, G.F., Mustoe, T.A., Senior, R.M., *et al*. (1988) In vivo incisional wound healing augmented by platelet-derived growth factor and recombinant c-sis gene homodimeric proteins. *Journal of Experimental Medicine* **167**(3), 974–987.

[87]Pierce, G.F., Tarpley, J.E., Yanagihara, D., *et al*. (1992) Plateletderived growth factor (BB homodimer), transforming growth factor-beta 1, and basic fibroblast growth factor in dermal wound healing. *Neovessel and matrix formation and cessation of repair. American Journal of Pathology* **140**(6), 1375–1388.

[88]Pradeep, A.R., Rao, N.S., Agarwal, E., *et al.* (2012) Comparative evaluation of autologous platelet-rich fibrin and platelet-rich plasma in the treatment of 3-wall intrabony defects in chronic periodontitis: a randomized controlled clinical trial. *Journal of Periodontology* **83**(12), 1499–1507.

[89]Reynolds, K., Johnson, J.D., Cohenca, N. (2009) Pulp revascularization of necrotic bilateral bicuspids using a modified novel technique to eliminate potential coronal discolouration: a case report. *International Endodontics Journal* **42**(1), 84–92.

[90]Ritter, A.L., Ritter, A.V., Murrah, V., *et al.* (2004) Pulp revascularization of replanted immature dog teeth after treatment with minocycline and doxycycline assessed by laser Doppler flowmetry, radiography, and histology. *Dental Traumatology* **20**(2), 75–84.

[91]Rule, D.C., Winter, G.B. (1966) Root growth and apical repair subsequent to pulpal necrosis in children. *British Dental Journal* **120**(12), 586–590.

[92]Rutkowski, J.L., Johnson, D.A., Radio, N.M., *et al.* (2010) Platelet rich plasma to facilitate wound healing following tooth extraction. *Journal of Oral Implantology* **36**(1), 11–23.

[93]Scarparo, R.K., Dondoni, L., Bottcher, D.E., *et al.* (2011) Response to intracanal medication in immature teeth with pulp necrosis: an experimental model in rat molars. *Journal of Endodontics* **37**(8), 1069–1073.

[94]Schilder, H. (1967) Filling root canals in three dimensions. *Dental Clinics of North America* Nov: 723–744.

[95]Senior, R.M., Griffin, G.L., Huang, J.S., *et al.* (1983) Chemotactic activity of plate*let al*pha granule proteins for fibroblasts. *Journal of Cell Biology* **96**(2), 382–385.

[96]Shah, N., Logani, A., Bhaskar, U., *et al.* (2008) Efficacy of revascularization to induce apexification/apexogensis in infected, nonvital, immature teeth: a pilot clinical study. *Journal of Endodontics* **34**(8), 919–925; Discussion 1157.

[97]Sheppard, P.R., Burich, R.L. (1980) Effects of extra-oral exposure and multiple avulsions on revascularization of reimplanted teeth in dogs. *Journal of Dental Research* **59**(2), 140.

[98]Shi, S., Gronthos, S. (2003) Perivascular niche of postnatal mesenchymal stem cells in human bone marrow and dental pulp. *Journal of Bone and Mineral Research* **18**(4), 696–704.

[99]Shin, S.Y., Albert, J.S., Mortman, R.E. (2009) One step pulp revascularization treatment of an immature permanent tooth with chronic apical abscess: a case report. *International Endodontics Journal* **42**(12), 1118–1126.

[100]Skoglund, A. (1981) Vascular changes in replanted and autotransplanted apicoectomized mature teeth of dogs. *International Journal of Oral Surgery* **10**(2), 100–110.

[101]Skoglund, A., Tronstad, L. (1981) Pulpal changes in replanted and autotransplanted immature teeth of dogs. *Journal of Endodontics* **7**(7), 309–316.

[102]Smiell, J.M., Wieman, T.J., Steed, D.L., *et al.* (1999) Efficacy and safety of becaplermin (recombinant human platelet-derived growth factor-BB) in patients with nonhealing, lower extremity diabetic ulcers: a combined analysis of four randomized studies. *Wound Repair and Regeneration* **7**(5), 335–346.

[103]Soares Ade, J., Lins, F.F., Nagata, J.Y, *et al.* (2013) Pulp revascularization after root canal decontamination with calcium hydroxide and 2% chlorhexidine gel. *Journal of Endodontics* **39**(3), 417–420.

[104]Sonoyama, W., Liu, Y., Fang, D., *et al.* (2006) Mesenchymal stem cell-mediated functional tooth regeneration in swine. *PLoS One* **1**, e79.

[105]Sonoyama, W., Liu, Y., Yamaza, T., *et al.* (2008) Characterization of the apical papilla and its residing stem cells from human immature permanent teeth: a pilot study. *Journal of Endodontics* **34**(2), 166–171.

[106]Thibodeau, B., Teixeira, F., Yamauchi, M., *et al*. (2007) Pulp revascularization of immature dog teeth with apical periodontitis. *Journal of Endodontics* **33**(6), 680–689.

[107]Thomson, A., Kahler, B. (2010) Regenerative endodontics – biologically-based treatment for immature permanent teeth: a case report and review of the literature. *Australian Dental Journal* **55**(4), 446–452.

[108]Torabinejad, M., Turman, M. (2011) Revitalization of tooth with necrotic pulp and open apex by using platelet-rich plasma: a case report. *Journal of Endodontics* **37**(2), 265–268.

[109]Torabinejad, M., Anderson, P., Bader, J., *et al*. (2007) Outcomes of root canal treatment and restoration, implant-supported single crowns, fixed partial dentures, and extraction without replacement: A systematic review. *Journal of Prosthetic Dentistry* **98**(4), 285–311.

[110]Torneck, C.D., Smith, J.S., Grindall, P. (1973) Biologic effects of endodontic procedures on developing incisor teeth. 3. Effect of debridement and disinfection procedures in the treatment of experimentally induced pulp and periapical disease. *Oral Surgery, Oral Medicine, Oral Pathology* **35**(4), 532–540.

[111]Tsukamoto-Tanaka, H., Ikegame, M., Takagi, R., *et al*. (2006) Histochemical and immunocytochemical study of hard tissue formation in dental pulp during the healing process in rat molars after tooth replantation. *Cell and Tissue Research* **325**(2), 219–229.

[112]Wang, X., Thibodeau, B., Trope, M., *et al*. (2010) Histologic characterization of regenerated tissues in canal space after the revitalization/revascularization procedure of immature dog teeth with apical periodontitis. *Journal of Endodontics* **36**(1), 56–63.

[113]Wieman, T.J., Smiell, J.M., Su, Y. (1998) Efficacy and safety of a topical gel formulation of recombinant human platelet-derived growth factor-BB (becaplermin) in patients with chronic neuropathic diabetic ulcers. A phase III randomized placebo-controlled double-blind study. *Diabetes Care* **21**(5), 822–827.

[114]Yamauchi, N., Yamauchi, S., Nagaoka, H., *et al*. (2011) Tissue engineering strategies for immature teeth with apical periodontitis. *Journal of Endodontics* **37**(3), 390–397.

[115]Yang, J., Zhao, Y., Qin, M., *et al*. (2013) Pulp revascularization of immature dens invaginatus with periapical periodontitis. *Journal of Endodontics* **39**(2), 288–292.

[116]Yanpiset, K., Trope, M. (2000) Pulp revascularization of replanted immature dog teeth after different treatment methods. *Endodontics and Dental Traumatology* **16**(5), 211–217.

[117]Zhao, C., Hosoya, A., Kurita, H., *et al*. (2007) Immunohistochemical study of hard tissue formation in the rat pulp cavity after tooth replantation. *Archives of Oral Biology* **52**(10), 945–953.

[118]Zhu, X., Zhang, C., Huang, G.T., *et al*. (2012) Transplantation of dental pulp stem cells and platelet-rich plasma for pulp regeneration. *Journal of Endodontics* **38**, 1604–1609.

[119]Zhu, W., Zhu, X., Huang, G.T., *et al*. (2013) Regeneration of dental pulp tissue in immature teeth with apical periodontitis using platelet-rich plasma and dental pulp cells. *International Endodontics Journal* **46**(10), 962–70.

[120]Zuong, X.Y., Yang, Y.P., Chen, W.X., *et al*. (2010) [Pulp revascularization of immature anterior teeth with apical periodontitis]. *Hua Xi Kou Qiang Yi Xue Za Zhi* **28**(6), 672–674.

第7章 MTA 髓腔穿孔修复术
Pulp and Periradicular Pathways, Pathosis, and Closure

Mahmoud Torabinejad[1] 和 Ron Lemon[2]

[1]Department of Endodontics, Loma Linda University
School of Dentistry, USA
[2]UNLV, School of Dental Medicine, USA

Mineral Trioxide Aggregate: Properties and Clinical Applications, First Edition.
Edited by Mahmoud Torabinejad.
© 2014 John Wiley & Sons, Inc. Published 2014 by John Wiley & Sons, Inc.

引言

医生和患者双方在治疗穿孔患牙时需考虑多种因素，共同制定最佳的治疗决策。总体上医源性因素导致的髓腔穿孔较为罕见，若某个医生在临床治疗中的髓腔穿孔成为常见并发症时，则需从多方面进行诊疗技术的改进，如合理选择病例、提高自身临床操作技能、利用辅助设备和仪器如牙科手术显微镜等提高操作的精确性，减少髓腔穿孔的发生概率。树立"预防是最好的治疗"的临床诊疗理念，合理选择适合自己技术和经验水平的病例，将复杂病例转诊给牙髓专科医生。即使是治疗最成功的穿孔病例由于牙体组织缺损，易于发生牙根纵裂和牙周疾病，导致远期预后不佳。

影响穿孔患牙预后的主要因素有：穿孔发生的时间、位置和范围（Petersson *et al*. 1985; Fuss & Trope 1996）。术前合理评估患牙状态，制订适宜的治疗方案，进行有效的治疗可取得相对良好的治疗效果。髓腔穿孔并不意味着牙齿缺失，因此医生在建议患者拔牙前应告知患牙仍然有可保留的治疗方案。医生应和患者进行充分的术前沟通，告知患者具体治疗方案、相应的风险和预后，签署"牙髓治疗知情同意书"，明确申明牙髓治疗过程中发生髓腔穿孔的可能性等。

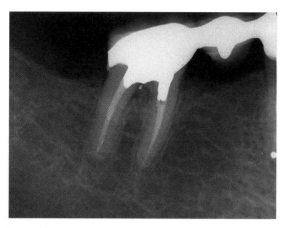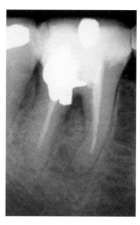

图7.1　在MTA出现之前，髓腔穿孔修复术的主要材料为银汞合金等。银汞合金在潮湿环境中易于产生蠕变，操作性差导致穿孔修复术失败率较高。图中2例病例均由于牙周组织破坏导致修复术失败。

制订髓腔穿孔患牙的治疗决策（拔除或穿孔修复）时应考虑的因素有：患者保留患牙的意向、穿孔修复术的效果、患者口腔内一般状况和患牙的可修复性及牙周状况等。口腔卫生状况不良和牙周疾病将明显降低穿孔修复术的治疗效果。若患者计划进行全口广泛性的牙列修复治疗时，穿孔修复需增加额外花费，可酌情考虑拔除穿孔患牙。

与以往治疗程序相比较，近年来，随着对影响髓腔穿孔成功预后的病因学认识的深入，生物活性材料，如MTA（MTA; Dentsply Tulsa Dental, Tulsa, OK）的问世，穿孔修复术的临床预后已显著提高。在生物活性材料出现以前，临床医生主要使用牙体直接充填修复材料进行穿孔修复，如银汞合金、Cavit、IRM（Intermediate Restorative Material）、玻璃离子和复合树脂类材料等（图7.1）。穿孔修复区的潮湿环境会影响多种材料的边缘封闭性（Seltzer *et al*. 1970; Alhadainy 1994; Fuss & Trope 1996; Regan *et al*. 2005; Tsesis & Fuss 2006）。这些材料在潮湿环境中的操作敏感性较高，导致牙体组织穿孔处无法严密封闭或发生超充填而引起牙周组织的慢性炎症（图7.2），极大地影响了治疗效果。

为减少潮湿环境对材料的影响，防止穿孔修复材料超充填，一种被称为"屏障材料"（internal matrix）的修复方法应运而生。首先用一种具有良好生物相容性的材料如羟基磷灰石或硫

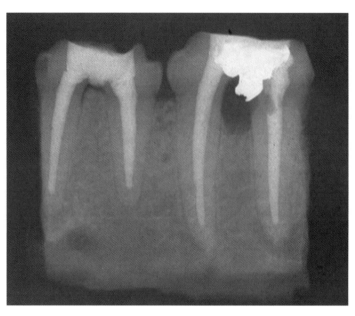

图7.2 实验性髓底穿孔修复术，右侧患牙采用银汞合金修复，由于材料密封性差导致患牙根分叉区慢性炎症和牙周组织破坏。左侧患牙采用MTA修复，效果良好，未发生慢性炎症和组织破坏。

酸钙等通过穿孔处放置于骨缺损区，减少潮湿污染并利于控制修复材料的放置，然后再置入穿孔修复材料，即可有效控制修复材料的超充填（Lemon 1990, 1992）。

1998年，随着MTA投入市场，髓腔穿孔的临床治疗进入了生物学修复时代（MTA的特点和优点参见本书前面章节）。MTA可诱导穿孔缺损的生物学修复。MTA粉末和含磷离子的平衡盐溶液混合调拌时，其表面会形成羟基磷灰石晶体（Sarkar *et al.* 2005），后者是生物矿化发生的必须因子。与其他穿孔修复材料相比，MTA能在一定程度上形成真正意义上的生物学修复，即在固化的MTA表面形成新生牙骨质和骨组织，更重要的是能有效控制慢性炎症（图7.3）（Pitt Ford *et al.* 1995; Torabinejad *et al.* 1995; Koh *et al.* 1997; Keiser *et al.* 2000; Holland *et al.* 2001; Rafter *et al.* 2002; Camilleri & Pitt Ford 2006; Ribeiro *et al.* 2006; Souza *et al.* 2006; Camilleri 2008; Komabayashi & Spångberg 2008; Wang *et al.* 2009; Brito-Júnior *et al.* 2010; Samiee *et al.* 2010; Silva Neto *et al.* 2010; Fayazi *et al.* 2011）。1995年，Pitt Ford等用狗的前磨牙进行了实验性根分叉穿孔修复术的对比研究，分别使用MTA和银汞合金进行即刻和污染1周后的穿孔修复，组织学结果显示MTA修复组产生了新生牙

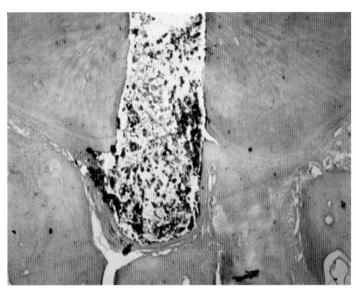

图7.3　MTA用于狗前磨牙实验性髓腔穿孔修复术，组织学研究可见在MTA周围形成了新生牙骨质，且未引起牙周组织的炎症反应。

骨质，且术区未污染的即刻穿孔修复组的效果显著优于术区污染的陈旧性穿孔修复组。2005年，Yildirim等同样采用狗作为实验动物研究了MTA和Super-EBA的穿孔修复效果，组织学研究结果显示修复后6个月所有MTA组均产生了新生牙骨质，而Super-EBA组在修复处发生了中度到重度的炎症反应，且未发现新生牙骨质形成。2006年，Noetzel等采用类似的动物狗研究方法证明术后12周磷酸三钙水门汀的炎症反应明显高于MTA。2007年，Al-Daafas和Al-Nazhan用狗牙的实验性根分叉污染穿孔对比研究了gray MTA和银汞合金的修复效果，同时研究了硫酸钙作为MTA的底部屏障材料的修复效果。结果表明MTA修复组与银汞组相比炎症反应小，形成了明显的新生骨组织，但硫酸钙作为屏障防止MTA溢出时，却引起了轻度到中度的炎症反应，并在穿孔修复处形成了复层鳞状上皮组织。同年，Vladimirov等同样用狗牙对比了ProRoot MTA 和Titan 水门汀的修复效果，术后30天MTA组与Titan水门汀组比较只观察到个别炎性细胞浸润。基于以上研究报道，我们可以得出以下结论：组织学研究表明MTA用于髓腔穿孔修复时明显优于其他材料；MTA底层联合应用屏障材料对其修复效果无显著影响；及时修复穿孔，避免细菌污染，有利于提高修复术的成功率。

此外，大量研究报道MTA和牙体组织穿孔修复处能形成羟基磷灰石晶体，严密封闭牙体牙周组织界面（Koh *et al.* 1997; Holland *et al.* 1999; Regan *et al.* 2002; Main *et al.* 2004; Juárez Broon *et al.* 2006; Pace *et al.* 2008; Roberts *et al.* 2008; Miranda *et al.* 2009; Mente *et al.* 2010）；MTA能应用于多种类型的髓腔穿孔，极大地提高了患牙的保存率。

髓腔穿孔的类型

髓腔通路预备引起的穿孔

在髓腔通路预备过程中寻找和定位钙化根管口是引起髓腔穿孔的常见原因之一。冠部穿孔至牙槽嵴时可使用合适的牙体修复直接充填材料如银汞合金或复合树脂类材料进行修复（图7.4），若穿孔至牙槽嵴下方，则应选择MTA作为修补材料。虽然髓室穿孔可以进行成功的修复，但却造成了患牙抗力下降，易于发生折裂，因此应采用各种方法预防此类穿孔的发生，具体方法如下：

1. 常规拍摄术前X线片，了解患牙解剖结构，如髓腔是否发生钙化、牙根长轴弯曲角度和患牙整体解剖特点等。采用不同的水平投照角度（如患牙的近中或远中）拍摄X线片，可为髓腔通路预备提供更多解剖结构信息。

2. 熟练掌握不同牙位根管系统的解剖结构，正确设计开髓洞形的位置和大小等。错误的开髓洞形设计将导致髓腔通路预备时无法取得清晰的操作视野，难以定位根管口（图7.5）。

3. 借助放大和照明设备。充分清晰的视野可使操作者精确的分辨牙本质色泽和走向的细微变化，便于定位根管口。若患牙冠部存在不良充填体，应在髓腔通路预备前彻底去除原有充填物，将显著提高操作者判断的准确性。部分疑难病例，如钙化根管和存在全冠修复体的患牙，应使用手术显微镜辅助治疗。

4. 髓腔通路预备过程中适时拍摄X线片。由于金属橡皮障夹会影响操作者视线和对X线片的阅读，故可将橡皮障夹放置在患牙远中或使用分离式橡皮障并将橡皮障夹安放在邻牙上。在某些病例，建议在定位髓腔和根管口位置后再使用橡皮障隔离患牙。操作前应测量髓室顶距离冠部参照点的距离，如果到达相应深度仍无法探及髓腔和根管口，应再次拍摄X线片评估髓腔通路的预备状况（图7.6）。

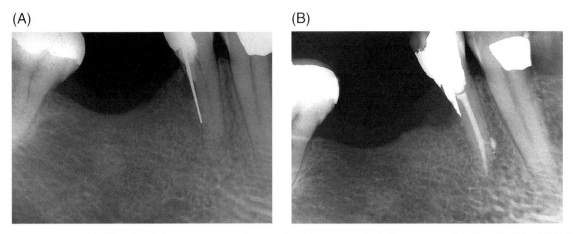

图7.4　（A）操作差错导致下颌第二前磨牙冠部远中穿孔，继发牙周组织病损。（B）定位根管后常规完成根管清理和充填，银汞合金修复冠部穿孔。

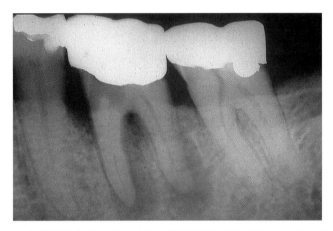

图7.5　髓腔通路预备过程中错误的位置定位导致髓腔操作视野不清，预备方向偏离髓室和根管原有走向，引发患牙冠部旁侧穿孔。

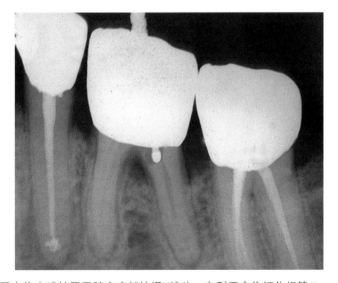

图7.6　髓腔通路预备过程中将小球钻置于髓室底部拍摄X线片，有利于定位钙化根管口。

根管清理和成形引起的（带状）穿孔

大部分这类带状穿孔通过合适的牙髓治疗技术即可避免。医生应熟练掌握不同牙位患牙解剖学特点，通过拍摄术前X线片了解患牙根管系统解剖情况，评估根管工作长度和弯曲度，结合适宜的预备技术避免穿孔的发生（图7.7）。一般来说，MTA修复根管冠方穿孔时，其操作难度相对大于根尖部穿孔。多根牙预备过程中错误定位根管口或过多切割根管壁牙体组织可能造成患牙带状穿孔（图7.8）。

内/外吸收引起的穿孔

根管内吸收来源于牙髓的病理改变。在牙体组织吸收尚未波及根尖周组织时，及时进行常规根管治疗术，可阻止牙体组织吸收进展，获得良好的预后，保存患牙。如果吸收还未达到穿孔程度时，不必使用MTA进行修复。但一旦检测到穿孔时需使用MTA作为充填材料（图7.9）。

根管外吸收一般来源于外部炎症反应，破坏牙体组织导致根管壁穿孔（图7.10），预后取决于病因和余留牙体组织量。替代吸收（骨性粘连）来源于牙骨质屏障的缺损，多见于外伤脱位牙再植术后，MTA是否可以阻止此类病例的吸收过程，尚不确定。若外吸收的原因来源于牙髓坏死，MTA可能阻止患牙外吸收进一步发展，但预后不佳。

(A)　　　　　　　　　　　　　　　　(B)

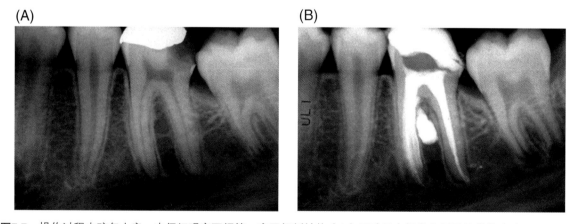

图7.7 操作过程中疏忽大意，未仔细观察下颌第一磨牙解剖结构（A）导致近中根发生严重的带状穿孔。

(A)

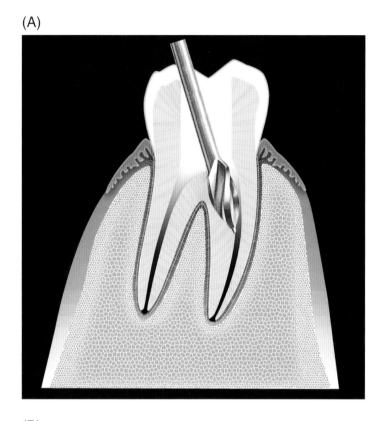

(B)

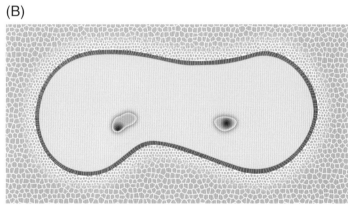

图7.8　（A）使用大号旋转器械预备直径较小的牙根根管时，（B）未注意根管与根分叉的位置关系，是导致多根牙发生带状穿孔的主要原因。

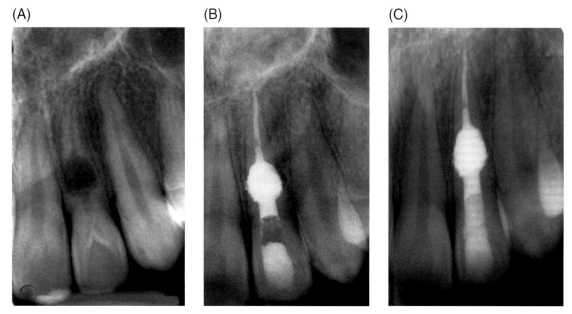

图7.9 （A）牙髓炎症引起的牙根内吸收。（B）常规牙胶尖与根管封闭剂充填根尖段根管，MTA充填吸收区根管。（C）术后1年复查，X线片示患牙状况良好。

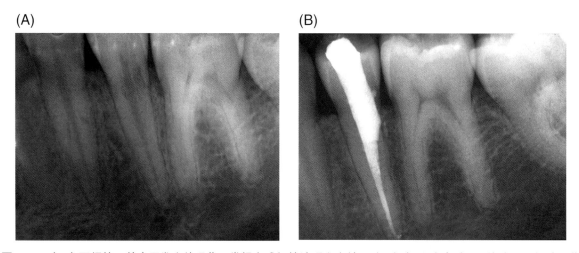

图7.10 （A）下颌第二前磨牙发生外吸收，常规完成根管清理和充填。（B）术后2年复查，X线片示牙根外吸收已停止。

影响穿孔修复术预后的因素（表7.1）

穿孔大小

一般来说，髓腔穿孔范围越大，对根尖周组织和牙周组织的潜在损伤越大，修复难度也越大。穿孔修复术的操作关键是控制术区出血和放置适宜的屏障材料。大面积穿孔可放置胶原类屏障材料，如Collatape（Zimmer Dental, Carlsbad, CA），该材料主要由胶原纤维组成，能保持术区的潮湿环境，以促进MTA凝固，胶原材料自身可在术后数周内降解吸收。

穿孔位置

理论上来说，穿孔可发生于开髓，根管清理和成形以及桩道预备时牙根的任何位置（图7.11）。患牙的解剖结构和穿孔位置是影响穿孔修复术难度和预后的重要因素（表7.1，表7.2）。

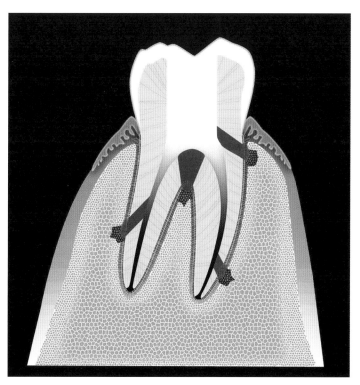

图7.11　髓腔通路预备、根管清理和成形、桩道预备等均可能导致牙根不同位置发生穿孔，大面积穿孔难以放置修补材料进行严密封闭，预后不佳。

表7.1 穿孔位置：单根牙

位置	修复材料	注意事项
牙槽嵴顶冠方	Geristore树脂改性玻璃离子，银汞合金，复合树脂，玻璃离子水门汀	修复材料的放置和量的控制相对较难 可能需用手术方法修复穿孔 可能影响患牙的美观性
牙根尖颈1/3至牙槽嵴顶区	MTA ±胶原膜	穿孔处与牙周袋交通的患牙预后较差 修复术中难以保持根管系统的原有解剖结构 MTA修复需在根管充填前1周进行
牙根中部或根尖部	MTA ± 胶原膜	术区视野不清晰 MTA充填穿孔处冠方根管 MTA需覆盖湿棉球1周才能完全固化

表7.2 穿孔位置：多根牙（根分叉）——见图示

位置	修复材料	注意事项
牙槽嵴顶冠方 （牙根外吸收）	Geristore树脂改性玻璃离子，银汞合金，复合树脂，玻璃离子水门汀	修复材料的放置和量的控制相对较难 可能需用手术方法修复穿孔 可能影响牙周组织健康
根分叉区 （髓室底）	MTA ±胶原膜	穿孔处与牙周袋交通的患牙预后较差 穿孔修复需在根管清理和成形之前进行
带状穿孔 （根分叉区）	MTA ± 胶原膜	术区视野不清晰 先用MTA修复穿孔，需建立根管通路；可将牙胶尖（勿使用根管封闭剂）插入根管维持通路 MTA需覆盖湿棉球1周才能完全固化
牙根中部或根尖部	MTA ± 胶原膜	术区视野不清 MTA充填穿孔处冠方根管 MTA需覆盖湿棉球1周才能完全固化 后期牙体修复需放置根管桩的患牙，应在MTA充填根管时预留桩道空间

髓室穿孔

病因

确定开髓部位和定位根管口的过程中均可能发生髓室穿孔，尤其是髓腔和根管发生钙化的病例，发生概率更高。在多颗患牙，若钻针已经磨除钙化物暴露根管口，医生未能及时发现，则会过多去除髓室底部牙体组织，造成髓底穿孔（图7.12）。当患牙存在全冠修复体时，如无法正确判断牙体长轴，易于发生冠部或者根部的穿孔。

预防

从不同水平投照角度拍摄X线片，有助于判断患牙髓腔的位置、大小、深度和钙化情况。在治疗存在钙化根管和全冠修复体的患牙时，使用放大设备如手术显微镜有助于髓室和根管口定位。此外，寻找钙化根管时，将小球钻放置于可疑根管口位置，拍摄X线片（图7.6），能提高根管口定位的成功率。

髓室穿孔的诊断和治疗

在取得髓腔通路的过程中，如果突然发生大量且持续的髓室内出血，插针X线片显示根管锉穿

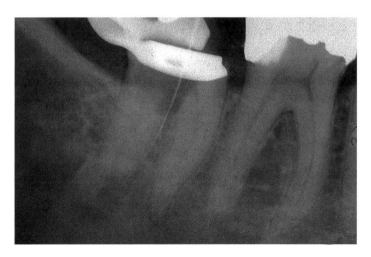

图7.12　X线片可见根管锉从髓室底穿出进入牙周组织，提示发生髓室底部穿孔。

过牙体组织进入牙周或骨组织，即可确定患牙已发生穿孔（图7.12）。治疗前无症状的患牙，穿孔可导致患者突然发生疼痛症状。此外，也可利用电子根尖定位仪判断穿孔的发生。

髓室侧壁的穿孔可利用牙体直接充填材料进行修复，前牙可使用复合树脂，后牙可使用银汞合金。存在全冠修复体的患牙，若牙体组织本身破坏过多，建议拆除原修复体，重新全冠修复。

旁侧穿孔修复

如果冠部旁侧穿孔位置在牙槽嵴顶冠方且易于取得进路时，可根据穿孔大小选择复合树脂、银汞合金和全冠进行修复。若穿孔位于牙龈水平之下或牙槽嵴顶下少许时，可将修复材料从内向外挤压到穿孔处采用冠部延长术取得操作进路（图7.4）。

髓室底部根分叉区穿孔修复

在动物实验和临床研究中，已有银汞合金、牙胶、氧化锌丁香油水门汀、Cavit、氢氧化钙和铟箔等多种材料应用于髓底穿孔修复。在MTA应用之前，大部分病例使用银汞合金进行修复（图7.1），但失败率较高，而MTA具有较高成功率，故现在穿孔修补多采用MTA材料。髓室底穿孔修复的时机应在根管口定位完成之后即刻进行，注意修复操作前将根管锉插入根管内，防止MTA输送和放置过程中碎屑堵塞根管（图7.13）。

2008年，Oliveira等报道一例乳磨牙髓室底穿孔病例在MTA修复术后20个月，根分叉病变和临床症状全部消失。同年Pace等追踪研究了10例根分叉区穿孔病例，所有患牙均应用超声器械结合次氯酸钠和EDTA进行清理，然后用MTA进行修复且未制作内部屏障，完成牙髓治疗和永久牙体修复，术后0.5年、1年、2年和5年，临床和X线片复查结果显示有9例患牙X线片示病变区透射影像完全消失，肿胀和疼痛症状亦完全消失，患牙功能正常。由此可见单独使用MTA可完全修复髓室底穿孔，促进病变区牙周组织愈合。

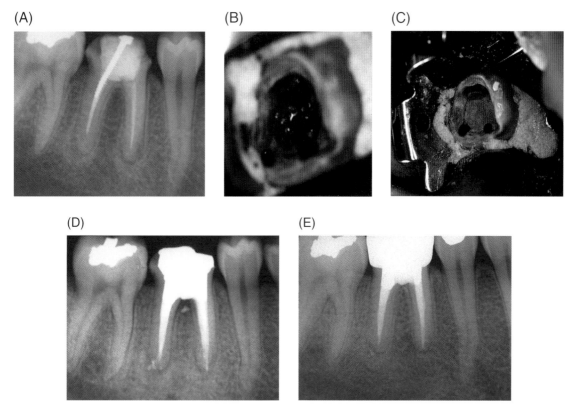

图7.13　（A）髓室底发生穿孔时，应保持根管通路。定位穿孔位置后（B），MTA修复过程中将根管锉置于根管内（C）。未使用内部屏障材料（D）。术后26个月，X线片示穿孔区牙周组织病变已完全愈合（E）。Dr. Mahmoud Torabinejad和Dr. Randy Garland供图。

根管清理和成形引起的牙根穿孔

根管清理和成形过程中牙根的任何位置均可能发生侧方穿孔（图7.11），穿孔位置（牙根冠方、根中和根尖）对于整个牙髓治疗过程和患牙预后均有重要影响。

牙根冠方穿孔

病因、诊断和预防

使用各类根管锉、GG钻和P钻在颈部过度扩大根管时可导致牙根冠部穿孔发生（图7.14）。取

(A) (B)

(C) (D)

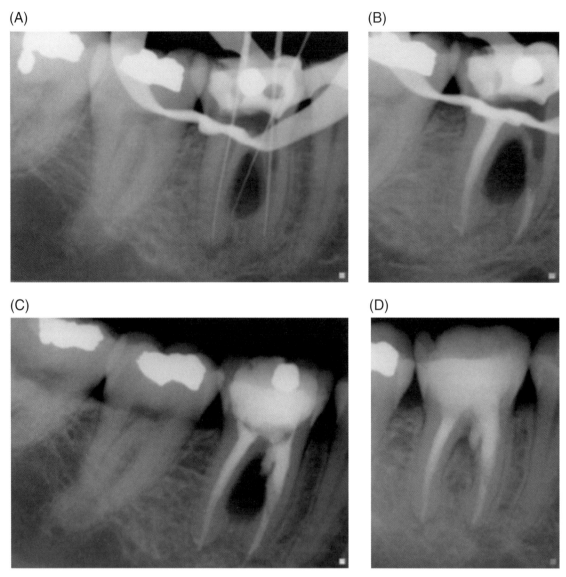

图7.14 当牙根发生穿孔时，应保持根管通畅。定位带状穿孔位置（A），取得根管进路后（B），常规牙胶和根管封闭剂充填远中根管和近中根管尖部。（C）MTA充填近中根管上段，未使用内部屏障材料。（D）术后9个月，X线片示病变区骨质修复，牙周组织未见明显异常。Dr. Albert G Goerig供图。

得根管口直线进路，小心探查钙化根管，合理确定根管预备的工作宽度和锥度，可防止绝大多数牙根冠部穿孔的发生。如果根管预备过程中髓腔突然发生大量出血，插针拍摄X线片显示器械穿出牙根进入牙周组织或骨组织，即可确诊牙根发生穿孔（图7.14）。

治疗

　　治疗牙根冠部穿孔的关键在于防止穿孔与龈沟相互交通，一旦穿孔与龈沟交通，将造成牙周组织发生不可逆的损伤（图7.15）。牙根冠1/3的带状穿孔修复术的预后是各类穿孔中最差的（Lemon 1992）。穿孔修复术操作的难点在于难以取得充分的进路，术前应将穿孔区至根尖段彻底清理干净，常规进行根管充填，余留根管上段使用MTA充填。对于经验丰富的医生，也可选择使用MTA充填整个根管。

预后

　　牙根冠部穿孔的患牙易导致牙周组织损伤，故预后较差。穿孔修复术首选根管内常规进路进行治疗，如无法取得成功，可用手术方法修复穿孔。如手术修复能保留穿孔处与牙龈附着组织间的骨组织领，将极大减低造成牙周组织损伤的概率。但手术修复颈部穿孔易造成穿孔处根方形成牙周袋，使结合上皮向根方移行，导致牙周附着组织丧失。因此，牙根冠方近牙槽嵴顶的穿孔应尽量采用非手术方法或者冠延长术进行修复。

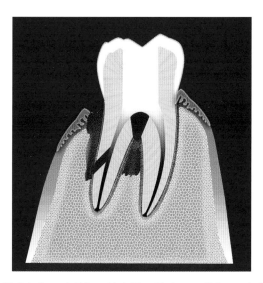

图7.15　牙根穿孔可引起牙体组织内部与口腔外部环境交通，导致不可逆的牙周组织损伤。

牙根中部侧方穿孔

病因和诊断

根管预备过程中形成台阶，导致根管偏离原有走向或在疏通根管内台阶的过程中在错误的方向上施加过大的压力，均易导致牙根根中部和根尖部发生穿孔（图7.16）。牙根侧方穿孔症状与髓室穿孔类似：根管内突然出现大量新鲜血性渗出或髓腔内疼痛，X线片可见根管内预备器械偏离根管原有走向。

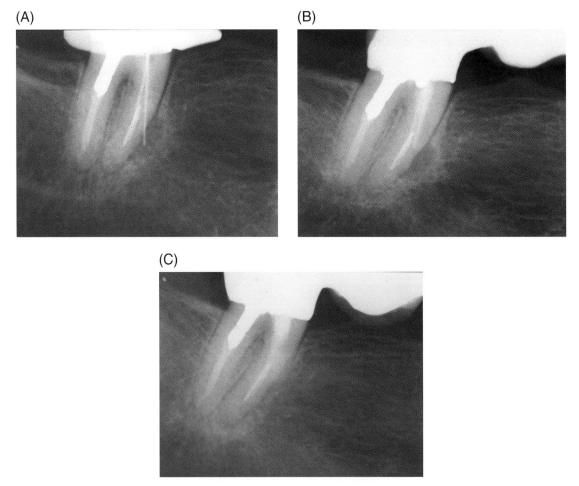

(A)　　　　(B)

(C)

图7.16　（A）下颌第一磨牙近中根发生侧方穿孔。（B）定位穿孔位置后行根管清理和成形，MTA充填整个根管。（C）术后1年，X线片示穿孔区病变组织愈合。由Dr. Ahmad Fahid供图。

治疗

治疗方法与牙根冠部穿孔修复类似。首先应尽量清理成形穿孔处根方的根管，常规方法充填这部分根管，再用MTA充填余留根管。对于经验丰富的操临床医生，也可使用MTA充填全部根管，这样可避免穿孔处出血对常规根管充填的影响。1993年，Lee等研究认为MTA用于侧方穿孔修复术时明显优于IRM和银汞合金材料。2001年，Holland等采用狗作为实验动物对比研究了Sealapex和MTA修复穿孔的效果，术后180天MTA组大部分标本侧方穿孔处均有新生牙骨质附着，无任何炎症，而Sealapex组标本普遍存在炎症反应。2007年，同组研究人员用MTA在狗牙上进行了类似实验性侧方穿孔修复术，修复时间设置为即刻或7天后，术前使用或不用氢氧化钙消毒。术后90天，组织学结果提示即刻修复组修复效果显著优于延期修复组。由此作者认为穿孔区域的感染程度严重影响患牙穿孔修复术预后，术前氢氧化钙根管消毒对术区愈合无显著影响。

预后

牙根中部穿孔患牙的预后取决于根管清理和成形的效果、术区出血控制程度和穿孔处根方根管的充填质量等因素。根管清理完成后或者部分清理后发生穿孔的患牙预后优于未进行根管清理即发生穿孔的患牙。穿孔位置越靠近根尖区，预后越好。穿孔大小和手术修复进路也是影响患牙预后的重要因素，一般来说，穿孔越小预后越好，唇颊侧穿孔易于取得手术进路进行修复，故预后相对较好。不论是采用常规根管内修复还是手术修复，MTA均为首选修复材料。

根尖区穿孔

根尖区穿孔可由直接通过根尖孔的过度预备引起（器械超预备），也可能是偏移了根管走向的过度预备引起（弯曲根管）。

病因和诊断

根管预备过程中，若没有在解剖根尖孔测定准确的工作长度，就可能导致根尖区穿孔和吹球样（blowing out）根尖孔（图7.17A）。根管内台阶形成，器械偏离根管走向过度加压，均可形成一个新的根尖孔，导致根尖区旁侧穿孔。

根管内出现新鲜血性渗出，预备器械或吸潮纸尖上出现血迹，无法探及根尖止点，提示可能已发生根尖区穿孔。插入最后一根使用的根管预备器械拍摄X线片，若器械完全超出根尖孔，即可确诊。

治疗

已发生根尖区穿孔的患牙，可根据穿孔位置建立新的工作长度和根尖止点，再完成根管治疗

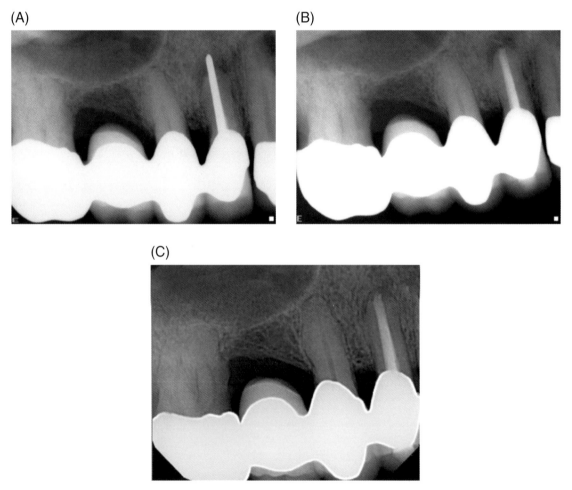

图7.17 （A）错误的工作长度使根尖区过度预备形成"吹球样"根尖孔，导致银尖超充填。（B）取出超充填银尖，重新清理根管并使用MTA充填根尖区3mm根管，胶原膜Collacote作为内屏障防止MTA超充填，常规牙胶结合封闭剂充填余留根管。（C）术后2年X线片示根尖周病变完全愈合。由Dr. Jeffrey Samyn供图。

术。建议使用MTA制作根尖屏障（使用MTA充填根尖区3～4mm的根管）或使用MTA充填整个根管，有利于防止根管充填材料超充填（图7.17B，C）。

预后

穿孔大小、形状和位置是影响患牙预后的主要因素。过大的根尖区穿孔难以取得彻底封闭，使用MTA填塞根尖可改善患牙的预后。此外，使用手术方法修复根尖区穿孔也可影响患牙预后，一般前牙区修复可操作性优于后牙区。

根管桩桩道预备引起的穿孔

根管桩的方向应平行于牙体长轴，直径不超过牙根直径的1/3，长度不超过根管工作长度的2/3（图1.12）。

病因、诊断和预防

桩道预备过程中偏离根管原有走向的过度预备是引起牙根穿孔的主要原因（图7.18A）。根管内突然出现大量新鲜血性渗出，X线片示根管桩进入牙周组织，是桩道侧方即刻穿孔最直接的诊断依据。患牙区黏膜出现瘘管或骨质缺损，探针可探及根管桩的底部，可作为桩道穿孔的临床指针（图7.18A）。为防止桩道预备发生穿孔，可使用携热器去除根管上段牙胶充填物至预估位置或引导桩道预备旋转器械沿根管走向进行预备。桩道预备的深度切忌超过任何牙根弯曲处，且应围绕牙根长轴均匀预备，不可在牙根某一面过度预备，否则将极大增加患牙牙根纵裂发生的风险。

治疗

如根管桩可以拆除，应首选常规非手术方法进行穿孔修复（图7.18B）。若根管桩无法拆除，则采用手术方法使用MTA进行修复（图7.19）。

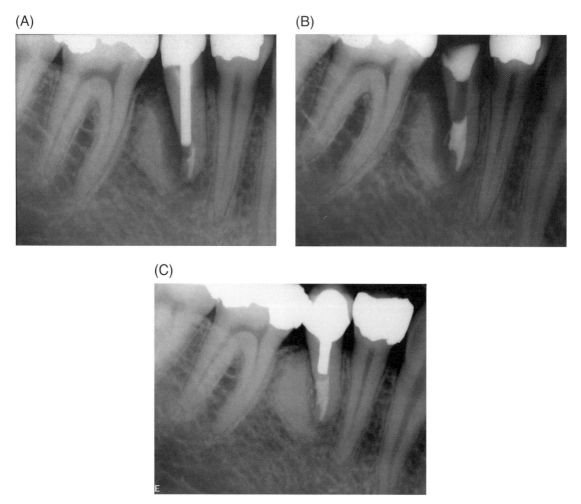

图7.18 （A）桩道预备引起下颌第二前磨牙远中侧方穿孔。（B）使用MTA修复穿孔。（C）术后13年，X线片示根尖周病变完全愈合。由Dr. Noah Chivian供图。

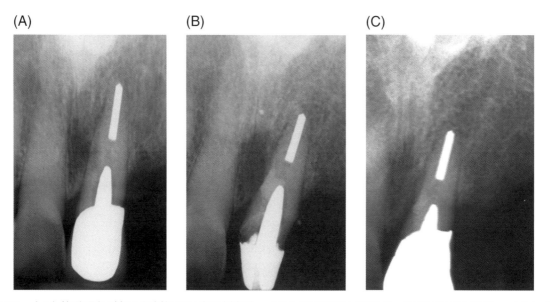

图7.19 （A）桩道预备引起上颌侧切牙远中舌侧穿孔。（B）患牙行意向再植术，使用MTA修复穿孔。（C）术后5年，X线片示侧方穿孔处病变完全愈合。

预后

患牙预后取决于牙根大小、上皮附着位置和是否可取得修复操作进路。如根管桩可拆除，优先使用非手术方法进行根管内修复（图7.18C）。穿孔越小，越靠近根尖区，可使用手术方法进行修复的患牙，预后越好。反之，穿孔区越大，越靠近龈沟区，无法用手术方法修复的，预后越差。

穿孔的时间因素

一般来说，穿孔时间越久，修复效果越差。穿孔引起的炎症反应会随着时间的延长而加重。一旦形成牙周交通支，由于口腔内细菌的侵入，会影响修复和愈合，这类情况会因此降低远期预后效果。而即刻修复的预后最好，因此，若牙髓治疗过程中发现根管穿孔，应暂缓牙髓治疗，优先进行即刻穿孔修复术。

MTA修复髓腔穿孔操作步骤

MTA属于技术敏感性高的材料，但其操作门槛相对较低，只需遵循基本原则，即用无菌水调拌MTA粉末。调拌完成后如果混合物过于光亮或发生光折射，说明加入的无菌水过多，此时可使用无菌干棉球蘸去多余水分，混合物的可操作性就会恢复，便于器械输送。

方法

1. 修复前牙体组织预备

如果穿孔发生在牙髓治疗完成之前，应先完成穿孔处修复，再继续进行牙髓治疗（图7.14）。穿孔修复过程中应注意保持根管通路。穿孔处的出血应得到有效控制，如有可能最好对周围牙本质进行消毒。将次氯酸钠浸润的无菌棉球放置在操作区穿孔牙体组织处约2分钟，可控制术区出血及消毒。若术区穿孔较大，出血无法有效控制，建议放置Collatape等材料制作内屏障。可将胶原材料从根管穿孔处内部加压使其进入根周骨组织，如前所述，胶原材料既可提供MTA凝固所需的潮湿环境，又可作为软基质防止材料超充填。

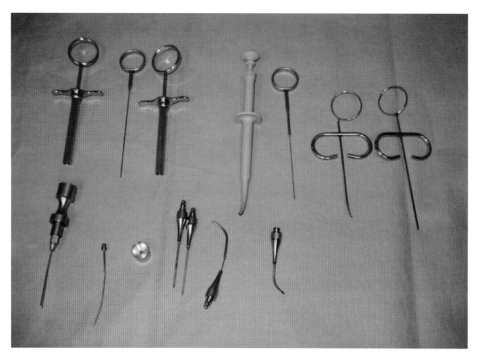

图7.20 各种类型MTA输送器，可将材料输送至穿孔处及根尖区。

2. MTA输送

　　先用足量的无菌水调拌MTA粉末，多余水分可用无菌纱布吸出。如果穿孔范围较大，需大量MTA材料时，可使用银汞合金输送枪将材料输送至术区。若穿孔面积小，只需少量MTA时，可使用MTA专用微型输送器（图7.20）。材料置于术区后，用无菌干棉球吸取水分，再用充填器加压将材料压入穿孔处，重复此步骤直至材料足够为止。多余材料可用挖匙去除，然后将浸润无菌水的棉球置于髓腔内的MTA材料上，因MTA固化需要潮湿环境。最后使用暂时充填材料封闭窝洞（见视频）。

3. 复诊操作

　　MTA材料置入术区后1周即可完全固化，此时去除暂时充填材料和棉球后，需检查MTA

* 视频观看方式：
1. 输入网址：https://www.wiley.com/legacy/wileychi/torabinejad/
2. 点击 Resources 中的 Videos
3. 点击 Click here 后，在跳出来的对话框中输入 Angelus，即可观看本书相关需要的视频

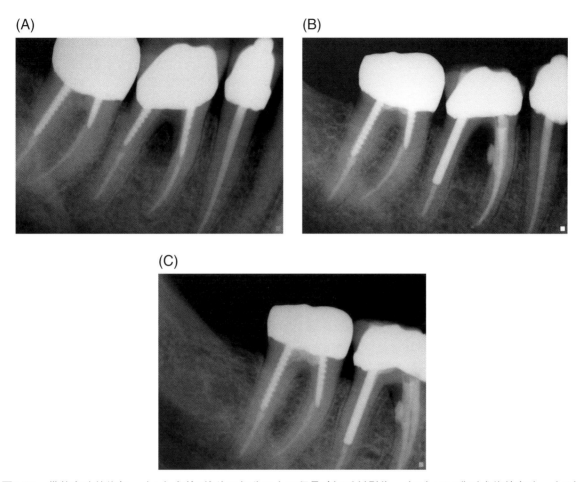

图7.21　带状穿孔的修复。（A）术前X线片示根分叉大面积骨破坏透射影像。（B）MTA非手术修补穿孔。（C）术后6个月，X线片示根分叉区骨质修复。由Dr. M. Pouresmail供图。

的凝固程度。若牙髓治疗尚未完成，则继续完成后续治疗。若修补过程导致患牙根管通路丧失，则治疗预后降低，因此需在MTA修复过程中切实注意保护患牙的根管通路。

4. 后期回访

　　MTA穿孔修复术的回访时间为术后1个月、3个月和6个月，修复术成功与否可在此段时间内做出判断（图7.21）。术后1个月，患者应无明显不适感。术前存在牙龈瘘管的患牙，术后瘘管应不会再次出现。术前存在牙周袋的患牙，术后牙周袋应变浅。术前无瘘管或牙周袋的患牙，术后出现任何一项症状，则提示修复失败。X线片一般无明显变化。术后3~6个月，检查项目同上，X线片一般可见早期骨质修复征象。术后冠部行永久性间接修复的时间主要根据患牙具体情况确定，一般最少观察1个月，该材料的修复时间一般在穿孔和牙髓治疗完成后。

5. 预后

2004年，Main等对16例进行MTA修复的牙根穿孔患牙进行了长期随访，3个独立检查者使用双盲法评估了术前和术后X线片，同时进行了相关临床检查。16例患牙中，5例为侧方穿孔，5例为带状穿孔，3例为髓室底穿孔，其余3例为根尖穿孔。所有患牙均无超过3mm的牙周袋，7例术前X线可见透射区，术后随访时间为12～45个月。在所有时间点，术前有症状的患牙在术后随访时所有不适症状消失，术前无症状患牙也未出现新发症状。

2010年，Mente等追踪了26例在2000—2006年间进行MTA穿孔修复术的患牙，手术操作者为研究生（29%）、全科医生（52%）和牙髓专科医生（29%）。所有手术均在手术显微镜下进行，术后12～65个月由经过专业训练的医生进行临床和影像学检查。结果显示21例未失访病例中，18例患牙（68%）完全愈合。据此作者认为MTA具有良好的生物相容性，适用于牙根各个位置的穿孔修复，可取得理想的长期治疗效果。

小结

综上所述，MTA是一种生物相容性优秀的材料，它极大地提高了穿孔患牙的治愈率。临床医生需熟练掌握MTA的材料学性能和操作技能，将有助于提高以前认为无法保留的患牙的保存率。

参考文献

[1]Al-Daafas, A., Al-Nazhan, S. (2007) Histological evaluation of contaminated furcal perforation in dogs' teeth repaired by MTA with or without internal matrix. *Oral Surgery, Oral Medicine, Oral Pathology, Oral Radiology and Endodontics* **103**, e92–99.

[2]Alhadainy, H.A. (1974) Root perforations: A review of literature. *Oral Surgery, Oral Medicine, Oral Pathology* **78**, 368–374.

[3]Brito-Júnior, M., Viana, F.A., Pereira, R.D. *et al.* (2010) Sealing ability of MTA-Angelus with propyleneglycol in furcal perforations. *Acta Odontologica Latinoamerica* **23**, 124–128.

[4]Camilleri, J. (2008) The chemical composition of mineral trioxide aggregate. *Journal of Conservative Dentistry* **11**, 141–143.

[5]Camilleri, J., Pitt Ford, T.R. (2006) Mineral trioxide aggregate: a review of the constituents and biological properties of the material. *International Endodontics Journal* **39**, 747–754.

[6]Fayazi, S., Ostad, S.N., Razmi, H. (2011) Effect of ProRoot MTA, Portland cement, and amalgam on the expression of fibronectin, collagen I, and TGFβ by human periodontal ligament fibroblasts in vitro. *Indian Journal of Dental Research* **22**, 190–194.

[7]Fuss, Z., Trope, M. (1996) Root perforations: Classification and treatment choices based on prognostic factors. *Endodontics and Dental Traumatology* **12**, 55–64.

[8]Holland, R., de Souza, V., Nery, M.J. *et al.* (1999) Reaction of dogs' teeth to root canal filling with mineral trioxide aggregate or a glass ionomer sealer. *Journal of Endodontics* **25**, 728–730.

[9]Holland, R., Filho, J.A., de Souza, V. *et al.* (2001) Mineral trioxide aggregate repair of lateral root perforations. *Journal of Endodontics* **27**, 281–284.

[10]Holland, R., Bisco Ferreira, L., de Souza, V., *et al.* (2007) Reaction of the lateral periodontium of dogs' teeth to contaminated and noncontaminated perforations filled with mineral trioxide aggregate. *Journal of Endodontics* **33**, 1192–1197.

[11]Juárez Broon, N., Bramante, C.M., de Assis, G.F. *et al.* (2006) Healing of root perforations treated with Mineral Trioxide Aggregate (MTA) and Portland cement. *Journal of Applied Oral Science* **14**, 305–311.

[12]Keiser, K., Johnson, C.C., Tipton, D.A. (2000) Cytotoxicity of mineral trioxide aggregate using human periodontal ligament fibroblasts. *Journal of Endodontics* **26**, 288–291.

[13]Koh, E.T., Torabinejad, M., Pitt Ford, T.R. (1997) Cellular response to mineral trioxide aggregate. *Journal of Endodontics* **24**, 543–547.

[14]Komabayashi, T., Spångberg, L.S. (2008) Comparative analysis of the particle size and shape of commercially available mineral trioxide aggregates and Portland cement: A study with a flow article image analyzer. *Journal of Endodontics* **34**, 94–98.

[15]Lee, S.J., Monsef, M., Torabinejad, M. (1993) Sealing ability of a mineral trioxide aggregate for repair of lateral root perforations. *Journal of Endodontics* **19**, 541–544.

[16]Lemon, R.R. (1990) Furcation repair management: classic and new concepts. In: *Clark's Clinical Dentistry* (Hardin, J. F., ed.). J B Lippincott Co., Philadelphia, Vol **1**, Chapter 10.

[17]Lemon, R.R. (1992) Nonsurgical repair of perforation defects: internal matrix concept. *Dental Clinics of North*

America **36**(2) 439–457.

[18]Main, C., Mirzayan, N., Shabahang, S., *et al.* (2004) Repair of root perforations using mineral trioxide aggregate: a long-term study. *Journal of Endodontics* **30**, 80–83.

[19]Mente, J., Hage, N., Pfefferle, T. *et al.* (2010) Treatment outcome of mineral trioxide aggregate: repair of root perforations. *Journal of Endodontics* **36**, 208–213.

[20]Miranda, R.B., Fidel, S.R., Boller, M.A. (2009) L929 cell response to root perforation repair cements: an in vitro cytotoxicity assay. *Brazilian Dental Journal* **20**, 22–26.

[21]Oliveira, T.M., Sakai, V.T., Silva, T.C. *et al.* Repair of furcal perforation treated with mineral trioxide aggregate in a primary molar tooth: 20-month follow-up. *Journal of Dentistry in Childhood (Chicago)* **75**, 188–191.

[22]Noetzel, J., Ozer, K., Reisshauer, B.H., *et al.* (2006) Tissue responses to an experimental calcium phosphate cement and mineral trioxide aggregate as materials for furcation perforation repair: a histological study in dogs. *Clinical Oral Investigation* **10**, 77–83.

[23]Pace, R., Giuliani, V., Pagavino, G. (2008) Mineral trioxide aggregate as repair material for furcal perforation: case series. *Journal of Endodontics* **34**, 1130–1133.

[24]Petersson, K., Hasselgren, G., Tronstad, L. (1985) Endodontic treatment of experimental root perforations in dog teeth. *Endodontics and Dental Traumatology* **1**, 22–28.

[25]Pitt Ford, T.R., Torabinejad, M., McKendry, D.J. *et al.* (1995) Use of mineral trioxide aggregate for repair of furcal perforations. *Oral Surgery, Oral Medicine, Oral Pathology and Endodontics* **79**, 756–763.

[26]Rafter, M., Baker, M., Alves, M. *et al.* (2002) Evaluation of healing with use of an internal matrix to repair furcation perforations. *International Endodontics Journal* **35**, 775–783.

[27]Regan, J.D., Gutmann, J.L., Witherspoon, D.E. (2002) Comparison of Diaket and MTA when used as root-end filling materials to support regeneration of the periradicular tissues. *International Endodontics Journal* **35**, 840–7.

[28]Regan, J.D., Witherspoon, D.E., Foyle, D.M. (2005) Surgical repair of root and tooth perforations. *Endodontic Topics* **11**, 152–178.

[29]Ribeiro, C.S., Kuteken, F.A., Hirata Junior, R., *et al.* (2006) Comparative evaluation of antimicrobial action of MTA, calcium hydroxide and portland cement. *Journal of Applied Oral Science* **14**, 330–333.

[30]Roberts, H.W., Toth, J.M., Berzins, D.W., *et al.* (2008) Mineral trioxide aggregate material use in endodontic treatment: A review of the literature. *Dental Materials* **24**, 149–164.

[31]Samiee, M., Eghbal, M.J., Parirokh, M. *et al.* (2010) Repair of furcal perforation using a new endodontic cement. *Clinical Oral Investigation* **14**, 653–658.

[32]Sarkar, N.K., Caicedo, R., Ritwik, P., *et al.* (2005) Physiochemical basis of the geologic properties of mineral trioxide aggregate. *Journal of Endodontics* **31**(2), 97–100.

[33]Seltzer, S., Sinai, I., August, D. (1970) Periodontal effects of root perforations before and during endodontic procedures. *Journal of Dental Research* **49**, 332–339.

[34]Silva Neto, J.D., Brito, R.H., Schnaider, T.B., *et al.* (2010) Root perforations treatment using mineral trioxide aggregate and Portland cements. *Acta Cirugica Brasilica* **25**, 479–484.

[35]Souza, N.J.A., Justo, G.Z., Oliveira, C.R. *et al.* (2006) Cytotoxicity of materials used in perforation repair tested using the V79 fibroblast cell line and the granulocyte-macrophage progenitor cells. *International Endodontics Journal* **39**, 40–47.

[36]Torabinejad, M., Hong, C.U., Pitt Ford, T.R., *et al.* (1995) Cytotoxicity of four root end filling materials. *Journal*

of Endodontics **21**, 489–492.

[37]Tsesis, I., Fuss, Z. (2006) Diagnosis and treatment of accidental root perforations. *Endodontic Topics* **13**, 95–107.

[38]Vladimirov, S.B., Stamatova, I.V., Atanasova, P.K, *et al*. (2007) Early results of the use of ProRoot MT and Titan cement for furcation perforation repair: a comparative experimental study. *Folia Medica (Plovdiv)* **49**, 70–74.

[39]Wang, L., Yin, S.H., Zhong, S.L., *et al*. (2009) Cytotoxicity evaluation of three kinds of perforation repair materials on human periodontal ligament fibroblasts in vitro. *Hua Xi Kou Qiang Yi Xue Za Zhi* **27**, 479–482.

[40]Yildirim, T., Gençoğlu, N., Firat, I., *et al*. (2005) Histologic study of furcation perforationstreated with MTA or Super EBA in dogs' teeth. *Oral Surgery, Oral Medicine, Oral Pathology, Oral Radiology and Endodontics* **100**, 120–124.

第8章 MTA 根管充填
MTA Root Canal Obturation

George Bogen,[1] Ingrid Lawaty[2] 和 Nicholas Chandler[3]

[1] Private Practice, USA
[2] Private Practice, USA
[3] Faculty of Dentistry, University of Otago, New Zealand

Mineral Trioxide Aggregate: Properties and Clinical Applications, First Edition.
Edited by Mahmoud Torabinejad.
© 2014 John Wiley & Sons, Inc. Published 2014 by John Wiley & Sons, Inc.

引言

最初，无机三氧化聚合物（MTA）是以一种根管倒充填和穿孔修补材料进入牙科领域的（Lee *et al*. 1993; Abedi & Ingle 1995; Torabinejad & Chivian 1999）。这种硅酸钙基质的亲水性水门汀具有非常优越的生物相容性和骨诱导性，因此该生物活性材料的治疗范围非常广泛，包括盖髓术、活髓切断术、根尖成形术、解剖学异常的修复、吸收、牙髓再生术及最近作为根管充填材料（Torabinejad & Chivian 1999; Koh *et al*. 2001; O'Sullivan & Hartwell 2001; White & Bryant 2002;Branchs & Trope 2004; Aggarwal & Singla 2010; Roig *et al*. 2011; Dreger *et al*. 2012）。事实上，穿孔修补、根管倒充填和根尖屏障的放置也是部分根管充填的一种形式，而用MTA充填整个根管系统亦被认为是一种先进的临床治疗理念，应用在根尖外科手术、常规根管治疗抑或联合疗法中均有明显优势。

当存在很多病理因素时，采用传统的充填材料和封闭剂进行根管治疗时充满挑战和不确定性，此时采用MTA进行根管充填则提供了一种创新的方法以应对这些挑战。在常规根管治疗中，牙胶（GP）是最常采用的核心根管充填材料，然而当直接或间接暴露在口腔液体中时，牙胶易于造成细菌进入根管系统（Swanson & Madison 1987; Madison & Wilcox 1988; Khayat *et al*. 1993; Jacobson *et al.*2002; Yazdi *et al.*2009）。而且，所有根管充填材料严密封闭根管及防止根管内再感染的能力很大程度上依赖于临时及永久冠方修复的封闭性及质量（Saunders & Saunders 1994; Ray & Trope 1995; Uranga *et al.* 1999; Tronstad *et al.* 2000; Siqueira *et al.* 2000; Balto 2002; Weston *et al.* 2008）。许多牙医认为牙胶的明显优点在于再治疗时易于被去除。随着根管再治疗器械及可视化的发展，牙胶这一特性提高了根管再治疗的成功率。尽管如此，使用一种能克服牙胶根管充填系统大部分缺点的根管充填材料仍有可能非常有益。

一般而言，理想的根管充填材料可通过限制微生物营养供给和创造不利于其持续生存的环境从而预防根管系统再感染（Sundqvist & Figdor 1998; Carrotte 2004）。理想根管充填材料应包括以下特性：对根尖周组织无刺激性、抑菌作用、X 线阻射性、无菌、不染色、不溶解、不受组织液影响、尺寸稳定、可封闭主根管及侧副根管、良好的生物相容性、易于操作及去除（Grossman 1982）。然而，一种材料如果能完全封闭主根管及侧副根管，那么再治疗时要完全去除是非常困难的抑或不可能的（Torabinejad *et al.* 1993; Boutsioukis *et al.* 2008）。尽管 MTA 和其他所有根管充填材料在这一方面是不理想的，然而由于其优越的生物活性及骨诱导性，MTA 仍然具有很大优势。

一些临床医生认为用 MTA 进行根管充填是一种新的根管治疗方法（O'Sullivan & Hartwell 2001; de Leimburg *et al.* 2004; D'Arcangelo & D'Amario 2007; Bogen & Kutler 2009）。事实上，这一充填方法是一种古老的观念，在 19 世纪后期德国出版物中已经被提及。在那一时期，一种和 MTA 非常相似的材料，称之为 Portland 水门汀，不仅用于充填根管而且还可用做盖髓剂（Witte 1878; Schlenker 1880）。公元 400 年的玛雅人用一种类似的物质作嵌体水门汀。（Versiani *et al.* 2011）。有趣的是，在早期根管充填的报道中，这种材料成功治愈了"根尖周炎"，患者在治疗后疼痛逐渐减轻并愈合。早期 Portland 水门汀的研究者声称在观察期内未发现失败的病例，并且牙再植病例中成功封闭了根管。他们认为这种材料提供了一种"多孔隙"封闭，可以很好地与其他的水门汀封闭材料结合，而它唯一的缺点是会导致前牙着色。

自 19 世纪起，随着对牙体牙髓病病因学和微生物学的认识不断深入，许多材料被用于已清理成形后的根管充填。这些材料包括糊剂、水门汀、塑胶制剂和固体（Grossman 1982）。牙胶由于其易于放置、有效性及生物相容性逐渐变成主流材料（Weine 1992; Glick & Frank 1986; Seltzer *et al.* 2004）。自此，与牙胶具有共同特性的许多材料作为核心材料被引入牙科。

研究显示，目前使用的各种根管充填材料和根管封闭剂联合使用时表现出可接受的封闭性并改善了操作性。核心充填材料具有不同组分，包括环氧树脂、玻璃离子、生物陶瓷、甲基丙烯酸酯、合成聚酯和硅酮为基质的材料。一些研究者建议采用树脂或硅酮为基质的封闭剂单独充填根管而不是用核心材料和封闭剂联合使用（Malagnino *et al*.2001; Tanomaru–Filho *et al*. 2007; Guess 2008; Cotton *et al*. 2008; Ordinola–Zapata *et al*. 2009; Williamson *et al*. 2009; Hammad *et al*. 2009; Ari *et al*. 2010;Kato & Nakagawa 2010; Savariz *et al*. 2010; Pameijer & Zmener 2010; Pawi ń ska *et al*. 2011; Anantula & Ganta 2011; McKissock *et al*. 2011）。目前关于新型根管充填材料的研究提示，尽管牙胶是目前接受度最为广泛的根管充填材料，仍需大量努力以提高包括MTA在内的材料性能从而满足理想根充材料的要求。

在促进根尖周组织和牙齿支持组织修复方面，MTA用于根管充填具有显著优势（Pitt Ford *et al*. 1995; Zhu *et al*. 2000; Holland *et al*. 2001; Zhang *et al*. 2009）。当处理具有长期病变以及对传统治疗无效的患牙时，由MTA诱导的细胞修复反应可促进牙骨质沉积、骨形成和牙周膜再生，这一作用被认为具有重大突破。为了了解这种亲水性硅酸钙水门汀的优点，下文将对因其特殊生物活性所具备的具体特征进行回顾。

性能/特性

用于根管充填的作用机制

当用于根管充填水门汀时，MTA组分中的许多关键特性使其具有生物活性和生物诱导性。这些特性包括：材料的颗粒大小、水合产物、稳定的pH、在牙本质表面形成间质层、封闭性、凝固膨胀性及抗菌性（表8.1）。

表8.1 MTA作为根管充填材料的优势

缓慢凝固过程中持续保持碱性pH
可与牙本质层形成类似羟磷灰石的间质层
电镜观察发现呈零微米级封闭
颗粒大小可穿透/封闭牙本质小管
凝固性能不受玷污层影响
抑制粪肠球菌和白色念珠菌生长
促进牙骨质生成和牙周膜再生
促进骨结合和骨生成
牙本质促进其抗菌作用
增强牙根抗折性

颗粒尺寸

许多研究关于ProRoot MTA的颗粒尺寸和形状，包括灰色剂型（GMTA）和白色剂型（WMTA）（Lee *et al.* 2004; Dammasckhe *et al.* 2005; Camilleri *et al.* 2005; Camilleri 2007; Asgary *et al.*2006; Komabayashi & Spångberg 2008a）。总体而言，WMTA颗粒尺寸更加精细，均一性较GMTA更好。Komabayashi 和 Spångberg报道GMTA的颗粒直径在低能量区域模式（LPF）下为（10.48±5.68）μm，高能量区域模式（HPF）下为（3.05±2.44）μm。WMTA的颗粒直径在低能量区域模式下为（9.86±4.73）μm，高能量区域模式下为（2.96±2.36）μm。因此，WMTA颗粒尺寸分布范围更窄、颗粒更小。约70%的GMTA和WMTA平均颗粒尺寸为（1.5~3.0）μm。研究显示，小颗粒利于MTA进入开放的平均直径为2~5μm的牙本质小管（Garberoglio & Brännstrom 1976）。而这有可能是液压封闭的机制之一（ Komabayashi & Spångberg 2008b）。在根管系统清理和成形后牙本质小管中可能有微生物存留及幸存，MTA颗粒的尺寸和形状有利于牙本质小管的闭合。

水合作用产物和pH

MTA在固化反应中释放钙离子，更重要的是在此过程中保持碱性pH（Holland *et al.* 2002; Lee *et al.* 2004; Santos *et al.* 2005；Bozeman *et al.* 2006; Camilleri 2008a）。pH持续保持为12.5，具有强大的抗菌作用和抗真菌作用（Duarte *et al.* 2003; Al-Nazhan &Al-Judai 2003; Fridland & Rosado 2005; Al-Hezaimi *et al.* 2006a）。研究显示MTA在水合反应开始后数天和固化过程中持续释放钙离子（Ozdemir *et al.* 2008）。水合过程中会进一步反应生成高浓度硫铝酸钙（Taylor 1997; Budig & Eleazer 2008）。MTA固化过程中持续释放钙离子，可弥散进入牙本质小管，钙离子浓度持续增加，延长了治疗时间（Fridland & Rosado 2005; Camilleri 2008a; Ozdemir *et al.* 2008）。

有推测认为MTA的生物相容性是由于水合过程中释放羟基离子形成氢氧化钙（Camilleri 2008b）。后续反应中，硅酸钙与氢氧化钙反应形成水合硅酸钙凝胶，保持碱性环境不利于粪肠球菌（Sen *et al.* 1995; Molander *et al.*1998; Peciuliene *et al.* 2001; Santos *et al.* 2005）和白色念珠菌（Al-Nazhan & Al-Judai 2003; Mohammadi *et al.* 2006; Al-Hezaimi *et al.*2006a）等微生物生存 。MTA能有效消灭细菌和减低细菌生存能力（Ribeiro *et al.* 2006; Jacobovitz *et al.* 2009）。

形成间质层

MTA固化过程中可生成羟磷灰石，当MTA与组织液接触释放钙离子时开始出现，形成间质层时达到峰值（Lee *et.* 2004; Bozeman *et al.*2006）。在此过程中，最开始形成无定形硫酸钙，稍后转变为磷灰石相。此后期阶段可形成特征性的钙缺乏型B型碳酸磷灰石微晶。在骨骼钙化的过程中，这种弱结晶无定形磷酸钙被认为是磷灰石形成之前的重要中介（Tay *et al.*2007）。通过MTA在胶原纤维内积聚的凝固活性诱导自发性磷灰石形成。间质层形成过程中，磷灰石沉积促进牙本质表面无机物成核，其特征在于延伸到牙本质小管中的标签状结构（Reyes-Carmona *et al.* 2009; Okiji &Yoshiba 2009）。以磷灰石层为特征的材料与钙化组织如骨组织形成化学键结合（Holland *et al.*1999a; Reyes-Carmona *et al.* 2009）。

扫描电镜显示，在组织液磷酸盐中，牙本质-MTA界面层的边缘适应性优于汞合金、过渡修复材料IRM和super-EBA（Torabinejad *et al.* 1993; Sarkar *et al.* 2005）。通过沿界面填充间隙和与牙本质相互作用，间质层的形成是微渗漏最小化的关键因素。也有研究认为这是杂交层，因为它是胶原和MTA的交叉化学键合层（Torabinejad *et al.* 1993）。X射线衍射分析发现间质层的结构和组成类似于羟基磷灰石（Sarkar *et al.* 2005; Bozeman *et al.* 2006）。矿化间质层的形成和长时间保持高pH（固化之后为12.5），可保证MTA有效的抑菌和杀菌作用，提高对残存微生物的杀灭作用（Torabinejad *et al.* 1995a; Camilleri *et al.* 2005）。

抗折能力

研究发现，MTA充填后牙齿的抗折性优于未处理的对照组牙齿（Bortoluzzi *et al.* 2007; Hatibović-Kofman *et al.* 2008）。MTA可增强牙齿抗折性，并且有助于牙齿结构的增强。MTA这一特性在拔除患牙储存1年后的体内试验中亦有反映（Topcuoğlu *et al.*）。MTA处理后患牙抗折性增强的部分原因是基质金属蛋白酶-2的存在，其具有抑制胶原降解的能力（Tjaderhane 2009; Parirokh &

Torabinejad 2010）。

　　根管治疗过程中机械化学预备明显削弱了牙本质，导致采用传统充填材料进行根管充填时更易折断（Sim *et al.* 2001; Grigoratos *et al.* 2001; Topcuoğlu *et al.* 2012）。特别是用于根管消毒的氢氧化钙封药超过一定时间后会削弱年轻恒牙并降低其抗折性（Andreasen *et al.* 2002）。关于MTA和其他硅酸钙为基质的水门汀的研究发现，MTA可增加牙齿远期抗折性（Tuna *et al.*2011）。采用MTA充填根管可明显提高牙齿长期保留率。

封闭性和固化膨胀性

　　为严密封闭根管和防止细菌繁殖，根管充填材料必须具有稳定的三维结构、可有效适应并黏附在牙本质壁上（Storm *et al.* 2008）。MTA封闭性优于其他目前使用的根管充填材料（Torabinejad *et al.* 1993，1995b; Wu *et al.* 1998; Roberts *et al.* 2008）。当MTA置于潮湿环境下能有效防止渗漏（Torabinejad *et al.* 1995c; Gondim *et al.* 2003; Chogle *et al.* 2007）。据推测，固化期间膨胀这一有利特征是GMTA和WMTA的固有属性，WMTA膨胀程度略小（Storm *et al.* 2008; Okiji & Yoshiba 2009; Hawley *et al.* 2010）。钙离子和磷酸根离子在基质中相互作用利于MTA-牙本质界面磷灰石晶体的形成，从而有助于线性扩展（Sarkar *et al.*2005; Tay *et al.* 2007; Okiji & Yoshiba 2009）。

　　比较WMTA和GMTA根尖屏障效果的研究发现，GMTA封闭性能更佳（Matt *et al.* 2004）。当使用人类唾液进行实验时，GMTA的封闭性最优，WMTA和GMTA的封闭性均优于牙胶和封闭剂（Al-Hezaimi *et al.* 2005）。Storm 等（2008）研究发现，GMTA在水中24小时的线性膨胀为1.02%，WMTA为0.08%。当与Hank's 平衡液发生水合反应时，GMTA膨胀率为0.68%，WMTA膨胀率为0.11%。推测认为，若存在未检测到的不全根折而用MTA作根管充填材料，其线性膨胀可能会加重已有根折（De Bruyne & De Moor 2008）。尽管GMTA的密封性更佳，当怀疑或检测到不完全根折时，WMTA是更好的选择。

临床应用

常规根管充填

在简单根管、存在整体治疗问题及病变范围广泛的病例中使用MTA作为根充材料是常规根管充填可采用的治疗选择。在初次治疗中，具有牙外或牙内炎性吸收、根尖孔开放或寻找"替代"充填材料的病例是采用MTA进行根管充填的首选适应证。虽然一些临床医生认为MTA限制或阻碍了再治疗的选择，但是即使愈合不佳仍可选择根尖外科手术。在初次治疗中选择MTA的优点在于无须进行手术根切及相关后续治疗而达到明显效果（Kvist & Reit 2000）（图8.1）。

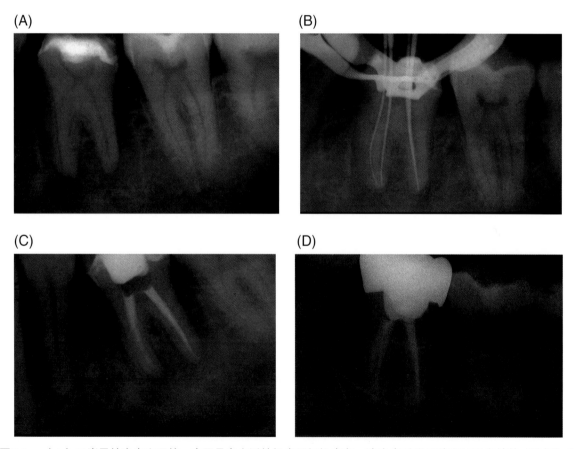

(A) (B)

(C) (D)

图8.1 （A）41岁男性患者左下第一磨牙具有广泛性根尖周组织病变。该患者采用牙胶和MTA充填的"选择"疗法。（B）试尖片确定工作长度。（C）MTA充填3根管至髓室底。（D）9年8个月后复查根尖片。患牙用磷酸锌水门汀充填及金全冠修复。根尖周病变已愈合。

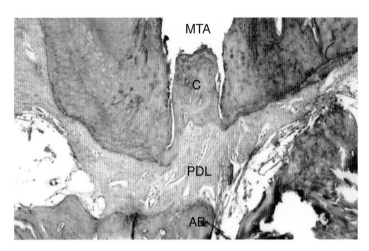

图8.2　MTA 充填狗牙180天的组织学切片图。主根管由新生牙骨质（C）、MTA栓子、完整的牙周韧带（PDL）、牙槽骨（AB）形成生物学封闭，同时未见炎症细胞。苏木精和曙红染色，原始放大100倍。图片由巴西圣保罗 Roberto Holland博士提供。

根尖孔炎性吸收是长期根尖周疾病一种常见的并发症（Kaffe *et al*. 1984; Laux *et al*. 2000; Vier & Figueiredo 2004）。伴有牙髓坏死的牙根尖通常存在中度到重度的根尖孔及孔周吸收，严重程度取决于疾病的持续时间。研究发现，具有根尖周病损的患牙有74.7% ~ 81%具有根尖内吸收（Laux *et al*. 2000; Vier & Figueiredo 2002）。当使用牙胶作为核心根管充填材料时，因其无法充分封闭及促进修复，故会阻碍患牙愈合。而且，当使用牙胶作为根管充填材料时，革兰阳性兼性厌氧菌易于在内吸收区形成生物膜，从而阻碍根尖周病变愈合（Takemura *et al*. 2004; Noguchi *et al*. 2005）。大多数具有大范围根尖周病变的病例中存在根间生物膜（Siqueira & Lopes 2001; Nair *et al*. 2005; Lin *et al*. 2008; Ricucci & Siqueira 2010），生物膜可存在于初次感染及难治性根尖周疾病中。在这些具有挑战性的病例中，使用MTA进行根管充填具有优越性（Yildirim & Gencoglu 2010）。在狗模型的研究结果显示，用MTA进行根管充填的患牙主根管中可见新生牙骨质，在一些病例中的侧副根管中也可见到新生牙骨质（Holland *et al*. 1999b）（图8.2）。

如果X线片上显示患牙具有根尖吸收时，MTA是一种理想的根管充填材料。此外，当进行根管清理和成形后，有无法控制的出血时，用MTA形成3 ~ 5mm根尖栓子是首选方案（Matt *et al*. 2004; Al-Khatani *et al*. 2005; Pace *et al*. 2008）。MTA可以封闭内吸收缺损区域，并且能杀灭存在于生物膜和牙本质小管中的微生物（Matt *et al*. 2004; Ricucci & Siqueira 2010）。因为材料有推出根尖的可能，故这一过程最好采用垂直加压器或手用锉等手用器械进行（图8.3）。

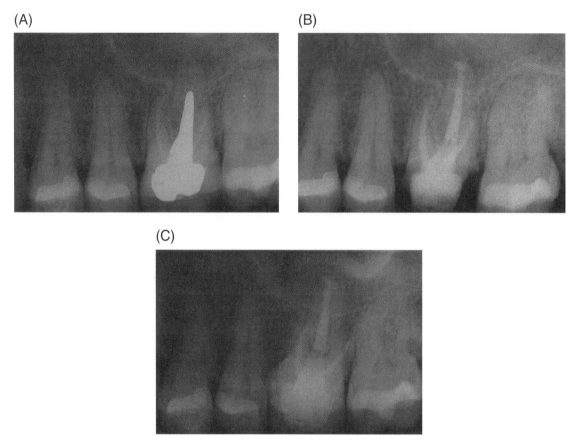

图8.3 （A）38岁女性有症状左上第一磨牙X线片显示，患牙粗铸造桩核修复，根尖周透射影，已有牙胶充填，腭根吸收。（B）采用MTA进行所有根管充填的术后X线片，腭根根尖5mm采用MTA充填，热牙胶回填，粘接桩。（C）2年6个月后复查X线片显示全瓷冠修复，腭根根尖周病变已完全愈合。

再治疗

原有根管充填材料长期暴露于口腔环境中所致根管治疗失败的病例，进行再治疗时非常具有挑战。在难治性根尖周病变或严重感染根管中具有多种典型微生物定植于牙本质小管中，包括粪肠球菌、白色念珠菌及大量的革兰阳性菌，如丙酸杆菌属、放线菌属、链球菌属和消化链球菌属（Pinheiro *et al.* 2003; Siqueira & Rocas 2004; Williams *et al.* 2006）。在长期感染中，这些微生物会从牙髓–牙本质界面进入至牙本质小管内400~500μm定植（Orstavik & Haapasalo 1990; Peters *et al.* 2001; Love & Jenkinson 2002; Waltimo *et al.* 2003; Siqueira & Sen 2004）。这一特性可保护细菌，即使在根管内采用氢氧化钙长期封药也难以被清除（Stuart *et al.* 2006）。尽管采用最新的根管冲洗药物

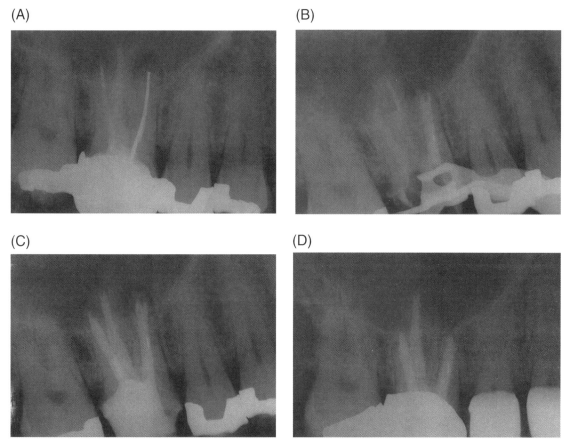

图8.4 （A）42岁患者右上第一磨牙存在持续的症状和体征。根尖片显示银尖充填的近颊根根尖周病损，远颊根根尖段存在分离器械。（B）取出近颊根的银尖后初次充填显示近颊根有2个根管。（C）采用MTA完成3根管最终充填，MTA硬固后桩核修复。（D）8年后复查显示根尖周病变愈合。患者没有症状，右上六坚固并且具有良好的功能。

和技术，想要完全根除这些微生物亦非常困难（Stuart *et al*. 2006）。这些定植很深的微生物能抵御常规根管充填治疗，而采用MTA进行充填则可阻止深埋微生物的生存（图8.4）。

已治疗过的长期感染的患牙最主要的问题是微生物会侵入整个根管系统，包括管间峡区、盲区、侧副根管和其他解剖分支（Nair *et al*. 2005; Ricucci & Siqueira 2010）。这些区域无法彻底清理，当采用牙胶或树脂类材料进行根管充填时，由于其中性pH及有限的抗菌作用，细菌会再定植在这些区域。即使在显微镜下完成根管清理和成形、超声荡洗、采用先进的冲洗设备和合适冲洗液冲洗，消除这些细菌仍然不足以避免根尖手术。长期细菌感染会导致整个根管系统形成生物膜，并且会延伸到根尖孔外（Tronstad *et al*. 1990; Abou Rass & Bogen 1998; Sunde *et al*. 2000; Noguchi *et al*. 2005）。当采用常规充填材料时，生物膜中多种细菌的生存特性会阻止根尖周病变的愈合，

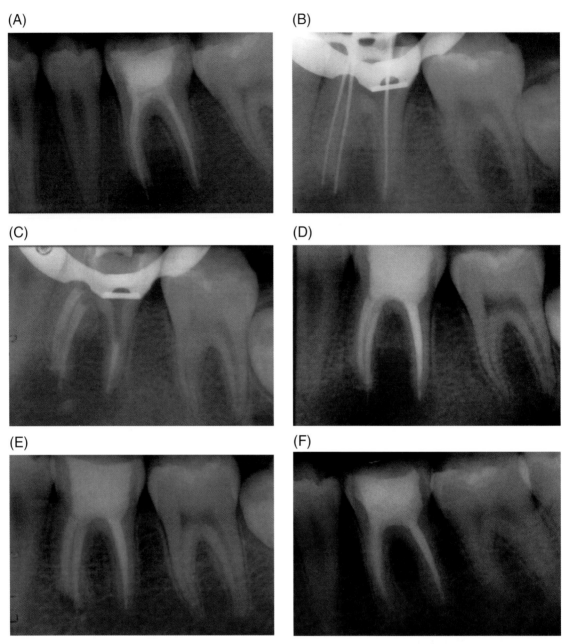

图8.5 （A）12岁男性患者根尖片显示，已进行过根管治疗的左下颌第一磨牙急性根尖周脓肿和颌下间隙感染。（B）试尖片确定工作长度。（C）远中根尖段5mm采用MTA充填。（D）远中根管采用热塑牙胶和封闭剂回填。复合树脂修复。（E）3年3个月后复查。（F）9年4个月复查，未行永久牙尖覆盖修复。该牙具有正常探诊深度和松动度。

可能需要根尖手术以解决根尖周疾病。采用MTA进行再治疗可以改善治疗结果，有可能最大限度地减少采用牙胶再治疗中需根尖手术干预的概率（图8.5）。

根尖手术前根管充填

根尖外科手术前采用MTA充填使临床医生可以对解剖入路困难的病例进行处理。特别是下颌第二磨牙、第三磨牙的近中和远中根管及上颌前磨牙和磨牙的腭根可考虑采用这一方法。其他情况如在根尖手术前MTA充填下颌第一磨牙和第二磨牙的远舌根可简化根尖切除术的操作。MTA硬固后，根尖切除不会影响其完整封闭性，同时去除感染组织后促进根尖周病变愈合（Andelin *et al.* 2002; Lamb *et al.*2003）。当牙根无法为显微口镜、超声工作尖及材料提供必要入路时，这一手术技术还允许更保守的截骨范围。否则，根尖切除术后剩余的牙胶存留于根管壁上，需要倒充填。如果存在塑料或金属牙胶载体，也应考虑使用根端封闭材料。

由于顽固性的革兰阳性菌和真菌能在牙胶/封闭剂和牙本质之间生存，因此遗留在根管壁上的牙胶会造成一种困境（Friedman 2008）。首次治疗可能存在交通支、残留牙髓、空隙、封闭剂缺失、侧副根管、未处理的管间峡区、分离器械和生物膜等问题，导致延长或阻碍病变愈合，这时需考虑MTA再治疗和根尖手术处理。当X线检查或显微镜检查提示有问题时，应考虑根尖切除术后用MTA进行根尖充填（图8.6，图8.7）。

长期存在的大范围根尖周病损（超过5mm）显示广泛骨质破坏，会导致一些临床医生认定治疗失败而拔除患牙后进行种植修复（Greenstein *et al.* 2008）。采用MTA充填再治疗并结合根尖外科手术为那些具有广泛进行性病变的患牙提供了保存患牙的机会（图8.8）。

伴穿孔修补的根管充填

穿孔是指在根管和牙周组织之间形成医源性或病理性交通。MTA是处理这类并发症的首选材料（Main *et al.* 2004; Pace *et al.* 2008）。采用MTA进行修补涉及两大方面：确定穿孔涉及区域及使用足够厚度的材料，以确保充分封闭穿孔以促进修复和愈合。这一过程可使用牙科显微镜（DOM）通过非手术或手术方式进行。然而，穿孔并不总是发生在可以简单修补的髓室底或易于到达的区域，有些穿孔需要进一步检查同时还需要牙胶和封闭剂联合充填。当穿孔位置低于根

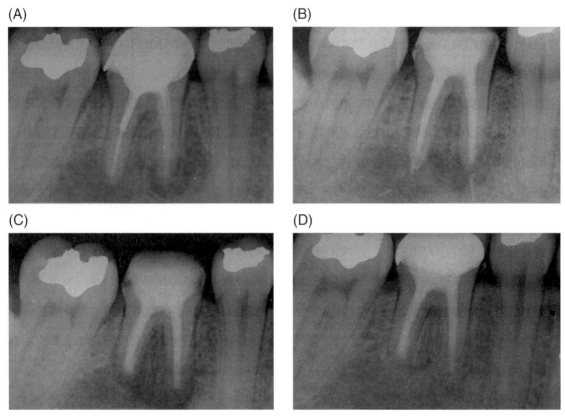

图8.6（A）26岁女性患者右下第一磨牙在首次治疗后存在症状，X线片检查显示该牙具有根尖周病损和颌下间隙感染。（B）拆冠、去除牙胶、MTA充填及核修复后，再治疗完成的X线片显示存在超充牙胶。（C）根尖切除术去除多余牙胶和感染组织。根尖切除后显微镜检查发现远中根管壁上仍有牙胶残留，进行MTA倒充填。（D）1年6个月后复查X线片显示完整冠修复及之前去骨部位完全再矿化。

管口时，用MTA充填整个根管而导致MTA不易去除影响后续根管充填材料放置是具有较大争议的问题。

目前，没有文献支持采用牙胶和封闭剂修复根管穿孔。最符合逻辑的顺序是先充填整个根管，而制备桩道除外，可使整个治疗复杂化。由于MTA的厚度及整体粘接的牢固性，在吸收及穿孔病例中，用MTA充填整个根管的治疗效果更加可靠（Tsai *et al.* 2006）。如果根管治疗后计划桩修复的病例，MTA的修补需要个性化设计以适应修复需要。当这些问题都存在时，临床医生应考虑简化治疗尽量采用一种材料充填整个根管至根管口（图8.9）

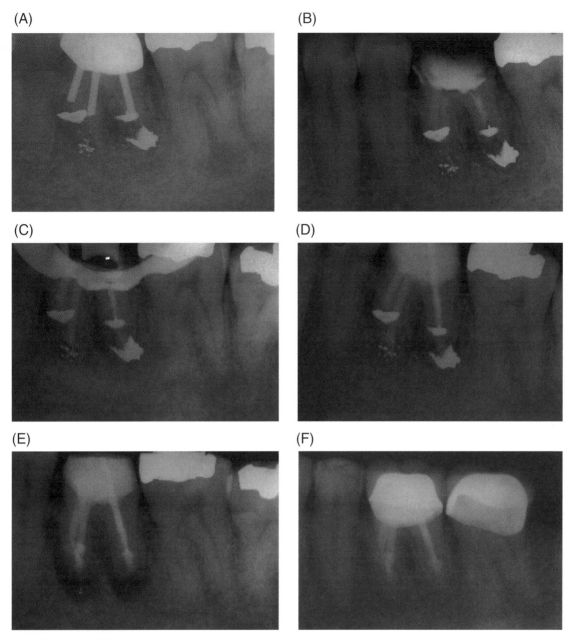

图8.7　（A）34岁男性患者左下第一磨牙有症状，3个根管均为金属桩修复。之前的根尖外科手术采用银汞合金倒充填，计划拔除患牙并进行种植修复。（B）拆除冠及桩后置入氢氧化钙糊剂。（C）所有根管采用MTA充填。（D）MTA硬固后桩核修复。（E）第二次根尖外科手术后X线片显示，去除所有银汞合金，并用MTA进行根尖倒充填。（F）8年5个月后复查显示去骨部位完全再矿化。患牙没有任何症状。

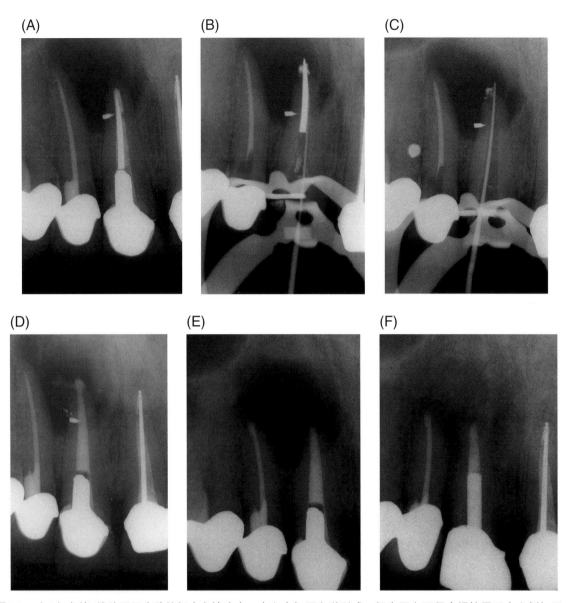

图8.8 （A）术前X线片显示失败的银尖充填治疗。右上中切牙窦道形成，根尖周大面积病损扩展至右上侧切牙。（B）冠向再治疗中尝试绕过银尖。（C）X线片显示取出银尖及根管内材料。（D）临时粘接桩核之前用MTA进行根管充填。（E）右上中切牙和侧切牙进行根尖切除术并去除超充材料和银尖碎屑。（F）4年6个月后复查，X线片显示正常的根尖周结构和牙槽骨。该病例由加利福尼亚州洛杉矶的Laureen M. Roh博士提供。

根尖诱导成形术MTA根管充填

采用MTA治疗死髓、感染的年轻恒牙以促使其闭合是可预期的目标（Shabahang & Torabinejad 2000; Giuliani *et al.* 2002; Witherspoon *et al.* 2008; Pace *et al.* 2008; Bogen & Chandler 2008; Nayar *et al.*

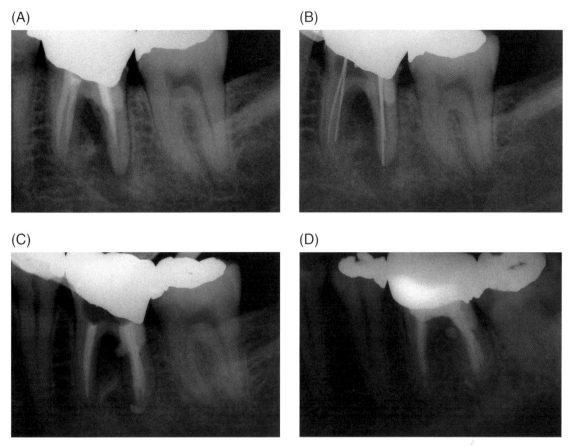

图8.9　（A）67岁老年患者左下第一磨牙术前片显示失败的牙胶充填。根分叉区域可见骨缺失。（B）试尖片确定工作长度，远中根尖吸收。（C）所有根管采用灰色MTA充填，X线片显示根分叉穿孔吸收区材料被挤出。（D）8个月后复查显示根分叉和根尖周区域完全骨愈合。

2009; Güneş *et al.* 2012）。如果没有选择牙髓再生术（详见第6章），使用MTA形成根尖栓可促进牙根成熟。MTA刺激牙骨质生成和牙本质形成，促进牙乳头细胞完成牙根发育和根尖孔闭合（Huang *et al.* 2008）。牙乳头细胞分化为成牙骨质细胞和成牙本质细胞以完成这一过程（图8.10）

　　根尖孔开放的患牙进行根管充填需在准确确定工作长度，进行合适的根管清理和成形后完成。通常采用术前片评估和大号主尖锉确定工作长度。清理根管壁时须小心使用器械以防超出根尖孔，保护及保存根尖孔外的根尖周组织。根尖孔区及根尖周组织是根管充填时的天然屏障。根尖段充填必须使用温和的力量和敏锐的触觉。理想根管充填应比根尖止点短1mm或者恰好位于根

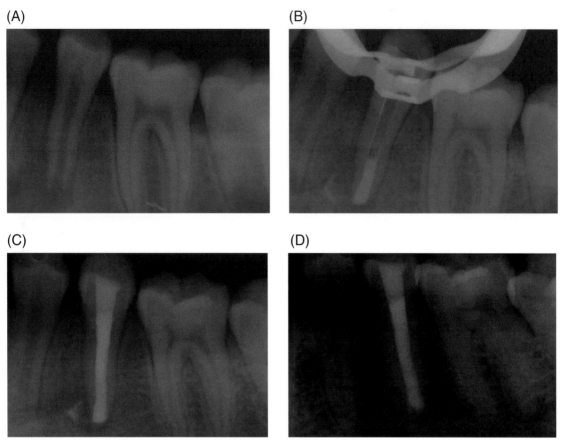

图8.10　（A）10岁患者左下第二前磨牙畸形中央尖和开放性根尖孔，患牙根尖广泛性病变。（B）采用GMTA充填根尖形成5mm根尖栓。（C）热塑牙胶完成根管充填并进行粘接修复。（D）9年后复查，X线片显示成熟根尖孔形成。GMTA充填，X线片显示根分叉穿孔吸收区域材料被挤出。（D）18个月后复查显示根分叉和根尖周区域完全骨愈合。

尖止点（详见第5章）。

　　压实MTA可用1根或2根尺寸较小的主尖锉（MAF）、垂直加压器、Glick器械、大号牙胶尖或粗纸尖末端完成。可以使用超声工作尖，但是必须用低功率，以免力量过大将MTA推出根尖孔。尽管将MTA推出根尖孔经常发生，但不会影响预后（Tahan *et al.* 2010）（详见MTA加压技术）。当根尖封闭完成后，理想情况下应有4～5mm的长度（Matt *et al.* 2004）。充填结束后采用X线检查确定足够密度和合适位置，冠方水门汀的放置应在显微镜下用大号垂直加压器加压并用消毒纸尖干燥。流动树脂–改良玻璃离子（RMGI）水门汀或复合体放置在MTA上，剩余根管采用热塑牙胶或侧方加压牙胶和封闭剂充填至牙釉质–牙骨质界。可选择粘接核或其他技术以永久封闭根管系统（Desai & Chandler 2009a）。

变异牙齿的根管充填

MTA根管充填的一个重要特性是能解决由根管内吸收和各种解剖异常导致的疾病。这些解剖异常包括牙内陷、牙外突、双生牙、融合牙、C形根管系统（Bogen & Kuttler 2009）。MTA在这类病例中具有明显优势并具有广泛适应证。由于MTA颗粒尺寸小，特别是WMTA，可以进入并充填部分或完全解剖区域包括沟纹、鳍部、盲区末端和峡区。当遇到牙内陷（牙中牙）时，MTA充填可以灭活一个区域内的微生物而允许其他部位的牙髓仍然保持活力（图8.11）

具有C形根的牙齿同样是MTA根管充填的良好适应证（Tsai *et al.* 2006）。C形根的形态对治疗提出了挑战，失败的病例通常计划采用逆向治疗以解决难治性根尖周疾病。作为再治疗选择之一的MTA根管充填是手术的可行的替代方案。C形根磨牙采用MTA进行再治疗的成功率一直优于牙胶充填的牙齿（图8.12）。

牙齿发育过程中，通常牙冠看起来正常而牙髓有问题的大多数患牙为牙外突（de Lima *et al.* 2007; Alani & Bishop 2009）。蒙古人种发病率高，诊断为牙髓感染，通常双侧前磨牙对称发生（Cho 2005; Rao *et al.* 2010）。临床上，通常有多余釉质或咬合面有小的牙尖突起，放大之后会看到一个很小的入口。这些突起非常薄弱很容易磨耗导致牙髓暴露、急性根尖周脓肿、根尖孔开放及大面积根尖周透射影。牙髓再生治疗或者MTA充填根尖段联合热牙胶回填及冠部树脂修复可促进根尖孔闭合、牙根发育成熟及根尖周病变愈合。

根管充填技术

MTA加压充填技术可采用多种方法，包括Lawaty技术、不锈钢器械和加压器常规加压、反向旋转的机动镍钛器械作为螺旋输送器（见视频*）。MTA充填整个根管对于操作者而言更加简单，同时根管内有更多量的MTA可以充填缺损区域以到达更好的封闭（见视频*）。

---

* 视频观看方式：
1. 输入网址：https://www.wiley.com//legacy/wileychi/torabinejad/
2. 点击 Resources - 中的 Videos
3. 点击 Click here 后，在跳出来的对话框中输入 Angelus，即可观看本书相关需要的视频

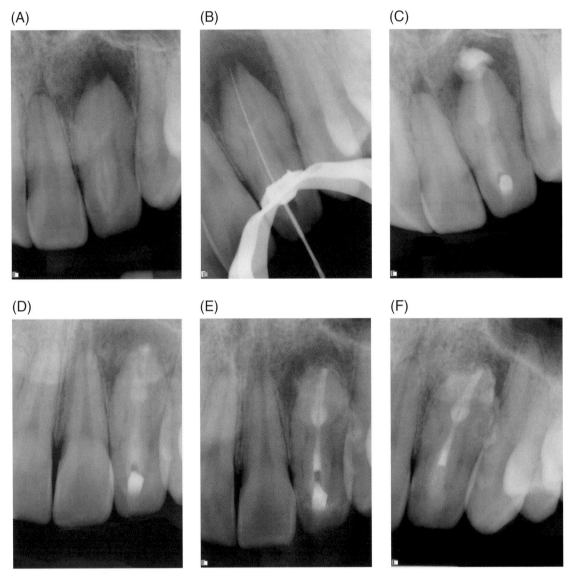

图8.11 （A）16岁患者左上侧切牙X 线片显示牙内陷。（B）试尖片确定工作长度。（C）氢氧化钙糊剂充填根管。（D）2个月后复查。（E）X线显示MTA充填中央根管，髓腔临时修复。（F）4年后复查显示根尖周组织愈合。牙齿没有任何症状并且对冷测试反应正常。由加利福尼亚州Murrieta的Adrian Silberman博士提供病例。

标准加压技术*

（***Bogen & Kutler 2008**）

　　用MTA进行根管充填与牙胶根管充填一样需要进行根管预备和冲洗，可以去除或不去除玷污层（Yildirim *et al.* 2008）。玷污层的存在似乎不影响MTA形成间质层，其存在可能随时间改善其密

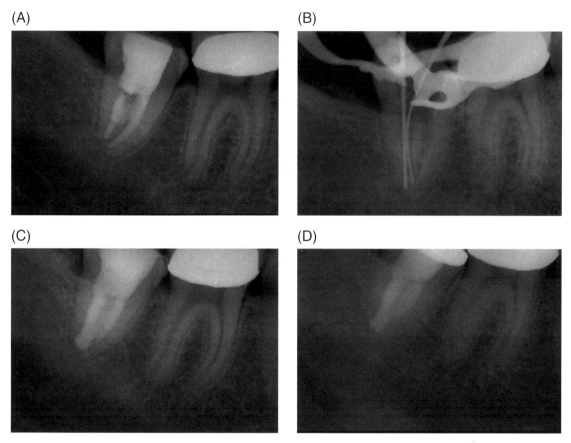

图8.12　（A）28岁患者第二磨牙为C形根，牙胶充填根管4个月。患牙持续性疼痛并且不能咀嚼，X线片显示小范围根尖周透射影。（B）清理和成形后远中根插针片。（C）MTA完成根管充填，复合树脂修复。（D）2年后复查，患牙坚固且没有任何症状，可正常行使功能。

封性（Hatibović–Kofman *et al*. 2008; Tuna *et al*. 2011）。玷污层发挥偶联剂的作用可以促进MTA与牙本质的粘接，类似于牙体修复中自酸蚀单体和粘接系统中混合层的形成。目前玷污层是否需要去除尚无定论，因此临床医生在某些病例中可以选择保留玷污层然后用MTA充填，而不会影响结果（Yildirim *et al*. 2010）。

　　根尖孔闭合患牙的初次治疗或非手术再治疗的根管预备中，主尖锉（MAF）最小号数至少为25号；尽管如此，35号或40号主尖锉更有必要。因为WMTA颗粒尺寸比GMTA更小，因此WMTA具有更好的操作性能和可压实性，然而体外研究中GMTA具有更好的封闭性（Al-Hezaimi *et al*. 2006b）。MTA与0.12%氯己定混合的抗菌作用比与无菌水或麻醉剂联合使用更好（Stowe *et al*. 2004; Holt *et al*. 2007）。临床医生要根据牙位、美学、手术指症及操作困难程度以决定使用何种MTA及如何调拌。

用消毒纸尖干燥根管后，调拌好的MTA用输送器放入根管内，然后用根管加压器1/3、5/7、7/9或者Glick器械推至根尖。用比主尖锉小1~2号的不锈钢K锉将湿的MTA加压至根尖3~5mm。如果主尖锉为35号，那用25~30号K锉将湿MTA加压至工作长度。主尖锉的锉尖可用高速金刚砂车针进行切割以利于根尖栓子形成后加压MTA。

最初输送的MTA将覆盖在根管壁上以及K锉为半径的区域。然后将K锉沿根管壁做圆周运动并用轻至中等压力加压，直到遇到阻力。如果根尖孔是闭合的，可以使用较大压力。亦可使用手用加压器完成充填，但在弯曲根管中不适合使用手用加压器。当MTA压至根尖，工作长度会变短，再用根管加压器（1/3或5/7）压实根尖材料。超声加压器以低功率工作可进一步压实MTA。然后拍摄X线片检查有无空洞并确认充填密度。然后将新的MTA放入根管，用大号手用锉和加压器从根尖充填至冠方或用热牙胶和封闭剂回填根管。

如果X线片显示充填密度不足，可用小号K锉（如20号）继续加压已有的湿MTA直至充填密度可接受。如果空洞仍然存在，可用27号或30号注射针头装入无菌水或麻醉剂以较高压力将MTA冲洗出来。若未冲出，可用超声激活30号或35号锉。如果这些方法都没成功，用MTA充填剩余根管，观察患牙愈合情况及是否需要外科手术。如果MTA充填至根管口进入髓室底，可用双向注射针头冲洗以从髓腔或髓室底移除多余材料。

如果决定用牙胶或树脂材料回填MTA充填后的根管，应用侧方开口的注射器装入无菌水冲洗根管。冲洗根管后用纸尖干燥根管，并用与末端尺寸合适的充填器将MTA末端压平。如果根尖孔发育不全或因根尖吸收导致开放，需谨慎控制加压力量以防将大量MTA推出根尖孔（Felippe *et al.* 2005; Tahan *et al.* 2010）。

对于根尖孔开放的病例，可用粗纸尖末端、牙胶尖、Glick器械或大号充填器加压充填MTA。充填器可用低功率超声辅助，需注意的是，根尖开放时大量MTA仍有可能被推出根尖孔。尽管超充的MTA不会影响预后，但可影响获得理想的X线片结果。如果开放的根尖孔有广泛性出血、穿孔吸收缺损或长期存在的穿孔，需用大号输送器（如银汞输送器）将大量不太潮湿的MTA快速输送至根管。MTA上端多余的水分或血液用干燥小棉球拭去，可用或不用氢氧化钙粉末压在整个材料上。这一过程也可用干燥粗纸尖末端持续加压，在混合物上直到渗液被控制及变得坚固。如果有不可控制的出血，材料不会硬固，建议放置氢氧化钙并进行临时修复。

Lawaty技术*
（*Bogen & Kulter 2008）

MTA根管充填前的根管清理和成形与常规牙胶充填所需的机械化学预备一样。根管预备应更保守，避免06～08锥度器械预备根管以保存更多的天然结构和根管壁。WMTA颗粒尺寸小，利于其沿着光滑根管壁滑至相当于20号K锉直径的根尖孔（GMTA则要求主尖锉最小为25～30号K锉）。采用04锥度的ProFile（从15号到35号）可预备出需要的通道。用无菌水冲洗之前采用6.0%次氯酸钠冲洗根管。可用EDTA，BioPure TM MTAD或 QMixTM去除玷污层，不过即使玷污层存在也不会影响最终的结果（Yildirim *et al*. 2008）。然后用相应的纸尖干燥根管。

在玻璃调拌板上用Glick器械混合无菌水或麻醉剂及所需量的白色或灰色MTA。MTA的量应该足够充填根管口至髓室顶。多余水分应用棉签从玻板一侧轻吸走。用Glick器械将混合好的MTA从玻板上移至髓室。

混合好的MTA的性状应该与潮湿沙子相似，如果在玻板或髓室里开始变干，可以用无菌水或麻醉剂恢复其一致性。髓室里的MTA在充填过程中扮演水库的作用，需要时可随时填满。用一系列K锉将准备好的MTA输送至根管末端。第一根锉应比主尖锉小一号，最后一根通常是60号。当根管有急弯时，最好选择Flexo锉。

根尖定位仪可与最初一根K锉连接确定根管止点位置，以减少MTA超填。锉做圆周运动并顺

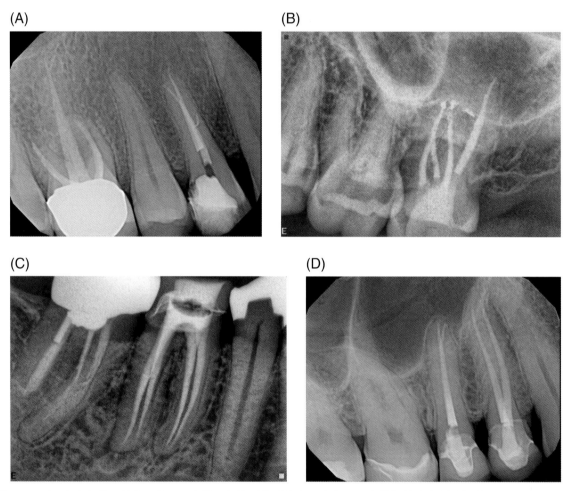

图8.13 （A）右上第一前磨牙用MTA充填双根管后临时修复。注意MTA充填根管中段侧支根管。（B）左上第二磨牙4根管采用MTA充填及树脂核粘接修复。（C）右下第一磨牙4根管用MTA充填后用丙烯酸树脂进行临时修复。（D）右上第一和第二前磨牙MTA充填1年后复查。

沿着根管壁往下，轻柔地向根尖移动。当MTA从髓室里流动至根管末端且根尖栓子形成，根尖定位仪的信号逐渐中断，操作者会感受到阻力并观察到MTA粘到锉上。当阻力逐渐变弱，继续操作锉，应减少进入根管的深度。当根尖阻力消失，应序列换用下一根锉。重复此操作模式，最后至60号。为了避免空隙，不能跳号使用。操作过程中拍摄根尖片以确定加压密度。

　　根管冠段也可用MTA充填，在合适的病例中，亦可用采用牙胶回填根管或制备根管桩道。如

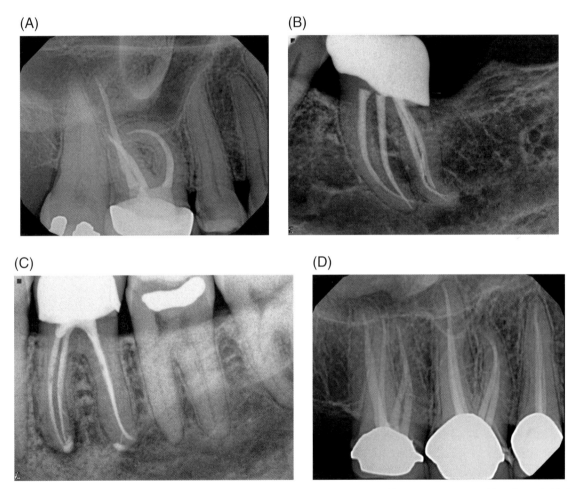

图8.14　（A）右上第一磨牙MTA根管充填全冠修复后10年复查。注意近颊根管弯曲。（B）左下第一磨牙4根管充填。（C）左下第一磨牙MTA充填3个月后复查。注意几个根管侧支和少量MTA超充。（D）右上双磨牙和第二前磨牙用MTA垂直加压充填4年后复查。

果选择用MTA充填冠段，可用8.0到大号Schilder加压器以轻柔被动击打技术充填根管，而不能采用过度加压根管侧壁的方式充填。如果不考虑其他修复方式，髓腔里剩余MTA可以用加压至髓室底，然后放置潮湿小棉球。髓腔里放置MTA有助于封闭髓室底的副根管和加强根分叉区牙本质强度。最后材料固化后可用粘接材料完成修复。多余的MTA可用三用枪冲洗并吹干。根管口的MTA上方用流动树脂覆盖，然后用复合树脂修复髓室底和髓室（图8.13，图8.14）。

Auger技术

MTA加压充填也可使用机动旋转器械完成。这一过程包括传统04和06锥度镍钛旋转锉以反转模式进行。这一技术相对较新，需要改良以充填至合适的根尖3～5mm。这一输送方法要求与常规方法一样的根管清理和成形，但为了达到一致的结果需要一些改良。因为根管预备中不需像垂直加压一样要求形成抗力形，所以根管中段和冠段的预备可以用04锥度锉以保存更多的牙根结构。

根尖孔闭合且根管相对较直的患牙可以采用auger技术从根尖往冠方充填（图8.15）。使用这一技术时MTA不宜太干燥，在较潮湿时易于输送至根尖孔。该技术可用比主尖锉小1～2号的0.04锥度的锉完成。用输送器将MTA输送至预备好的根管，用加压器和旋转器械通过圆周运动和轻啄方式将MTA输送至根尖孔。根尖4～5mm压实后，如果过于潮湿可用纸尖干燥。这一阶段应检查MTA的位置和密度。根管中段应用更大的旋转器械，同样的运动方式完成中段和颈部的充填。

使用该技术时首要考虑的问题是由于锉的机械特性和MTA的稠度导致根尖2～3mm充填困难。当牙齿根尖急弯或由于炎性根管吸收或根尖孔发育不全导致的根尖孔开放时，具有挑战性。对于根尖急弯的病例，根尖2～3mm的充填推荐使用比主尖锉小一号的不锈钢K锉预弯到达预定工作长度。只要保证了根尖部分的充填，并且X线片确定了其位置和密度，根管剩余部分可以用合适的镍钛器械以arguer技术完成。这一技术的临床使用禁忌证包括严重的解剖变异和无法控制的出血。

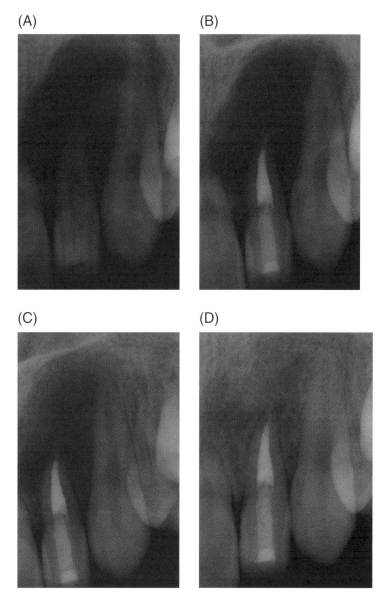

(A)　(B)

(C)　(D)

图8.15　（A）12岁男性患者左上侧切牙牙内陷并发大面积根尖周病变。患者前庭沟肿胀及存在窦道。（B）采用auger技术完成MTA充填并用复合树脂修复后的术后片。（C）术后3个月复查。（D）1年后复查X线片显示之前的根尖周病损完全愈合。患牙没有任何症状具有正常的功能。

这一技术虽然较新，但比使用超声放置法更安全且使用更少的动力。有研究显示超声法的充填密度更高，但超出根尖孔和吸收缺损区的机会更大。最近，一项用Micro CT的研究显示手动充填MTA的空隙发生率更低且根管充填的密实度明显高于超声充填（El-Ma'aita *et al.* 2012）。

修复注意事项

对需要打桩的病例，可以考虑用热牙胶或树脂基质材料进行根管回填。这种情况可能涉及下颌磨牙的远中根管、上颌磨牙的腭根、上颌前磨牙的长直根管及前牙根管。用MTA完成根尖4~5mm的充填后放入易于去除的充填材料。需要注意的是，因为临时修复材料无法长期防止微渗漏，应及时进行合适的修复（Uranga *et al.* 1999; Balto 2002; Naoum & Chandler 2002; Weston *et al.* 2008）。MTA需花费相当长的时间来放置在牙齿中，治疗结果取决于病例要求和操作经验。掌握输送技术需要耐心和练习，同时遵循学习曲线。

缺点

MTA一个最常被忽视的缺点是具有吸湿性。因为MTA具有亲水性，如果储存的时候不注意材料会硬固。如果操作者想用已经开封过的MTA，必须将其放入密封罐中密封以免吸潮。如果发生这种情况，混合的MTA似乎正常但不会硬化。这导致很多人相信MTA没有正常固化而改用其他材料（表8.2）。

表8.2 MTA充填时的缺点

固化时间缓慢
固化时间缓慢
再治疗时难以去除
高pH时可能不固化
牙本质染色
吸水性可能增加不完全固化的风险
固化膨胀可能加重已有根折

因为大多数患者和医生希望尽快完成治疗，MTA的固化特性可能是阻碍其应用的一个障碍。一些学者提出了许多方法以加快MTA的固化，包括加入氯化钙或去除硫酸钙（Bortoluzzi *et al.* 2009）。最近研究发现，用不同技术可能促进解决这一问题（M. Torabinejad，个人资料）。加快硅酸钙固化的缺点包括可能削弱间质层的形成、降低初始pH和持续杀灭微生物的强碱性。

MTA充填后牙齿着色是一美学缺点。白色MTA仍然会造成牙本质变黑（Karabucak *et al.* 2005）。有学者提议在MTA充填之前用亲水性树脂封闭髓腔，显示出不错效果（Akbari *et al.* 2012）。而且，当在酸性环境中使用时，MTA可能无法正确固化，降低了抗压强度、表面硬度和抵抗脱落能力（Watts *et al.* 2007; Namazikhah *et al.* 2008; Hashem *et al.* 2012）。如果发现未硬固的材料应及时替换。在进行永久修复前，如果硬固时间长一些（如1周）水门汀的结构会更坚固（Kayahan *et al.* 2009）。

另一个临床需考虑的问题是MTA硬固时的线性膨胀。需要再治疗的患牙可能在之前存在桩修复、银汞桩核或承受严重咬合力，存在未发现的根折（Fuss *et al.* 2001; De Bruyne & De Moor 2008）。在应用GMTA时这一点特别重要（Matt *et al.* 2004; Storm *et al.* 2008）。总体而言，须将MTA根管充填视为弯曲根管牙齿的永久治疗。在直根管中可用超声去除材料，但是弯根管弯曲下方材料的去除非常困难（Boutsiokis *et al.* 2008）。在MTA根管充填初次和再治疗后根尖周疾病未愈合的患牙必须考虑根尖外科手术。

封闭剂

根管封闭剂最初是和根管核心材料如牙胶联合使用的，以封闭根管壁和核心材料之间不规则区域。

根管封闭剂主要作用：

- 封闭根管核心
- 根管润滑剂
- 具有抗菌作用
- 充填副根管、吸收区和其他不能被核心材料封闭的区域

理想封闭剂要求包括无刺激性、不溶于组织液、三维稳定性、密闭性、X线显影、抗菌性、可

与根管壁粘接、不染色、足够的操作时间并易于去除（Grossman *et al*. 1988）。

目前没有一种封闭剂可满足所有要求，刚开始应用时很多材料表现出毒性（Spångberg & Langeland 1973）及暴露于组织液时可吸收（Ørstavik 1983），因此封闭剂的使用量应该最小并且避免进入根尖周组织。

当代的封闭剂可分为7类：

- 氧化锌–丁香油类
- 氢氧化钙类
- 环氧树脂类
- 玻璃离子类
- 硅酮类
- Monoblock一体式封闭系统
- 硅酸钙封闭剂类

氧化锌–丁香油类封闭剂

大多数产品依据Grossman的配方（Grossman 1958）。这类封闭剂有一定的薄弱性、溶解性和细胞毒性。改良后的配方有不同的固化时间和流动性，这类封闭剂是目前全世界最广泛使用的封闭剂。

氢氧化钙类封闭剂

氢氧化钙类封闭剂是为了促进根尖周病变的愈合和根尖周围硬组织的形成（Desai & Chandler 2009b）。这类封闭剂与氧化锌丁香油类相似（Jacobsen *et al*. 1987），但是暴露在组织液会溶解从而对其长期完整性产生影响（Tronstad *et al*. 1988）。

环氧树脂类封闭剂

AH26（De Trey, Dentsply, Ballaigues, Switzerland）是第一种树脂封闭剂，含有环氧树脂基质，

在催化剂的作用下缓慢固化。具有良好的封闭性、粘接性和抗菌性。持续释放甲醛使其具有强的抗菌作用（Heling & Chandler 1996）。因AH Plus具有更小的细胞毒性、更薄的成膜厚度和更低的溶解性，故AH26已经被AH Plus广泛替代。

玻璃离子类封闭剂

玻璃离子可粘接在牙本质上，可作为潜在的封闭剂，不久之后被引入牙科作为修复材料（Pitt Ford，1979）。许多年前作为牙髓用制成品使用，目前已不再使用这一类型的根管封闭剂。

硅酮类封闭剂

RoekoSeal（Coltene/Whaledent, Altstatten, Switzerland）是一种聚二甲硅氧烷基质类封闭剂，固化后膨胀0.2%，具有高阻射性。目前有多种硅酮类配方可供选择，有些结合了牙胶颗粒。虽然其细胞毒性较其他封闭剂小，但仍需考虑材料会溢出根尖孔的可能（Zielinski *et al.* 2008）。

Monoblock一体式封闭剂系统

牙胶与牙本质无粘接作用，因此20世纪70年代后期开始研究一种低黏度的复合树脂用于封闭根管（Tidmarsh 1978）。有学者开发了一种可替代核心牙胶材料的聚己内酯热塑性材料，其具有生物活性玻璃，铋盐和钡盐作为填料（Resilon, Pentron Corp, Wallingford, CT, USA）。这种材料可以和以二甲基丙烯酸酯UDMA为基质的封闭剂（如Epiphany, Pentron Corp）结合在一起从而创造出"monoblock一体式"封闭效果（Tay & Pashley 2007）。去除玷污层后，在根管牙本质壁上涂布底漆和双固化封闭剂。关于这一系统的早期研究曾受质疑。其有效性受到多种因素的影响，包括可能存在的玷污层、牙本质渗透性、封闭剂厚度及聚合收缩等。同时需要关注聚合物的长期稳定性。

硅酸钙类封闭剂

目前关于封闭剂最新的发明来自以硅酸钙或MTA为基质的封闭剂。这类材料具有良好生物相容性，可以促进无定形磷酸钙前体沿根管壁沉积为羟基磷灰石晶体（Weller *et al.* 2008; Camilleri

2009; Salles *et al.* 2012）。这些材料可与核心材料联合使用，采用冷测压技术、热垂直加压技术或载体技术进行，也可以不用核心材料而单独使用。这一类封闭剂包括ProRoot Endo sealer（Maillefer, Ballaigues, Switzerland）、MTA Fillapex 和 MTA Obtura（Angelus, Londria, Brazil）、Endo-CPM-Sealer（EGEO S.R.L., Buenos Aires, Argentina）、Endosequence BC sealer（Brasseler USA, Savannah, GA），和 iRoot SP sealer（Innovative Bioceramix Inc, Vancouver, BC, Canada）。

ProRoot Endo sealer是由硅酸三钙、铝酸三钙和硅酸二钙组成的粉末，硫酸钙作为固化抑制剂。三氧化二铋作为显影剂。液体是黏稠的聚乙烯吡咯烷酮水溶液均聚物（Weller *et al.* 2008）。体外实验显示，储存在模拟体液中，封闭剂形成球形非晶钙相样和磷灰石相样物质。类似的结果有，当接触到蒸馏水或生理溶液时，具有水溶性聚合物的实验用MTA封闭剂可释放钙离子促进磷酸钙晶体的沉积（Camilleri 2009; Massi *et al.* 2011; Camilleri *et al.* 2011）。

iRoot SP是另一种新的以硅酸钙为基质的封闭剂，具有良好性能如可形成磷灰石等。Endosequence BC Sealer（Candeiro *et al.* 2012），Endo-CPM-Sealer（Gomes-Filho *et al.* 2009），与 MTA Fillapex（Salles *et al.* 2012）同样具有矿化现象。硅酸钙基质的封闭剂具有高黏性和小颗粒尺寸使其能很好地适应牙本质，在离体牙的根中和根尖1/3区显示出良好的粘接强度（Huffman et al. 2009; Ersahan & Avdin 2010; Sagsen *et al.* 2011）。以硅酸钙/MTA为基质的封闭剂具有优越的生物相容性和理化特性，可为传统根管充填提供优异结果，未来的发展和实施很有前景。

总结

MTA作为根管充填材料所表现出的优异理化特性，可促进疑难病例的愈合率。MTA的生物活性可促进成骨细胞分化和骨沉积、刺激牙骨质修复和牙周膜再生。MTA作为根管充填材料具有优良的特性，包括牙本质表面形成间质层、良好封闭性，及缓慢固化过程中维持强碱性。此外，MTA合适的颗粒尺寸可渗透进入牙本质小管，能抑制粪肠球菌、白色念珠菌及其他机会致病菌的生长。

这种亲水性硅酸钙水门汀独特的性质在处理难治性牙髓根尖周疾病时具有明显优势，如未达标准的正向和逆向治疗、修复体微渗漏、炎性牙根吸收、解剖异常和根尖孔发育不全。MTA同样可以用于常规根管充填技术或代替其他充填材料的病例。现阶段的MTA尚不能满足理想根管充填材料的所有要求。尽管如此，单独使用或与根尖外科手术联合使用时，MTA充填可促进复杂病例的愈合概率。

参考文献

[1]Abedi, H.R., Ingle, J.I. (1995) Mineral Trioxide Aggregate: a review of a new cement. *Journal of the Californian Dental Association* **23**, 36–39.

[2]Abou-Rass, M., Bogen, G. (1998) Microorganisms in closed periapical lesions. *International Endodontic Journal* **31**, 39–47.

[3]Aggarwal, V., Singla, M. (2010) Management of inflammatory root resorption using MTA obturation - a four year follow up. *British Dental Journal* **208**, 287–289.

[4]Akbari, M., Rouhani, A., Samiee S., *et al*. (2012) Effect of dentin bonding agent on the prevention of tooth discoloration produced by mineral trioxide aggregate. *International Journal of Dentistry* 2012:563203.

[5]Alani, A., Bishop, K. (2009) The use of MTA in the modern management of teeth affected by dens invaginatus. *International Dental Journal* **59**, 343–348.

[6]Al-Hezaimi, K., Naghshbandi, J., Oglesby, S., *et al*. (2005) Human saliva penetration of root canals obturated with two types of mineral trioxide aggregate. *Journal of Endodontics* **31**, 453–456.

[7]Al-Hezaimi, K., Naghshbandi, J., Oglesby, S., *et al*. (2006a) Comparison of antifungal activity of white-colored and gray colored mineral trioxide aggregate (MTA) at similar concentrations against Candida albicans. *Journal of Endodontics* **32**, 365–367.

[8]Al-Hezaimi, K., Al-Shalan, TA., Naghshbandi, J., *et al*. (2006b) Antibacterial effect of two mineral trioxide aggregate (MTA) preparations against *Enterococcus faecalis* and *Streptococcus sanguis* in vitro. *Journal of Endodontics* **32**, 1053–1056.

[9]Al-Kahtani, A., Shostad, S., Schifferle, R., *et al*. (2005) In-vitro evaluation of microleakage of an orthograde apical plug of mineral trioxide aggregate in permanent teeth with simulated immature apices. *Journal of Endodontics* **31**, 117–119.

[10]Al-Nazhan, S., Al-Judai, A. (2003) Evaluation of antifungal activity of mineral trioxide aggregate. *Journal of Endodontics* **29**, 826–827.

[11]Anantula, K., Ganta, A.K. (2011) Evaluation and comparison of sealing ability of three different obturation techniques - Lateral condensation, Obtura II, and GuttaFlow: An in vitro study. *Journal of Conservative Dentistry* **14**, 57–61.

[12]Andelin, W.E., Browning, D.F., Hsu G.H., *et al*. (2002) Microleakage of resected MTA. *Journal of Endodontics* **28**, 573–574.

[13]Andreasen, J.O., Farik, B., Munksgaard, E.C. (2002) Long-term calcium hydroxide as a root canal dressing may increase risk of root fracture. *Dental Traumatology* **18**, 134–137.

[14]Ari, H., Belli, S., Gunes, B. (2010) Sealing ability of Hybrid Root SEAL (MetaSEAL) in conjunction with different obturation techniques. *Oral Surgery Oral Medicine Oral Pathology Oral Radiolology and Endodontics* **109**, e113–e116.

[15]Asgary, S., Parirokh, M., Engbal, M.J., *et al*. (2006) A qualitative X-ray analysis of white and grey mineral trioxide aggregate using compositional imaging. *The Journal of Materials Science: Materials in Medicine* **17**, 187–91.

[16]Balto, H. (2002) An assessment of microbial coronal leakage of temporary materials in endodontically treated teeth. *Journal of Endodontics* **28**, 762–764.

[17]Bogen, G., Kuttler, S. (2009) Mineral trioxide aggregate obturation: a review and case series. *Journal of Endodontics* **35**, 777–790.

[18]Bogen, G., Chandler N. (2008) Vital pulp therapy. In: *Ingle's Endodontics*, 6th edn (eds. Ingle, J.I., Bakland L.K., Baumgartner, J.C.). BC Decker Inc, Hamilton, Ontario, pp.1310–1329.

[19]Bortoluzzi, E.A., Souza, E.M., Reis, J.M., *et al.* (2007) Fracture strength of bovine incisors after intra-radicular treatment with MTA in an experimental immature tooth model. *International Endodontic Journal* **40**, 684–691.

[20]Bortoluzzi, E.A., Broon, N.J., Bramante, C.M., *et al.* (2009) The influence of calcium chloride on the setting time, solubility, disintegration, and pH of mineral trioxide aggregate and white Portland cement with a radiopacifier. *Journal of Endodontics* **35**, 550–554.

[21]Boutsioukis, C., Noula, G., Lambrianidis, T. (2008) Ex vivo study of the efficiency of two techniques for the removal of mineral trioxide aggregate used as a root canal filling material. *Journal of Endodontics* **34**, 1239–1242.

[22]Bozeman, T.B., Lemon, R.R., Eleazer, P.D. (2006) Elemental analysis of crystal precipitate from gray and white MTA. *Journal of Endodontics* **32**, 425–428.

[23]Branchs, D., Trope, M. (2004) Revascularization of immature permanent teeth with apical periodontitis: New treatment protocol? *Journal of Endodontics* **30**, 196–200.

[24]Budig, C.G., Eleazer, P.D. (2008) In vitro comparison of the setting of dry ProRoot MTA by moisture absorbed through the root. *Journal of Endodontics* **34**, 712–714.

[25]Camilleri, J. (2007) Hydration mechanisms of mineral trioxide aggregate. *International Endodontic Journal* **40**, 462–470.

[26]Camilleri, J. (2008a) The chemical composition of mineral trioxide aggregate. *Journal of Conservative Dentistry* **11**, 141–143.

[27]Camilleri, J. (2008b) Characterization of hydration products of mineral trioxide aggregate. *International Endodontic Journal* **41**, 408–417.

[28]Camilleri, J. (2009) Evaluation of selected properties of mineral trioxide aggregate sealer cement. *Journal of Endodontics* **35**, 1412–1417.

[29]Camilleri, J., Montesin, F.E., Brady, K., *et al.* (2005) The constitution of mineral trioxide aggregate. *Dental Materials* **21**, 297–303.

[30]Camilleri, J., Gandolfik, M.G., Siboni, F., *et al.* (2011) Dynamic sealing ability of MTA root canal sealer. *International Endodontic Journal* **44**, 9–20.

[31]Candeiro, G.T., Correia, F.C., Duarte, M.A., *et al.* (2012) Evaluation of radiopacity, pH, release of calcium ions, and flow of a bioceramic root canal sealer. *Journal of Endodontics* **38**, 842–845.

[32]Carrotte, P. (2004) Endodontics: Part 8. Filling the root canal system. *British Dental Journal* **197**, 667–672.

[33]Cho, S.Y. (2005) Supernumerary premolars associated with dens evaginatus: report of 2 cases. *Journal of the Canadian Dental Association* **71**, 390–393.

[34]Chogle, S., Mickel, A.K., Chan, D.M., *et al.* (2007) Intracanal assessment of mineral trioxide aggregate setting and sealing properties. *General Dentistry* **55**, 306–311.

[35]Cotton, T.P., Schindler, W.G., Schwartz, S.A., *et al.* (2008) A retrospective study comparing clinical outcomes after obturation with Resilon/Epiphany or gutta-percha/Kerr sealer. *Journal of Endodontics* **34**,789–797.

[36]Dammaschke, T., Gerth, H.U., Zuchner, H., *et al.* (2005) Chemical and physical surface and bulk material characterization of white ProRoot MTA and two Portland cements. *Dental Materials* **21**, 731–738.

[37]D'Arcangelo, C., D'Amario, M. (2007) Use of MTA for orthograde obturation of nonvital teeth with open apices: report of two cases. *Oral Surgery Oral Medicine Oral Pathology Oral Radiology Endodontics* **104**, e98–e101.

[38]De Bruyne, M.A., De Moor, R.J. (2008) Influence of cracks on leakage and obturation efficiency of root-end filling materials after ultrasonic preparation: an in vitro evaluation. *Quintessence International* **39**, 685–692.

[39]de Leimburg, M.L., Angeretti, A., Ceruti P., *et al.* (2004) MTA obturation of pulpless teeth with open apices: bacterial leakage as detected by polymerase chain reaction assay. *Journal of Endodontics* **30**, 883–886.

[40]de Lima, M.V., Bramante, C.M., Garcia, R.B., *et al.* (2007) Endodontic treatment of dens in dente associated with a chronic periapical lesion using an apical plug of mineral trioxide aggregate. *Quintessence International*, e124–e128.

[41]Desai, S., Chandler, N. (2009a) The restoration of permanent immature anterior teeth, root filled using MTA: A review. *Journal of Dentistry* **37**, 652–657.

[42]Desai, S., Chandler, N. (2009b) Calcium hydroxide-based root canal sealers: a review. *Journal of Endodontics* **35**, 475–480.

[43]Dreger, L.A., Felippe, W.T., Reyes-Carmona, J.F., *et al.* (2012) Mineral trioxide aggregate and Portland cement promote biomineralization in vivo. *Journal of Endodontics* **38**, 324–329.

[44]Duarte, M.A., Demarchi, A.C., Yamashita, J.C., *et al.* (2003) pH and calcium ion release of 2 root-end filling materials. *Oral Surgery Oral Medicine Oral Pathology Oral Radiolology and Endodontics* **95**, 345–347.

[45]El-Ma'aita, A.M., Qualtrough, A.J., Watts, D.C. (2012) A micro-computed tomography evaluation of mineral trioxide aggregate root canal fillings. *Journal of Endodontics* **38**, 670–672.

[46]Ersahan, S., Aydin, C. (2010) Dislocation resistance of iRoot SP, a calcium silicate-based sealer, from radicular dentine. *Journal of Endodontics* **36**, 2000–2002.

[47]Felippe, M.C., Felippe, W.T., Marques, M.M., *et al.* (2005). The effect of the renewal of calcium hydroxide paste on the apexification and periapical healing of teeth with incomplete root formation. *International Endodontic Journal*, 436–442.

[48]Fridland, M., Rosado, R. (2005) MTA solubility: a long term study. *Journal of Endodontics*, 376–379.

[49]Friedman, S. (2008) Expected outcomes in the prevention and treatment of apical periodontitis. In: *Essential Endodontology: Prevention and Treatment of Apical Periodontitis*, 2nd edn. (eds. Ørstavik, D., Pitt Ford, T.R.). Blackwell Science, Oxford, pp. 408–469.

[50]Fuss, Z., Lustig, J., Katz, A., *et al.* (2001) An evaluation of endodontically treated vertical root fractured teeth: impact of operative procedures. *Journal of Endodontics* **27**, 46–48.

[51]Garberoglio, R., Brännström, M. (1976) Scanning electron microscopic investigation of human dentinal tubules. *Archives of Oral Biology* **21**, 355–362.

[52]Giuliani, V., Baccetti, T., Pace R., *et al.* (2002) The use of MTA in teeth with necrotic pulps and open apices. *Dental Traumatology* **18**, 217–221.

[53]Glick, D.H., Frank, A.L. (1986) Removal of silver points and fractured posts by ultrasonics. *Journal of Prosthetic Dentistry* **55**, 212–215.

[54]Gomes-Filho, J.E., Watanabe, S., Bernabé, P.F., *et al.* (2009) A mineral trioxide aggregate sealer stimulated mineralization. *Journal of Endodontics* **35**, 256–260.

[55]Gondim, E. Jr., Zaia, A.A., Gomez, B.P.F.A., *et al.* (2003) Investigation of the marginal adaptation of root-end filling materials in root-end cavities prepared with ultrasonic tips. *International Endodontic Journal* **36**, 491–499.

[56]Greenstein, G., Cavallaro, J., Tarnow, D. (2008) When to save or extract a tooth in the esthetic zone: a commentary. *Compendium of Continuing Education in Dentistry* **29**, 136–145.

[57]Grigoratos, D., Knowles, J., Ng, Y.L., *et al.* (2001) Effect of exposing dentine to sodium hypochlorite and calcium hydroxide on its flexural strength and elastic modulus. *International Endodontic Journal* **34**, 113–119.

[58]Grossman, L.I. (1958) An improved root canal cement. *Journal of the American Dental Association* **56**, 381– 385.

[59]Grossman, L.I. (1982) *Endodontic Practice*, 10th edn. Lea and Febiger, Philadelphia, p. 279.

[60]Grossman L.I., Oliet, S., del Rio C.E. (1988) *Endodontic Practice*, 11th edn. Lea and Febiger, Philadelphia, pp. 242–270.

[61]Guess, G.M. (2008) An alternative to gutta-percha for root canal obturation. *Dentistry Today* **27**, 84, 86, 88.

[62]Güneş, B., Aydinbelge, H.A. (2012) Mineral trioxide aggregate apical plug method for the treatment of nonvital immature permanent maxillary incisors: Three case reports. *Journal of Conservative Dentistry* **15**, 73–76.

[63]Hammad, M., Qualtrough, A., Silikas, N. (2009) Evaluation of root canal obturation: a three-dimensional in vitro study. *Journal of Endodontics* **35**, 541–544.

[64]Hashem, A.A., Wanees Amin, S.A. (2012) The effect of acidity on dislodgment resistance of mineral trioxide aggregate and BioAggregate in furcation perforations: an in vitro comparative study. *Journal of Endodontics* **38**, 245–249.

[65]Hatibović-Kofman, S., Raimundo, L., Zheng, L., *et al.* (2008) Fracture resistance and histological findings of immature teeth treated with mineral trioxide aggregate. *Dental Traumatology* **24**, 272–276.

[66]Hawley, M., Webb, T.D., Goodell, G.G. (2010) Effect of varying water-to-powder ratios on the setting expansion of white and gray mineral trioxide aggregate. *Journal of Endodontics* **36**, 1377–1379.

[67]Heling, I., Chandler, N.P. (1996) The antimicrobial effect within dentinal tubules of four root canal sealers. *Journal of Endodontics* **22**, 257–259.

[68]Holland, R., DeSouza V, Nery MJ., *et al.* (1999a) Reaction of rat connective tissue to implanted dentin tubes filled with mineral trioxide aggregate or calcium hydroxide. *Journal of Endodontics* **35**, 703–705.

[69]Holland, R., de Souza, V., Nery, M.J., *et al.* (1999b) Reaction of dogs' teeth to root filling with mineral trioxide aggregate or a glass ionomer sealer. *Journal of Endodontics* **25**, 728–730.

[70]Holland, R., Filho, J.A.O., de Souza, V., *et al.* (2001) Mineral trioxide aggregate repair of lateral root perforations. *Journal of Endodontics* **27**, 281–284.

[71]Holland, R., de Souza, V., Nery, MJ., *et al.* (2002) Calcium salts deposition in rat connective tissue after the implantation of calcium hydroxide-containing sealers. *Journal of Endodontics* **28**, 173–176.

[72]Holt, D.M., Watts, J.D., Beeson, T.J., *et al.* (2007) The anti-microbial effect against *Enterococcus faecalis* and the compressive strength of two types of mineral trioxide aggregate mixed with sterile water or 2% chlorhexidine liquid. *Journal of Endodontics* **33**, 844–847.

[73]Huang, G.T., Sonoyama, W., Liu, Y., *et al.* (2008) The hidden treasure in apical papilla: the potential role in pulp/ dentin regeneration and bioroot engineering. *Journal of Endodontics* **34**, 645–651.

[74]Huffman, B.P., Mai, S., Pinna, L., *et al.* (2009) Dislocation resistance of ProRoot Endo Sealer, a calcium silicate-based root canal sealer, from radicular dentine. *International Endodontic Journal* **42**, 34–46.

[75]Jacobovitz, M., Vianna, M.E., Pandolfelli, V.C., *et al.* (2009) Root canal filling with cements based on mineral aggregates: an in vitro analysis of bacterial microleakage. *Oral Surgery Oral Medicine Oral Pathology Oral Radiolology and Endodontics* **108**, 140–144.

[76]Jacobsen, E.L., BeGole, E.A., Vitkus, D.D., *et al.* (1987) An evaluation of two newly formulated calcium hydroxide cements: a leakage study. *Journal of Endodontics* **13**, 164–169.

[77]Jacobson, H.L., Xia, T., Baumgartner, J.C., *et al.* (2002) Microbial leakage evaluation of the continuous wave of condensation. *Journal of Endodontics* **28**, 269–271.

[78]Kaffe, I., Tamse, A., Littner, M.M., *et al.* (1984) A radiographic survey of apical root resorption in pulpless permanent teeth. *Oral Surgery Oral Medicine Oral Pathology* **58**, 109–112.

[79]Karabucak, B., Li, D., Lim, J., *et al.* (2005) Vital pulp therapy with mineral trioxide aggregate. *Dental Traumatology* **21**, 240–243.

[80]Kato, H., Nakagawa, K. (2010) FP core carrier technique: thermoplasticized gutta-percha root canal obturation technique using polypropylene core. *Bulletin of the Tokyo Dental College* **51**, 213–220.

[81]Kayahan, M.B., Nekoofar, M.H., Kazandağ, M., *et al.* (2009) Effect of acid-etching procedure on selected physical properties of mineral trioxide aggregate. *International Endodontic Journal* **42**, 1004–1014.

[82]Khayat, A., Lee, S.J., Torabinejad, M. (1993) Human saliva penetration of coronally unsealed obturated root canals. *Journal of Endodontics* **19**, 458–461.

[83]Koh, E.T., Ford, T.R., Kariyawasam, S.P., *et al.* (2001) Prophylactic treatment of dens evaginatus using mineral trioxide aggregate. *Journal of Endodontics* **27**, 540–542.

[84]Komabayashi, T., Spångberg, L.S. (2008a) Comparative analysis of the particle size and shape of commercially available mineral trioxide aggregates and Portland cement: a study with a flow particle image analyzer. *Journal of Endodontics* **34**, 94–98.

[85]Komabayashi, T., Spångberg, L.S. (2008b) Particle size and shape analysis of MTA finer fractions using Portland cement. *Journal of Endodontics* **34**, 709–711.

[86]Kvist, T., Reit, C. (2000) Postoperative discomfort associated with surgical and nonsurgical endodontic retreatment. *Endodontics and Dental Traumatology* **16**, 71–74.

[87]Lamb, E.L., Loushine, R.J., Weller, R., *et al.* (2003) Effect of root resection on the apical sealing ability of mineral trioxide aggregate. *Oral Surgery Oral Medicine Oral Pathology Oral Radiology Endodontics* **95**, 732–735.

[88]Laux, M., Abbott, P.V., Pajarola, G., *et al.* (2000) Apical inflammatory root resorption: a correlative radiographic and histological assessment. *International Endodontic Journal* **33**, 483–493.

[89]Lee, S.J., Monsef, M., Torabinejad, M. (1993) The sealing ability of a mineral trioxide aggregate for repair of lateral root perforations. *Journal of Endodontics* **19**, 541–544.

[90]Lee, Y.L., Lee, B.S., Lin F.H., *et al.* (2004) Effects of physiological environments on the hydration behaviour of mineral trioxide aggregate. *Biomaterials* **25**, 787–793.

[91]Lin, S., Platner, O., Metzger, Z., *et al.* (2008) Residual bacteria in root apices removed by a diagonal root-end resection: a histopathological evaluation. *International Endodontic Journal* **41**, 469–745.

[92]Love, R.M., Jenkinson, H.F. (2002) Invasion of dentinal tubules by oral bacteria. *Critical Reviews in Oral Biology and Medicine* **13**, 171–183.

[93]Madison, S., Wilcox, L.R. (1988) An evaluation of coronal microleakage in endodontically treated teeth. Part III. In vivo study. *Journal of Endodontics* **14**, 455–458.

[94]Main, C., Mirzayan, N., Shabahang, S., *et al.* (2004) Repair of root perforations using mineral trioxide aggregate: a long-term study. *Journal of Endodontics* **30**, 80–83.

[95]Malagnino, V.A., Rossi-Fedele, G., Passariello, P., *et al.* (2011) 'Simultaneous technique' and a hybrid Microseal/

PacMac obturation. *Dental Update* **38**, 477–478, 481–482, 484.

[96]Massi, S., Tanomaru-Filho, M., Silva, G.F., *et al.* (2011) pH, calcium ion release, and setting time of an experimental mineral trioxide aggregate-based root canal sealer. *Journal of Endodontics* **37**, 844–846.

[97]Matt, G.D., Thorpe, J.R., Strother, J.M., *et al.* (2004) Comparative study of white and gray mineral trioxide aggregate (MTA) simulating a one- or two-step apical barrier technique. *Journal of Endodontics* **30**, 876–879.

[98]McKissock, A.J., Mines, P., Sweet, M.B., *et al.* (2011) Ten-month in vitro leakage study of a single-cone obturation system. *US Army Medical Department Journal* Jan–Mar, 42–47.

[99]Mohammadi, Z., Modaresi, J., Yazdizadeh, M. (2006) Evaluation of the antifungal effects of mineral trioxide aggregate materials. *Australian Endodontic Journal* **32**, 120–122.

[100]Molander, A., Reit, C., Dahlen, G., *et al.* (1998) Microbiological status of root-filled teeth with apical periodontitis. *International Endodontic Journal* **31**, 1–7.

[101]Namazikhah, M.S., Nekoofar, M.H., Sheykhrezae, M.S., *et al.* (2008) The effect of pH on surface hardness and microstructure of mineral trioxide aggregate. *International Endodontic Journal* **41**, 108–116.

[102]Nair, P.N., Henry, S., Cano V., *et al.* (2005) Microbial status of apical root canal system of human mandibular first molars with primary apical periodontitis after "one-visit" endodontic treatment. *Oral Surgery Oral Medicine Oral Pathology Oral Radiology Endodontics* **99**, 231–252.

[103]Naoum, H., Chandler, N.P. (2002) Temporization for endodontics. *International Endodontic Journal* **35**, 964–978.

[104]Nayar, S., Bishop, K., Alani, A. (2009) A report on the clinical and radiographic outcomes of 38 cases of apexification with mineral trioxide aggregate. *European Journal of Prosthodontics and Restorative Dentistry* **17**, 150–156.

[105]Noguchi, N., Noiri, Y., Narimatsu, M., *et al.* (2005) Identification and localization of extraradicular biofilm-forming bacteria associated with refractory endodontic pathogens. *Applied Environmental Microbiology* **71**, 8738–8743.

[106]Okiji, T., Yoshiba, K. (2009) Reparative dentinogenesis induced by mineral trioxide aggregate: A review from the biological and physicochemical points of view. *International Journal of Dentistry* 464280.

[107]Ordinola-Zapata, R., Bramante, C.M., Bernardineli, N., *et al.* (2009) A preliminary study of the percentage of sealer penetration in roots obturated with the Thermafil and RealSeal-1 obturation techniques in mesial root canals of mandibular molars. *Oral Surgery Oral Medicine Oral Pathology Oral Radiology Endodontics* **108**, 961–968.

[108]O'Sullivan, S.M., Hartwell, G.R. (2001) Obturation of a retained primary mandibular second molar using mineral trioxide aggregate: a case report. *Journal of Endodontics* **27**, 703–705.

[109]Ørstavik, D. (1983) Weight loss of endodontic sealers, cements and pastes in water. *Scandinavian Journal of Dental Research* **91**, 316–319.

[110]Ørstavik, D., Haapasalo, M. (1990) Disinfection by endodontic irrigants and dressings of experimentally infected dentinal tubules. *Endodontics and Dental Traumatology* **6**, 142–149.

[111]Ozdemir, H.O., Oznelik, B., Karabucak, B., *et al.* (2008) Calcium ion diffusion from mineral trioxide aggregate through simulated root resorption defects. *Dental Traumatology* **24**, 70–73.

[112]Pace, R., Giuliani, V., Pagavino, G. (2008) Mineral trioxide aggregate as repair material for furcal perforation: case series. *Journal of Endodontics* **34**, 1130–1133.

[113]Pameijer, C.H., Zmener, O. (2010) Resin materials for root canal obturation. *Dental Clinics of North America* **54**, 325–344.

[114]Parirokh, M., Torabinejad, M. (2010) Mineral trioxide aggregate: A comprehensive literature review – Part 1: Chemical, physical, and antibacterial properties. *Journal of Endodontics* **36**, 16–27.

[115]Pawińska, M., Kierklo, A., Tokajuk, G., *et al.* (2011) New endodontic obturation systems and their interfacial bond strength with intraradicular dentine – ex vivo studies. *Advances in Medical Science* **22**, 1–7.

[116]Peciuliene, V., Reynaud, A.H., Balciuniene, I., *et al.* (2001) Isolation of yeasts and enteric bacteria in root-filled teeth with chronic apical periodontitis. *International Endodontic Journal* **34**, 429–434.

[117]Peters, L.B., Wesselink, P.R., Buijs, JF., *et al.* (2001) Viable bacteria in root dentinal tubules of teeth with apical periodontitis. *Journal of Endodontics* **27**, 76–81.

[118]Pinheiro, E.T., Gomes, B.P., Ferraz, C.C., *et al.* (2003) Evaluation of root canal microorganisms isolated from teeth with endodontic failure and their antimicrobial susceptibility. *Oral Microbiology and Immunology* **18**, 100–103.

[119]Pitt Ford, T.R. (1979) The leakage of root fillings using glass ionomer cement and other materials. *British Dental Journal* **146**, 273–278.

[120]Pitt Ford, T.R., Torabinejad. M., McKendry, D.J., *et al.* (1995) Use of mineral trioxide aggregate for repair of furcal perforations. *Oral Surgery Oral Medicine Oral Pathology Oral Radiology Endodontics* **79**, 756–763.

[121]Rao, Y.G., Guo, L.Y., Tao, H.T. (2010) Multiple dens evaginatus of premolars and molars in Chinese dentition: a case report and literature review. *International Journal of Oral Science* **2**, 177–180.

[122]Ray, H.A., Trope, M. (1995) Periapical status of endodontically treated teeth in relationship to the technical quality of the root filling and the coronal restoration. *International Endodontic Journal* **28**, 12–18.

[123]Reyes-Carmona, J.F., Felippe, M.S., Felippe, W.T. (2009) Biomineralization ability and interaction of mineral trioxide aggregate and white Portland cement with dentin in a phosphate-containing fluid. *Journal of Endodontics* **35**, 731–736.

[124]Ribeiro, C.S., Kuteken, F.A., Hirata Júnior, R., *et al.* (2006) Comparative evaluation of antimicrobial action of MTA, calcium hydroxide and Portland cement. *Journal of Applied Oral Science* **14**, 330–333.

[125]Ricucci, D., Siqueira, J.F. Jr. (2010) Biofilms and apical periodontitis: study of prevalence and association with clinical and histopathologic findings. *Journal of Endodontics* **36**, 1277–1288.

[126]Roberts, H.W., Toth, J.M., Berzins, D.W., *et al.* (2008) Mineral Trioxide Aggregate use in endodontic treatment: A review of the literature. *Dental Materials* **24**, 149–164.

[127]Roig, M., Espona, J., Mercadé, M., *et al.* (2011) Horizontal root fracture treated with MTA, a case report with a 10-year follow-up. *Dental Traumatology* **27**, 460–463.

[128]Salles, L.P., Gomes-Cornélio, A.L., Guimarães, F.C., *et al.* (2012) Mineral Trioxide Aggregate-based endodontic sealer stimulates hydroxyapatite nucleation in human osteoblast-like cell culture. *Journal of Endodontics* **38**, 971–976.

[129]Sagsen, B., Ustün, Y., Demirbuga, S., *et al.* (2011) Push-out bond strength of two new calcium silicate-based endodontic sealers to root canal dentine. *International Endodontic Journal* **44**, 1088–1091.

[130]Santos, A.D., Moraes, J.C.S., Araújo, E.B., *et al.* (2005) Physico-chemical properties of MTA and a novel experimental cement. *International Endodontic Journal* **38**, 443–447.

[131]Sarkar, N.K., Caicedo, R., Ritwik, P., *et al.* (2005) Physicochemical basis of the biologic properties of mineral

trioxide aggregate. *Journal of Endodontics* **31**, 97–100.

[132]Saunders, W.P., Saunders, E.M. (1994) Coronal leakage as a cause of failure in root canal therapy: a review. *Endodontics and Dental Traumatology* **10**, 105–108.

[133]Savariz, A., González-Rodríguez, M.P., Ferrer-Luque, C.M. (2010) Long-term sealing ability of GuttaFlow versus AH Plus using different obturation techniques. *Medicina Oral Patología Oral y Cirugía Bucal* **15**, e936–e941.

[134]Schlenker, M. (1880) Das füellen der wurzelkanäle mit Portland-cement nach Dr. Witte. *Deutsche Vierteljahrsschrift fuer Zahnheilkunde* **20**, 277–283 [in German].

[135]Seltzer, S., Green, D.B., Weiner, N., *et al.* (2004) A scanning electron microscope examination of silver cones removed from endodontically treated teeth. *Journal of Endodontics* **30**, 463–474.

[136]Sen, B.H., Piskin, B., Demirici, T. (1995) Observation of bacteria and fungi in infected root canals and dentinal tubules by SEM. *Endodontics and Dental Traumatology* **11**, 6–9.

[137]Shabahang, S., Torabinejad, M. (2000) Treatment of teeth with open apices using mineral trioxide aggregate. *Practical Periodontics and Aesthetic Dentistry* **12**, 315–320.

[138]Sim, T.P.C., Knowles, J.C., Ng Y-L., *et al.* (2001) Effect of sodium hypochlorite on mechanical properties of dentine and tooth surface strain. *International Endodontic Journal* **34**, 120–132.

[139]Siqueira, J.F. Jr., Sen, B.H. (2004) Fungi in endodontic infections. *Oral Surgery Oral Medicine Oral Pathology Oral Radiology Endodontics* **97**, 632–641.

[140]Siqueira, J.F. Jr., Lopes, H.P. (2001) Bacteria on the apical root surfaces of untreated teeth with periradicular lesions: a scanning electron microscopy study. *International Endodontic Journal* **34** 216–220.

[141]Siqueira, J.F. Jr., Rocas, I.N. (2004) Polymerase chain reaction-based analysis of microorganisms associated with failed endodontic treatment. *Oral Surgery Oral Medicine Oral Pathology Oral Radiology Endodontics* **97**, 85–94.

[142]Siqueira, J.F. Jr, Rôças, I.N., Favieri, A., *et al.* (2000) Bacterial leakage in coronally unsealed root canals obturated with 3 different techniques. *Oral Surgery Oral Medicine Oral Pathology Oral Radiology Endodontics* **90**, 647–650.

[143]Spångberg, L., Langeland, K. (1973) Biologic effects of dental materials. 1. Toxicity of root canal filling materials on HeLa cells in vitro. *Oral Surgery, Oral Medicine, Oral Pathology* **35**, 402–414.

[144]Storm, B., Eichmiller, F., Tordik, P., *et al.* (2008) Setting expansion of gray and white mineral trioxide aggregate and Portland cement. *Journal of Endodontics* **34**, 80–82.

[145]Stowe, T.J., Sedgley, C.M., Stowe, B., *et al.* (2004) The effects of chlorhexidine gluconate (0.12%) on the antimicrobial properties of tooth-colored ProRoot mineral trioxide aggregate. *Journal of Endodontics* **30**, 429–431.

[146]Stuart, C.H., Schwartz, S.A., Beeson, T.J., *et al.* (2006) Enterococcus faecalis: its role in root canal treatment failure and current concepts in retreatment. *Journal of Endodontics* **32**, 93–98.

[147]Sunde, P.T., Tronstad, L., Eribe, E.R., *et al.* (2000) Assessment of periradicular microbiota by DNA-DNA hybridization. *Endodontics and Dental Traumatology* **16**, 191–196.

[148]Sundqvist, G., Figdor, D. (1998) Endodontic treatment of apical periodontitis. In: *Essential Endodontology: Prevention and Treatment of Apical Periodontitis*, 1ˢᵗ edn (eds. Ørstavik, D., Pitt Ford, T.R.). Blackwell, Oxford, pp. 242–277.

[149]Swanson, K., Madison, S. (1987) An evaluation of coronal microleakage in endodontically treated teeth. *Part I.*

Time periods. Journal of Endodontics **13**, 56–59.

[150]Tahan, E., Celik, D., Er, K., *et al.* (2010) Effect of unintentionally extruded mineral trioxide aggregate in treatment of tooth with periradicular lesion: a case report. *Journal of Endodontics* **36**, 760–763.

[151]Tanomaru-Filho, M., Jorge, E.G., Guerreiro Tanomaru, J.M., *et al.* (2007) Radiopacity evaluation of new root canal filling materials by digitalization of images. *Journal of Endodontics* **33**, 249–251.

[152]Takemura, N., Noiri, Y., Ehara, A., *et al.* (2004) Single species biofilm-forming ability of root canal isolates on gutta-percha points. *European Journal of Oral Science* **112**, 523–529.

[153]Tay. F.R., Pashley, D.H. (2007) Monoblocks in root canals: a hypothetical or a tangible goal. *Journal of Endodontics* **33**, 391–398.

[154]Tay, F.R., Pashley, D.H., Rueggerberg, F.A., *et al.* (2007) Calcium phosphate phase transformation produced by the interaction of the Portland cement component of white MTA with a phosphate-containing fluid. *Journal of Endodontics* **33**, 1347–1351.

[155]Taylor, H.F.N. (1997) *Cement Chemistry*, 2nd edn. Thomas Telford, London.

[156]Tidmarsh, B.G. (1978) Acid-cleansed and resin-sealed root canals. *Journal of Endodontics* **4**, 117–121.

[157]Tjaderhane, L. (2009) The role of matrix metalloproteinases and their inhibitors in root fracture resistance remains unknown. *Dental Traumatology* **25**, 142–143.

[158]Topcuoğlu, H.S., Arsian, H., Keles, A., *et al.* (2012) Fracture resistance of roots filled with three different obturation techniques. *Medicina Oral Patología Oral y Cirugía Bucal*, **17**, e528–e532.

[159]Torabinejad, M., Chivian, N. (1999) Clinical applications of mineral trioxide aggregate. *Journal of Endodontics* **25**, 197–205.

[160]Torabinejad, M., Watson, T.F., Pitt Ford, T.R. (1993) The sealing ability of a mineral trioxide aggregate as a retrograde root filling material. *Journal of Endodontics* **19**, 591–595.

[161]Torabinejad, M., Hong, C.U., McDonald, F., *et al.* (1995a) Physical and chemical properties of a new root-end filling material. *Journal of Endodontics* **21**, 349–353.

[162]Torabinejad, M., Smith, P.W., Kettering, J.D., *et al.* (1995b) Comparative investigation of marginal adaptation of mineral trioxide aggregate and other commonly used root-end filling materials. *Journal of Endodontics* **21**, 295–259.

[163]Torabinejad, M., Falah, R., Kettering, J.D., *et al.* (1995c) Comparative leakage of mineral trioxide aggregate as a root end filling material. *Journal of Endodontics* **21**, 109–121.

[164]Tronstad, L., Barnett, F., Flax, M. (1988) Solubility and biocompatibility of calcium hydroxide-containing root canal sealers. *Endodontics and Dental Traumatology* **4**, 152–159.

[165]Tronstad, L., Barnett, F., Cervone, F. (1990) Periapical bacterial plaque in teeth refractory to endodontic treatment. *Endodontics and Dental Traumatology* **6**, 73–77.

[166]Tronstad, L., Asbjørnsen, K., Døving, L., *et al.* (2000) Influence of coronal restorations on the periapical health of endodontically treated teeth. *Endodontics and Dental Traumatology* **16**, 218–221.

[167]Tsai, Y.L., Lan, W.H., Jeng, J.H. (2006) Treatment of pulp floor and stripping perforation by mineral trioxide aggregate. *Journal of the Formosan Medical Association* **105**, 522–526.

[168]Tuna, E.B., Dinçol, M.E., Gençay, K., *et al.* (2011) Fracture resistance of immature teeth filled with BioAggregate, mineral trioxide aggregate and calcium hydroxide. *Dental Traumatology* **27**, 174–178.

[169]Uranga, A., Blum, J.Y., Esber, S., *et al.* (1999) A comparative study of four coronal obturation materials in

endodontic treatment. *Journal of Endodontics* **25**, 178–180.

[170]Versiani, M..A., Sousa-Neto, M.D., Pécora, J.D. (2011) Pulp pathosis in inlayed teeth of the ancient Mayas: a microcomputed tomography study. *International Endodontic Journal* **44**, 1000–1004.

[171]Vier, F.V., Figueiredo, J.A. (2002) Prevalence of different periapical lesions associated with human teeth and their correlation with the presence and extension of apical external root resorption. *International Endodontic Journal* **35**, 710–719.

[172]Vier, F.V., Figueiredo, J.A. (2004) Internal apical resorption and its correlation with the type of apical lesion. *International Endodontic Journal* **37**, 730–737.

[173]Waltimo, T.M., Sen, B.H., Meurman, J.H., *et al.* (2003) Yeasts in apical periodontitis. *Critical Reviews in Oral Biology and Medicine* **14**, 128–137.

[174]Watts, J.D., Holt, D.M., Beeson, T.J., *et al.* (2007) Effects of pH and mixing agents on the temporal setting of tooth-colored and gray mineral trioxide aggregate. *Journal of Endodontics* **33**, 970–973.

[175]Weston, C.H., Barfield, R.D., Ruby, J.D., *et al.* (2008) Comparison of preparation design and material thickness on microbial leakage through Cavit using a tooth model system. *Oral Surgery Oral Medicine Oral Pathology Oral Radiology Endodontics* **105**, 530–535.

[176]Weine, F.S. (1992) A preview of the canal-filling materials of the 21st century. *Compendium* **13**, 688, 690, 692.

[177]Weller, R.N., Tay, K.C., Garrett, L.V., *et al.* (2008) Microscopic appearance and apical seal of root canals filled with gutta-percha and ProRoot Endo Sealer after immersion in a phosphate-containing fluid. *International Endodontic Journal* **41**, 977–986.

[178]White, C. Jr., Bryant, N. (2002) Combined therapy of mineral trioxide aggregate and guided tissue regeneration in the treatment of external root resorption and an associated osseous defect. *Journal of Periodontology* **73**, 1517–1521.

[179]Williams, J.M., Trope, M., Caplan, D.J., *et al.* (2006) Detection and quantification of *E. faecalis* by real-time PCR (qPCR), reverse transcription-PCR (RT-PCR), and cultivation during endodontic treatment. *Journal of Endodontics* **32**, 715–721.

[180]Williamson, A.E., Marker, K.L., Drake, D.R., *et al.* (2009) Resin-based versus gutta-percha-based root canal obturation: influence on bacterial leakage in an in vitro model system. *Oral Surgery Oral Medicine Oral Pathology Oral Radiology Endodontics* **108**, 292–296.

[181]Witherspoon, D.E., Small, J.C., Regan, J.D., *et al.* (2008) Retrospective analysis of open apex teeth obturated with mineral trioxide aggregate. *Journal of Endodontics* **34**, 1171–1176.

[182]Witte, D. (1878) Das füellen der wurzelkanäle mit Portland-cement. *Deutsche Vierteljahrsschrift fuer Zahnheilkunde* **18**, 153–154 [in German].

[183]Wu, M-K., Kontakiotis, E.G., Wesselink, P.R. (1998) Long-term seal provided by some root-end filling materials. *Journal of Endodontics* **24**, 557–560.

[184]Yazdi, K.A., Bayat-Movahed, S., Aligholi, M., *et al.* (2009) Microleakage of human saliva in coronally unsealed obturated root canals in anaerobic conditions. *Journal of the Californian Dental Association* **37**, 33–37.

[185]Yildirim, T., Gencoglu, N. (2010) Use of mineral trioxide aggregate in the treatment of large periapical lesions: reports of three cases. *European Journal of Dentistry* **4**, 468–474.

[186]Yildirim, T., Oruçoğlu, H., Cobankara, F.K. (2008) Long-term evaluation of smear layer on the apical sealing of MTA. *Journal of Endodontics* **34**, 1537–1540.

[187]Yildirim, T., Er, K., Taşdemir, T., *et al*. (2010) Effect of smear layer and root-end cavity thickness on apical sealing ability of MTA as a root-end filling material: a bacterial leakage study. *Oral Surgery Oral Medicine Oral Pathology Oral Radiology Endodontics* **109**, e67–e72.

[188]Zhang, H., Pappen, F.G., Haapasalo, M. (2009) Dentin enhances the antibacterial effect of mineral trioxide aggregate and bioaggregate. *Journal of Endodontics* **35**, 221–224.

[189]Zhu, Q., Haglund, R., Safavi, K.E., *et al*. (2000) Adhesion of human osteoblasts on root-end filling materials. *Journal of Endodontics* **26**, 404–406.

[190]Zielinski, T.M., Baumgartner, J.C., Marshall, J.G. (2008) An evaluation of GuttaFlow and gutta-percha in the filling of lateral grooves and depressions. *Journal of Endodontics* **34**, 295–298.

第9章　MTA 根尖倒充填

Pulp and Periradicular Pathways, Pathosis, and Closure

Seung-Ho Baek[1] 和 Su-Jung Shin[2]

[1] School of Dentistry, Seoul National University, Korea

[2] College of Dentistry, Yonsei University, Gangnam Severance Hospital, Korea

Mineral Trioxide Aggregate: Properties and Clinical Applications, First Edition.

Edited by Mahmoud Torabinejad.

© 2014 John Wiley & Sons, Inc. Published 2014 by John Wiley & Sons, Inc.

根尖倒充填材料简介

根尖倒充填目的

根尖外科手术是用于解决炎症以及牙髓非手术治疗无法处理的程序性问题。

许多临床研究（Altonen & Mattila 1976; Lustmann et al. 1991; Rahbaran et al. 2001; Kim & Kratchman 2006）都表明，放置根尖倒充填材料对根尖手术的成功极为重要。牙髓非手术治疗后根尖周病损发展的主要原因是污染根管内细菌及细菌产物的根尖微渗漏（图9.1）。仅仅通过根尖刮治术去除感染根尖组织，而不进行根尖倒充填，尚不能彻底消除病因。根尖周病损的去除仅能暂时地减少明显的症状和促进影像学上的病理表现消失。根尖外科手术不仅要求去除根尖病变组织，而且要使根管系统再封闭。

有研究报道无论是否进行根尖倒充填对根尖愈合的影响无统计学差异（Rapp et al. 1991; August 1996）。Kim 和 Kratchman认为这些研究的方法和结论具有争议。首先，样本量相对较小，这导致结论不够充分。其次，这些研究未使用显微外科技术且以银汞合金作为根尖倒充填材料。这些陈旧方法本身就存在根尖切除角度过大、充填材料边缘密闭性不稳定等问题（Kim & Kratchman 2006）。因此，基于这些传统方法的研究结果对现代根管外科手术意义不大。

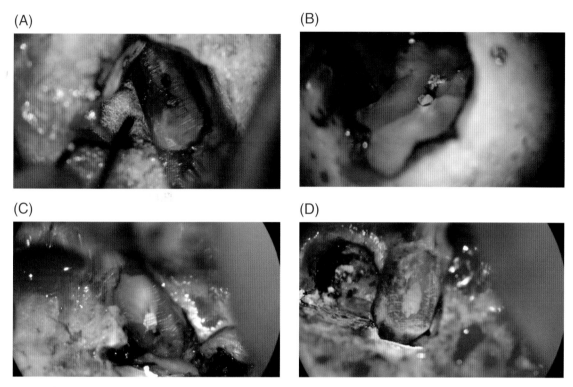

图9.1 根尖切除表面显示根尖微渗漏。（A，B）根尖切除3mm的表面，显示两根管有未清理区域。根尖切除后，可用亚甲蓝染色检查根管未充填区。尽管刮除了根尖肉芽组织、切除了根尖，但若未实施合适的根尖倒预备和倒充填，这些细菌污染的表面会持续感染导致根尖周病损。（C，D）根尖切除3mm后，显微镜下观察根尖切除表面是否存在根管峡部、折裂、遗漏根尖孔。图示观察到未充填的根管，根尖倒预备，MTA倒充填。

许多根尖周病损手术病例的主要原因是细菌及其毒素的微渗漏。既往研究（Altonen and Mattila 1976; Lustman *et al.* 1991; Rahbaran *et al.* 2001）通过对比根尖倒充填与未进行根尖倒充填的患牙，结果表明进行了根尖倒充填的根尖切除术临床结果更佳。因此，使用合适的根尖倒充填材料封闭根尖极为重要。

根尖倒充填的目的是严密封闭根尖，以保证残留细菌及产物不能出入根管系统。

根尖倒充填材料发展历史

许多材料曾被推荐为根尖倒充填材料，如牙胶尖、银汞合金、金箔、氧化锌水门汀、聚羧酸盐水门汀、Cavit（3M ESPE, St. Paul, MN, USA）、Diaket（ESPE GmbH, Seefeld, Germany）、玻璃离子（GIC）、复合树脂、IRM（Caulk/Dentsply, Milford, DE, USA）、SuperEBA（Bosworth, Skokie, IL, USA）和MTA（ProRoot MTA; Dentsply, Tulsa, OK, USA）。

根尖切除术后使用超声尖进行根尖倒预备，倒充填材料则放置在倒预备窝洞中。由于放置环境的特殊性，理想的根尖倒充填材料需具有某些特性。最重要的特性是充填材料需具有优异的封闭性和最小的组织毒性。MTA是Dr.Torabinejad最早在20世纪90年代作为根尖手术倒充填材料引进的（Torabinejad *et al.* 1993），此后，其临床应用扩展到侧穿修补、盖髓、牙髓切断、根尖诱导成形术（Torabinej & Chivian 1999）。其广泛应用的原因包括卓越的封闭性能、生物相容性、促进硬组织形成的相应生物活性（Torabinejad *et al.* 1993; Torabinejad *et al.* 1994; Koh *et al.* 1998; Torabinejad *et al.* 1995a; Torabinejad *et al.*1997）。近20年里，已有大量研究探讨了MTA的物理、化学、生物性能和长期临床结果。

银汞合金

银汞合金在牙科中使用已经超过100年，并且现仍广泛应用于修复治疗，但是极少用于根尖手术的根尖倒充填。近年来，关于银汞合金的安全性和密合性，尤其是作为根尖倒充填材料，受到了质疑。因为银汞合金表现出许多缺点，如细胞毒性、汞毒性、腐蚀性、延迟膨胀和嵌于软硬组织中的银汞合金纹（图9.2）（Dorn & Gartner 1990; Torabinejad *et al.* 1995a, 1997）。现在银汞合金作为根尖倒充填材料的应用极少（Chong & Pitt Ford 2005）。

氧化锌基质材料：IRM和SuperEBA

IRM和SuperEBA使用广泛，因其被认为应用于根尖倒充填时，临床效果优于银汞合金。IRM和SuperEBA都是氧化锌水门汀的改良型。IRM和SuperEBA改善了氧化锌水门汀的物理性能，如弱抗压抗拉强度，硬固时间长，溶于唾液等。二者表现出相似且优良的性能，在临床上和组织学上均优于银汞合金（Baek *et al.* 2005; Baek *et al.*2010; Dorn & Gartner 1990）。

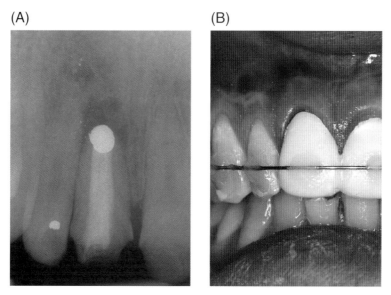

图9.2　银汞合金根尖倒充填导致银汞合金纹。（A）根尖片显示右上中切牙行根尖切除术，粗大的根尖预备洞形用银汞合金倒充填。（B）患牙根尖区牙龈明显观察到银汞合金纹。供图来源：Seung-Jong Lee, Atlas of Endodontic Practice, 3rd edition, Yenang Inc., p. 385, 2007。

　　IRM的组成包括80%氧化锌粉末、20%聚甲基丙烯酸甲酯和99%丁香酚。其封闭性能优于银汞合金，且不受粉液比的影响（Crooks *et al*. 1994）。机体对IRM的生物反应与其他氧化锌基质材料相似。根尖组织对IRM的耐受性良好，但同superEBA一样，不会促进根尖组织再生（Pitt Ford *et al*. 1994; Harrison & Johnson 1997）。

　　SuperEBA首先由Oynic（1978）引入作为根尖倒充填材料，其组成为60%氧化锌粉末、30%氧化铝、6%天然树脂，37.5%丁香油酚和62.5%正乙氧基苯甲酸液（表9.1; Dorn & Gartner 1990; Pitt Ford *et al*. 1995a; Trope *et al*. 1996）。研究表明SuperEBA在封闭性、根尖组织相容性和再生潜能等方面优于银汞合金（Pitt Ford *et al*. 1995a; Torabinejad *et al*. 1995c）。Rubinstein和Kim报道SuperEBA作为根尖倒充填材料结合显微根尖外科技术的术后1年愈合成功率达96.4%（Rubinstein & Kim 1999）。

表9.1 SuperEBA成分

粉		液	
氧化锌	60%	丁香油酚	37.5%
氧化铝	34%	正乙氧基苯甲酸	62.5%
天然树脂	6%		

在MTA发明之前，IRM和SuperEBA一直是根尖倒充填所选择的材料。

树脂基质材料：Retroplast和Geristore

早期研究表明树脂材料对牙周膜细胞具有细胞毒性（Tai & Chang 2000; Huang *et al.* 2002）。然而，Rud等将Retroplast（Retroplast Trading, Dybersovej, Denmark）引入到根尖外科手术中获得了良好的长期疗效（Rud *et al.* 1991, 1996; Yazdi *et al.* 2007）。这种材料不需填塞入 I 类洞中，而是放置在切除后的凹形根面上。Retroplast主要在欧洲地区使用。类似的Geristore（Den-Mat, Santa Maria, CA, USA）是一种混合的玻璃离子复合体作为根尖倒充填材料，主要在北美地区使用（Al-Sabek *et al.* 2005; Al-Sa'eed *et al.* 2008）。

Al-Sabek和同事报道，人牙龈成纤维细胞与Retroplast接触时可贴附存活，这表明其细胞毒性低于IRM 和 Ketac-Fil（Al-Sabek *et al.* 2005）。体外实验表明Geristore和 Retroplast二者的提取物可促进细胞增殖（Al-Sa'eed *et al.* 2008）。然而，也有相反结果的报道（Haglund *et al.* 2003; Tawil *et al.*2009）。Haglund等的研究表明Retroplast可降低细胞活力（Haglund *et al.* 2003）。相较于IRM和MTA，Geristore的组织学结果最差，但影像学上没有明显差异（Tawil *et al.* 2009）。

树脂类材料的主要缺点是湿度敏感性，尤其在根尖手术的血液环境中。由于洞形设计和止血的缘故，在大多数手术区域中均难以获得理想的粘接条件。一些研究者也报道已经解决了Geristore的难题（Tawil *et al.* 2009）。

MTA

MTA是1993年由Torabinejad和同事引入至根管外科手术中的根尖倒充填材料（Torabinejad *et al.*

1993）。MTA表现出优越的封闭性能（Torabinejad *et al.* 1994, 1995e, f; Bates *et al.* 1996）、抗菌性能（Torabinejad *et al.* 1995d）和促成骨活性（Torabinejad *et al.* 1995c; Koh *et al.* 1998）。相比于银汞合金、IRM或SuperEBA，MTA具有更低的细胞毒性（Torabinejad *et al.* 1995f; Keiser *et al.* 2000）。狗和猴等动物实验结果表明，MTA 作为根尖倒充填材料，造成的炎症反应比银汞合金显著减少（Torabinejad *et al.* 1995a, 1997）。同时，MTA也表现出最佳的根尖组织反应，如牙骨质直接接触MTA可表现出牙骨质再生（Torabinejad *et al.* 1997; Rubinstein & Kim 1999; Baek *et al.* 2005, 2010）。

灰色与白色MTA

MTA的原始配方是灰色粉末，但是为了克服灰色MTA造成牙着色的缺点，白色MTA随后被研发出来（Dammaschke *et al.* 2005）。然而，近期研究表明白色MTA也会造成牙着色（Felman & Parashos 2013; Camilleri 2014）。灰色和白色MTA的封闭性能无明显差异（Shahi *et al.* 2007）。

关于灰色和白色MTA的生物相容性是否有差异的研究，一直具有争议。Holland等评估鼠黏膜下植入白色MTA充填的管状牙本质后结缔组织的反应（Holland *et al.* 2002），其结果与灰色MTA的报道相似，表明白色和灰色MTA具有相同的作用机制。另一方面，Perez等的细胞培养实验表明白色MTA上的成骨细胞表现不同，可能是因为材料表面形态的差异造成（Perez *et al.* 2003）。多数研究表明这两种MTA的生物相容性没有显著差异（Camilleri *et al.* 2004; Ribeiro *et al.* 2005; Shahi *et al.* 2006）。

新型类MTA水门汀

其他类型的类MTA材料已经研发并且进入市场，如MTA angelus（Angelus, Londrina, PR, Brazil）、MTA bio（Angelus, Londrina, PR, Brazil）、CPM（Egeo, Buenos Aires, Argentina）、Endosequence牙根修复材料（Brasseler USA, Savannah, GA, USA）、OrthoMTA（bioMTA, Seoul, South Korea）、和Endocem MTA （Maruchi, Seoul, South Korea）。近期有研究将这些材料与ProRoot MTA相比较。然而，这些新产品的主要缺点之一是尚缺乏临床数据支持远期成功疗效。

理想根尖倒充填材料要求

理想根尖倒充填材料应有以下特性：易于操作、X线阻射、三维稳定性、杀菌抑菌、不可吸收、不受潮湿影响（Gartner & Dorn 1992）。同时也能贴附在预备洞壁、封闭根管系统、促进愈合，且无毒并与根尖组织相容性好（表9.2）。许多研究都检测了倒充填材料的封闭性能和生物相容性，但是包括MTA在内的所有根尖倒充填材料均不能完全满足这些要求（Aqrabawi 2000）。

MTA作为根尖倒充填材料的优缺点

MTA优点

之前大量的研究表明（Torabinejad *et al.* 1995a, c, f, 1997; Trope *et al.* 1996; Baek *et al.* 2005, 2010; Chong & Pitt Ford 2005），MTA在生物相容性、封闭性能、抗菌性等方面优于或等于其他材料。MTA的生物学性能则远远优于其他可用材料。优异的生物相容性，再加上促骨、促牙本质、促牙骨质再生的特性，MTA几乎是一种理想的充填材料（Baek *et al.* 2005; Pitt Ford *et al.* 1995b）。本章后续将会介绍MTA的这些优良特性。

多数口腔充填材料在干燥环境下或者控制在合适的湿度时，临床效果最好。而MTA由亲水性

表9.2 理想根尖倒充填材料要求
（Gartner和Dorn 1992）

易于操作（合适的工作时间）
放射阻射性
长期三维稳定性
不可吸收性
黏附于牙本质壁
生物相容性
抗菌抑菌性
封闭根管系统（封闭性能）
根尖组织耐受性好（生物相容性）
促根尖组织再生（生物活性）
价格便宜

粉末构成，因而可放置在湿性环境下，尤其是接触出血或渗液过多的情况。这种不受湿度影响的特性在绝大多数的手术环境下是相当有利的，因为术中尽管用棉球压迫止血也很难获得完全干燥的环境。

MTA缺点

MTA很难放置在根尖倒预备窝洞中。除了操作困难外，只要MTA与口腔相连通，新鲜调拌的MTA很容易被冲刷掉，这也限制了MTA只能应用于根尖周部位。在与口腔没有明显连通的情况下，术区的血液流动也会造成一定的MTA损失（Formosa *et al.* 2012）。

MTA不与骨或牙体结构形成直接粘接或黏附。固化时间3～4小时（Torabinejad *et al.* 1995b），这也被认为是临床应用的缺点之一。较长的固化时间会导致溶解性增加，从而使封闭性能受损。在根尖切除术中，MTA可能暴露在酸性环境下，而且MTA在酸性环境下的封闭性能仍有争论。Roy等报道，酸性环境不影响MTA的封闭性能（Roy *et al.* 2001）。另一方面，MTA与酸直接接触时可以观察到其孔隙率增加（Namazikhah *et al.* 2008），储存于低pH溶液时MTA的微渗漏增加（Saghiri *et al.* 2008）。

为了避免这些问题，常加入甲基纤维素、无水氯化钙、磷酸氢二钠等添加剂以减少MTA的原始固化时间（Ber *et al.* 2007; Bortoluzzi *et al.* 2008; Huang *et al.* 2008）。MTA粉末与不同配液混合可能会改变其相应性能。相比起无菌水，加入氯化钙溶液可能会降低最终的抗压强度（Kogan *et al.* 2006）。

另一个问题是MTA价格昂贵，许多研究者和临床医生已体会到MTA是一种昂贵的材料（Casas *et al.* 2005; Mooney & North 2008）。

MTA的优缺点总结如表9.3。

表9.3　MTA的优缺点

优点	缺点
低细胞毒性	操作困难
优良的生物相容性	固化时间长
亲水性	费用昂贵
放射线阻射性	
封闭性	
生物活性	

MTA根尖倒充填材料

细胞毒性和生物相容性

根尖倒充填材料最重要的特性是与根尖周和牙周组织接触后产生的细胞毒性和生物相容性。MTA的生物相容性对于创造有利于根尖愈合和骨生长的环境具有重要作用。

根尖倒充填材料的细胞毒性已用多种方法进行了评估，如线粒体脱氢酶活性细胞活力分析，琼脂覆盖法，细胞贴附和形态学评估。MTA的细胞毒性和生物相容性已经在体外细胞培养实验中得到验证，结果表明成骨细胞和牙周膜细胞可在MTA上获得理想贴附。在许多既往研究中，相对于其他材料，如银汞合金、ZOE、IRM、复合树脂和GIC，MTA表现出相同或者更低的细胞毒性（Zhu *et al.* 2000; Balto 2004; Yoshimine *et al.* 2007; Bodrumlu 2008）。

另有对神经和神经细胞的细胞毒性测试，评估根尖倒充填材料是否影响神经完整性或神经再生。几种根尖充填材料如银汞合金、SuperEBA和Diaket的神经毒性测试均诱发了神经细胞死亡，而MTA则未发现具有神经毒性（Asrari & Lobner 2003）。

许多早期研究都是采用预混合的MTA。由于MTA固化时pH较高，因此有人怀疑新鲜调拌的MTA可能形成对细胞有害的环境（Balto 2004）。细胞培养基中，经常可以发现接触新鲜调拌的MTA周围有一片抑制区。然而这片无细胞区域持续较短暂（图9.3 A，B）。在体内放置新鲜调拌的MTA时，尚无证据显示存在无细胞区（Pitt Ford *et al.* 1996; Apaydin *et al.* 2004）。当检测MTA、银汞合金和SuperEBA的细胞毒性时，新鲜MTA比其他材料表现出最低的细胞毒性。当用于根尖倒预备充填时，MTA固化前最初的毒性不会造成有害的环境（Lustmann *et al.* 1991）。

生物相容性是材料具有良好宿主反应的特性（Willians 1986）。数项动物体内实验报道MTA生物相容性良好，对牙体组织无副作用（Chong & Pitt Ford 2005; Torabinejad *et al.* 1995c; Baek *et al.* 2005）。在动物模型骨内植入MTA，未观测到炎症反应，且材料周围可发现直接骨沉积（Saidon *et al.* 2003）。在狗实验上行根尖手术4个月后，对新生骨到银汞合金、SuperEBA和MTA 3种根尖倒充填材料的平均距离进行观察测量，MTA距新生骨的距离与正常平均牙周膜厚度基本一致，且平均距离比SuperEBA和银汞合金组更小（图9.4）（Baek *et al.* 2010）。这些发现表明MTA能形成利于骨和牙周膜（PDL）再生的良好环境。

在动物试验（狗和猴）中，MTA作为根尖倒充填材料，组织学观察极少甚至没有发现炎症反应。Torabinejad等发现，应用于狗（Torabinejad *et al.* 1995a）和猴（（Torabinejad *et al.* 1997）作

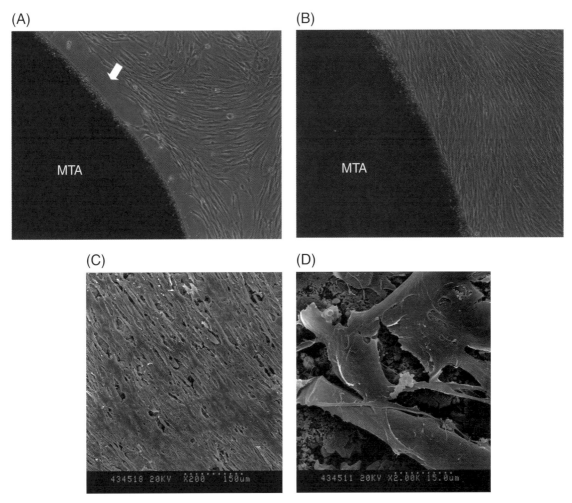

图9.3　相差显微镜和扫描电镜（SEM）显示新鲜调制的白色MTA表面生长48小时（A）和72小时（B–D）的人牙周膜细胞（PDL）。（A）白箭头指示MTA与细胞间的无细胞层。（B）72小时后，MTA与细胞间的抑制区消失。（C）细胞能在MTA表面贴附且健康生长（200×）。（D）MTA表面细胞高倍图（2000×）。

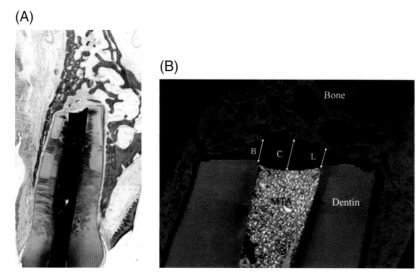

图 9.4 显微影像学显示MTA根尖充填与新生骨之间的间距。此样本为狗根尖切除术术后4个月。图B是图A的局部放大。图示MTA到新生骨的距离（平均0.397mm）与狗正常平均牙周膜厚度相似，银汞合金组远远大于MTA组。来源：Baek et al. 2010. 经Elsevier出版社同意再版。

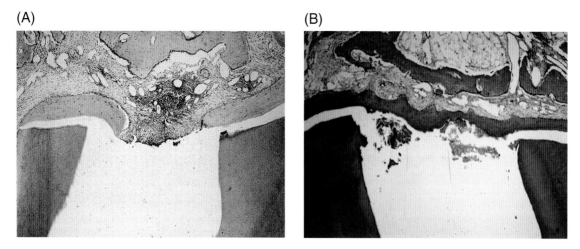

图9.5 （A）在银汞合金倒充填的顶端，无直接牙骨质沉积。（B）在MTA做根尖充填材料的切除根尖牙面，覆盖新生牙骨质。来源：Torabinejad et al. 1997. 经Elsevier出版社同意再版。

为根尖倒充填材料时，MTA表面覆盖了一层牙骨质（图9.5）。该研究中，所有试验样本中均发现MTA表面覆盖有牙骨质层。Beak等观察了银汞合金、SuperEBA、MTA根尖倒充填的组织反应，发现MTA表面覆盖新生牙骨质，具有持续低水平的炎症和较好的根尖组织反应（Huang *et al.* 2002, Baek *et al.* 2005）。MTA表面的新生牙骨质可能对根尖周组织再生意义重大（图9.6）（Lindskog *et al.* 1983）。

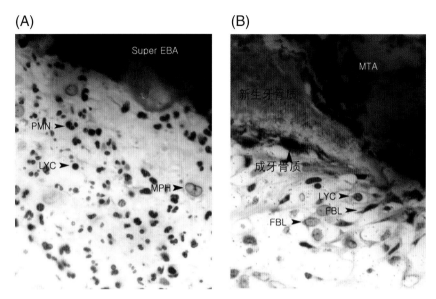

图9.6　（A,B）狗的SuperEBA（A）和MTA（B）样本均有炎症细胞浸润（Giemsa 染色，×800）。（A）SuperEBA倒充填材料周围可观察到多形核白细胞（PMNs）、淋巴细胞（LYC）、浆细胞和巨噬细胞（MPH）。（B）MTA样本中有成纤维细胞（FBL）定植和少量的炎症细胞。来源：Baek et al. 2005. 经Elsevier出版社同意再版。

MTA是生物相容性最好的根尖倒充填材料，可考虑作为根尖倒充填的首选材料。

生物活性

多个组织学研究发现MTA倒充填材料的表面有厚牙骨质沉积，证实MTA具有良好的生物相容性和生物活性（Torabinejad *et al.* 1995a, 1997; Baek *et al.* 2005）。Pitt Ford等报道MTA修补侧穿时，多余的MTA周围会有连续的牙骨质形成（Pitt Ford *et al.* 1995b）。当一种材料可刺激宿主良性反应如诱导硬组织增生时，可认为其具有良好的生物活性（Pitt Ford *et al.* 1995b）。多个研究表明MTA能促进硬组织形成（Torabinejad *et al.* 1995a, c, 1997; Koh *et al.* 1998; Baek *et al.* 2005, 2010）。

有报道称，MTA可促进细胞因子释放，而细胞因子能控制炎症反应、影响硬组织形成（Koh *et al.* 1997）。MTA可增加白介素IL-6，IL-8和骨钙蛋白的表达水平。骨钙蛋白是骨的特异性标记，这也支持了MTA在促进骨原细胞增殖中的作用。然而，IL-6也刺激破骨细胞形成和更新。基于这些资料来看，MTA可能通过增加破骨细胞和成骨细胞活性来促进骨改建。

MTA固化时可形成磷灰石层，后者直接与骨组织和牙体组织结合（Sarkar *et al.* 2005; Bozeman *et al.* 2006; Gandolfi *et al.* 2010）。磷灰石的形成可能增强封闭性能和促进成骨细胞生长（Gandolfi *et al.* 2010; Camilleri & Pitt Ford 2006）。MTA能促进成骨细胞附着，增加Runx2表达，后者对成骨细胞分化至关重要（Perinpanayagam & Al-Rabeah 2009）。

另外，MTA倾向于诱导牙周膜和牙龈成纤维细胞的碱性磷酸酶活性，该酶能促进骨修复（Bonson *et al.*2004）。MTA促牙周膜细胞增殖的作用机制尚不清楚。然而，已知钙离子是MTA的主要成分之一，MTA中释放的钙离子极有可能对细胞增殖有着重要作用。最近，有报道称MTA可促进人牙髓细胞增殖（Takita *et al.* 2006）。这个研究提出一个假说，MTA诱导细胞增殖的主要原因之一是持续地释放钙离子。除了细胞增殖，细胞分化形成不同的功能特性，而细胞分化的进程是由组织特异性基因表达控制的。Bonson等发现MTA增加了牙周膜成纤维细胞中碱性磷酸酶、骨结合蛋白、骨桥蛋白基因的表达，这表明MTA通过刺激骨原细胞分化从而诱导骨形成（Bonson *et al.* 2004）。

另一方面，有学者认为MTA具有骨引导作用，而不是骨诱导作用，这一结论的实验基础基于皮下植入MTA可引起严重的初期反应，导致凝固性坏死和营养障碍性钙化，随后消退；骨内植入MTA则会有骨生成（Moretton *et al.* 2000）。

确切的机制仍未证实，但MTA仍可能是一种能促进愈合进程的生物活性材料。

封闭性能

根管内残余刺激物（大部分为微生物）会导致难治性疾病，甚至可能需要进一步的牙髓外科手术，因此倒充填材料的封闭性能尤为重要。目前已进行了大量现有倒充填材料的细菌微渗漏实验。多数研究认为MTA比银汞合金的抗微渗漏性更好（Torabinejad *et al.* 1995e; Fischer *et al.* 1998）。MTA和SuperEBA的抗微渗漏性孰好孰坏仍有争议。一些研究认为这二者没有显著差异（Scheerer *et al.* 2001; Mangin *et al.* 2003）。然而，也有其他研究认为MTA的封闭性能优于SuperEBA（Torabinejad *et al.* 1995e; Fischer *et al.* 1998; Wu *et al.* 1998; Gondim *et al.* 2005）。

在酸性环境下尚不能确保MTA仍有优越的封闭性能。用MTA倒充填的患牙在酸性环境中保存，相比高pH，低pH环境下保存的患牙表现出更差的抗微渗漏性（Saghiri *et al.* 2008）。

倒充填材料的厚度也会影响MTA的封闭性能。MTA厚度不够会导致微渗漏，因此推荐使用4mm厚度（Valois & Costa 2004）。

近期有研究关注MTA固化时羟基磷灰石的形成。羟基磷灰石层被认为在MTA和牙本质粘接界面之间形成了生物封闭（Sarkar *et al.* 2005; Bozeman *et al.* 2006; Gandolfi *et al.* 2010; Reyes Carmona *et al.* 2009）。

抗菌性

倒充填材料通常处于感染或者存在残余刺激物的环境中。

基于先前大量的研究表明，MTA对多种细菌具有抗菌性（Torabinejad *et al.* 1995d; Yasuda *et al.* 2008; Estrela *et al.* 2011）。测试银汞合金、Superbond C&B、MTA、Gerisore、Dyract和复合树脂的细菌微渗漏时，IRM和MTA均对细菌生长有明显抑制作用（Eldeniz *et al.* 2006）。然而，其他研究认为MTA不表现出任何抗菌性（Miyagak *et al.* 2006; Yasuda *et al.* 2008）。

MTA临床应用

根尖倒预备和倒充填

MTA根尖倒充填的洞形预备

根尖倒预备的目的是清理根尖并为倒充填材料制备空间。根管外科近期最重要的进步之一是20世纪90年代早期Dr. Carr将超声尖引入根尖倒预备，替代了传统气动涡轮手机车针。现已有不同形状、大小和设计的根尖倒预备超声尖：CT系列尖（SybronEndo, CA, USA），KiS超声尖（Obtura-Spartan, Fenton, MO, USA），ProUltra手术尖（ProUltra, Dentsply Tulsa Dental, Tulsa, OK, USA）和 B&L JET 尖（B&L Biotech USA, PA, USA）。MTA的根尖倒预备与其他材料相同。在显微镜下，使用超声尖沿牙根长轴倒预备出深度3mm 的 Ⅰ 类洞。

MTA调拌程序

MTA粉液比为3份粉与1份无菌水（图9.7）。30秒混合后，呈湿沙状黏稠度。

MTA放置方法

因其物理特性与其他材料不同，MTA很难放置到倒预备的小窝洞内。

为了输送MTA，临床上常用注射输送器或者MTA块状充填块。

充填器和注射输送器

充填器和注射输送器是最常用的，包括：Retro银汞充填器（Moyco Union Broach, York, PA, USA），Messing根管枪（R. Chige, Inc., Boca Raton, FL, USA），Dovgan MTA 充填器（Quality Aspirators, Duncanville, TX, USA），MTA充填器（G. Hartzell & Sons, Concord, CA, USA），MAP系统（PD, Vevey, Switzerland）以及 C-R注射器（Centrix Inc., Shelton, CT, USA）。

充填器尖端放在调拌好的MTA上，轻轻压入少量材料到尖端。这种方法可最大程度减少MTA的粉末用量，同时也可使MTA精确放置。然而，这些充填器和注射器设备也有一些弊端。当根尖倒预备洞形较小时，这种输送器就很难使用。有时候，注射器难以到达解剖复杂的区域。如果大量的MTA被输送到倒预备洞形中，尤其是输送设备的尖端较大时，多余的MTA会被输送到骨腔内和根面上（图8.8）。使用完必须立即清洗，以防注射器阻塞（见视频*）。

Lee式 MTA块状成形充填块

Lee首次介绍了MTA充填块，使用169号车针在0.5英寸×0.5英寸×2英寸（1英寸=25.4毫米）的方块上切一道沟而制成（Tap Plastics, San Rafael, CA, USA）。MTA充填块使MTA易于形成块状，便于成形和输送，克服了充填器和注射输送器的不足。

调拌呈湿沙状稠度的MTA，应立即用调拌刀放置到MTA充填块的沟中，多余MTA材料的处理如图9.7所示。

---

* 视频观看方式：
1. 输入网址：https://www.wiley.com/legacy/wileychi/torabinejad/
2. 点击 Resources 中的 Videos
3. 点击 Click here 后，在跳出来的对话框中输入 Angelus，即可观看本书相关需要的视频

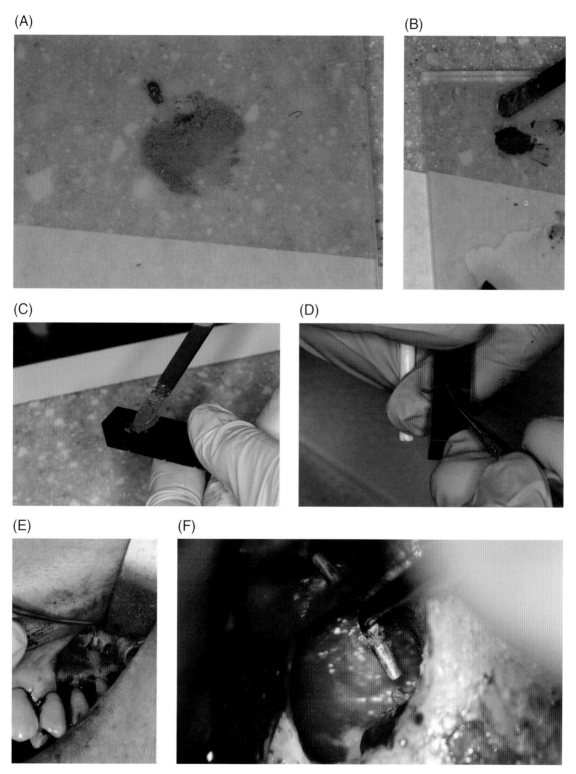

图9.7　MTA混合步骤。（A）MTA粉放置于无菌玻璃板。（B）调拌刀将粉液混合，混合后呈湿沙状稠度。（C）少量MTA混合物放入Lee式块状成形充填块中（G. Hartzell & Sons, Concord, CA, USA）。（D）无菌纱布擦去多余MTA，用Lee式雕刀铲出MTA块。（E）将MTA放入倒预备洞形中。（F）显微充填器压实致密。根据洞形大小，重复步骤直到完全充满（由加州大学Dr. Jung Lim提供）。

MTA块应尽快放入倒预备窝洞，因为小块的MTA很快会脱水干燥。一旦变干，MTA就会变得易脆和难以操控。使用塑料充填块的四个面的数条沟有助于快速放置多条MTA块。在塑料充填块表面放置湿纱布也有助于避免MTA变干燥（Torabinejad & Chivian 1999; Lee 2000）。倒充填步骤如图9.8~图9.11所示。

临床效果

MTA因其良好的生物相容性和肯定的临床疗效，成为根尖手术和牙意向再植术的常规选择材料（Rubinstein & Torabinejad 2004）。使用MTA行根尖倒充填并结合现代显微根管外科技术的手术病例均表现出极好的疗效。一项前瞻性病例系列研究包含了276例使用MTA行根尖切除术的病例，其成功率达89%（Saunders 2008）。

有许多关于应用不同倒充填材料行根尖切除术的疗效和成功率的研究。尽管MTA成功率（12个月84%，24个月92%）比IRM（12个月76%，24个月87%）高，但成功率的差异不具有显著性（Chong et al. 2003）。这些结论与其他关于MTA和IRM的研究结论一致（Lindeboom et al. 2005; Tawil et al. 2009）。一项前瞻性研究认为，MTA（95.6%）与SuperEBA（93.1%）倒充填的成功率无差异（Song et al. 2012）。然而，5年随访发现，MTA的愈合率（86%）比SuperEBA（67%）高（von Arx et al. 2012）。MTA对任何牙均表现出良好的结果，不同于Retroplast愈合率受牙位影响（von Arx et al. 2012）。基于目前已知的研究，MTA是最好的根尖倒充填材料。两项病例研究的结论见图9.12和图9.13。

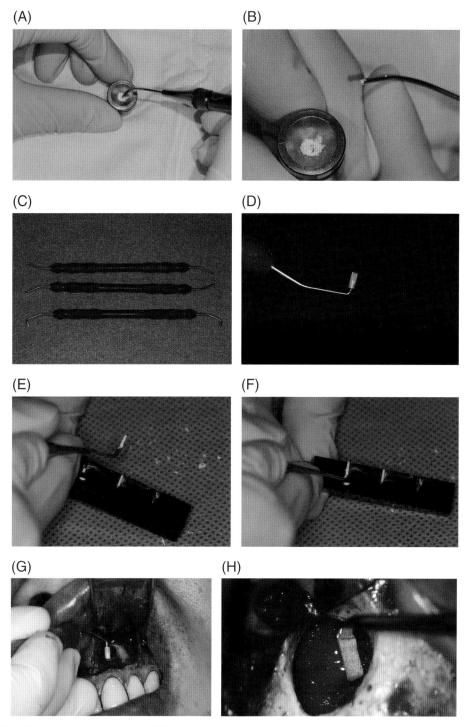

图9.8　MTA输送设备。（A,B）注射输送器（Dentsply, Tulsa, OK, USA）。将MTA粉置于调拌碗中与无菌水混合。轻压使少量MTA进入注射器尖端。通过按压活塞柄，使 MTA注出。（C,D）MTA外科输送器（Dentsply, Tulsa, OK, USA）。器械尖端装有聚四氟乙烯套管，器械工作段形成合适角度以便进入手术部位。轻压器械使MTA进入套管内（由Luden牙科Dr. Dong-Ryul Shin提供。）（E,F）Lee式MTA块状成形充填块如图（G. Hartzell & Sons, Concord, CA, USA）。少量MTA混合物放入充填块的沟中，使用特殊器械铲出MTA块。（G）使用外科输送器传送MTA。（H）使用Lee式块状成形充填块和Lee式雕刀放置MTA（G. Hartzell & Sons）（由Dr. Dong-Ryul Shin提供）。

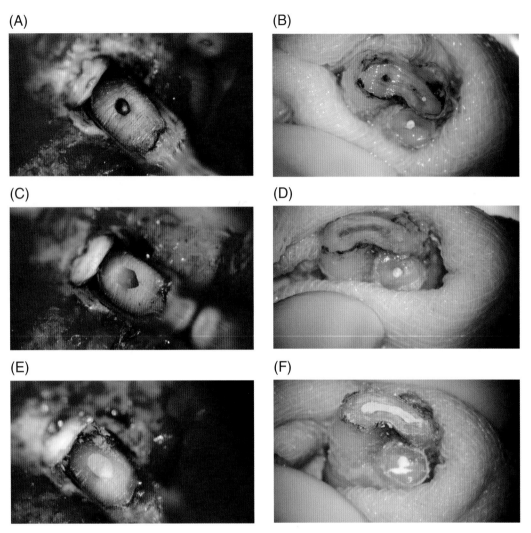

图9.9 根尖外科手术倒充填（A,C,E）和牙意向再植术根尖倒充填（B,D,F）。（A,B）根尖切除和（C,D）根尖倒预备3mm。（E,F）MTA倒充填，显微镜下观察（由韩国延世大学Dr. Minju Song提供）。

结论

　　根尖倒充填材料种类繁多。基于到目前为止的大量研究，相比于其他材料，MTA具有更明显的优势。关于湿度对MTA的影响有文献提及，MTA接触酸性溶液时孔隙率会增加，但是文献未准确地表达湿度对MTA的影响这一结论。MTA也被认为是一种生物活性材料，尽管具体作用机制仍未完全弄清楚。过去20年中，大量关于MTA的研究表明MTA是一种有前途的材料。作为根尖倒充填材料，MTA最为人诟病的是将材料放置到倒预备窝洞中的操作困难。但是使用一些特殊设计的输送器械可克服操作困难这一问题。

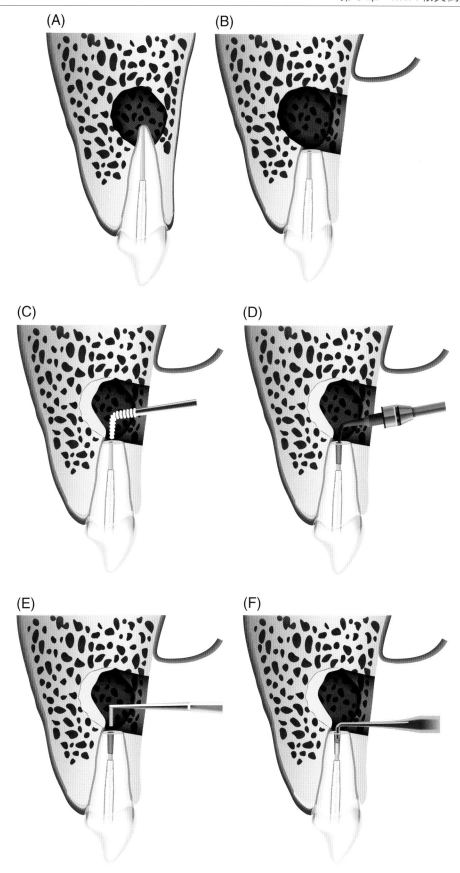

图9.10　常规根尖手术步骤。（A）术前。（B）去骨、根尖切除。（C）超声尖倒预备。（D）气枪干燥。（E）放置MTA。（F）压实MTA。

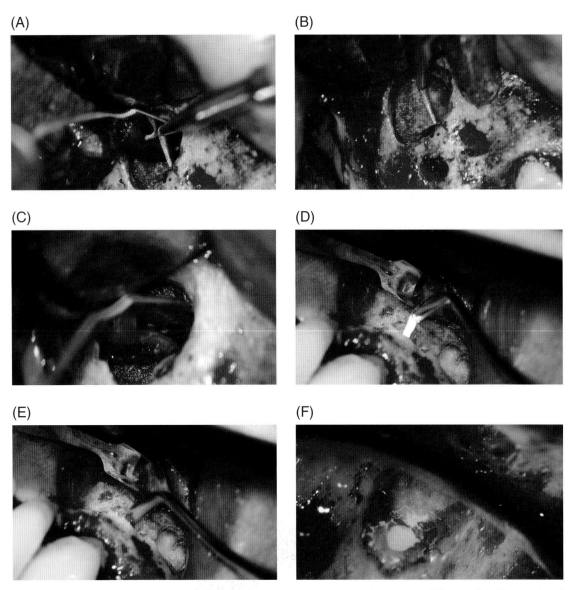

图9.11 显微根尖手术步骤。（A）超声尖沿牙根长轴放置。（B）超声尖去除旧牙胶尖和根尖根管牙本质，并预备深3mm洞形。（C）外科显微口镜检查倒预备情况。（D,E）将MTA块放入窝洞。（F）棉球或者勺形挖器去除多余MTA，显微镜下观察干净的MTA充填的牙根表面。

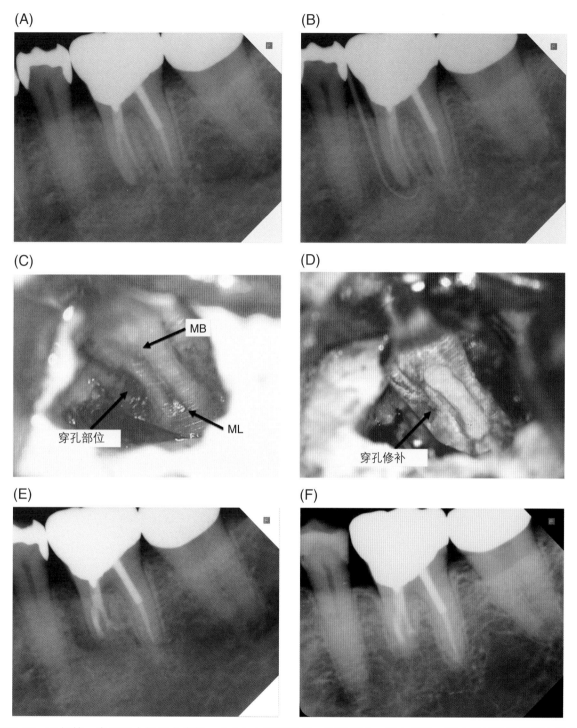

图9.12　下颌第一磨牙近中根手术病例。（A）左侧下颌第一磨牙松动，近中颊侧、近中舌侧牙周袋探诊深度 6mm。术前X线片示已行RCT，近中根根尖周阴影。（B）从窦道插牙胶尖到达近中根根尖。（C）检查近中根截断面发现近中颊根遗漏根管，未经清理成形，因而导致根尖渗漏和穿孔。（D）近中颊根、近中舌根及其峡部进行倒预备，使用MTA倒充填。（E）术后X线片显示近中根根尖切除且用MTA倒充填。（F）4年后随访X线片发现根尖炎症完全愈合，患者无症状，患牙松动度减少（由韩国延世大学Dr. Euiseong Kim提供）。

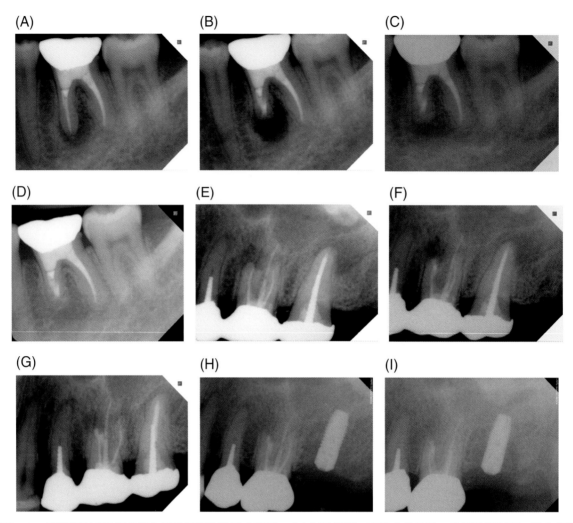

图9.13 长期随访MTA根尖倒充填的根管外科手术病例。（A）下颌第一磨牙术前片示，患牙已行RCT，近中根根尖周透射影。此X线片是在根管再治疗后拍摄。近中颊根因钙化严重无法疏通。因患者仍有临床症状，拟行根尖手术。（B）近中根根尖切除、MTA倒充填后。（C）3年回访X线片示结果满意。（D）5年回访X线片示病损愈合。（E）左上颌第一磨牙术前片。一位全科牙医行患牙RCT，患牙根尖反复肿胀。（F）术后片。根尖切除后发现近中舌根遗漏。（G）不同角度术后片示近中舌根及峡部均为MTA倒充填。（H，I）5年回访X线片示，先前的根尖病损完全愈合（由韩国延世大学Dr. Euiseong Kim提供）。

参考文献

[1]Al-Sabek, F., Shostad, S., Kirkwood, K.L. (2005) Preferential attachment of human gingival fibroblasts to the resin ionomer Geristore. *Journal of Endodontics* **31**(3), 205–208.

[2]Al-Sa'eed, O.R., Al-Hiyasat, A.S., Darmani, H. (2008) The effects of six root-end filling materials and their leachable components on cell viability. *Journal of Endodontics* **34**(11), 1410–1414.

[3]Altonen, M., Mattila, K. (1976) Follow-up study of apicoectomized molars. *International Journal of Oral Surgery* **5**(1), 33–40.

[4]Apaydin, E.S., Shabahang, S., Torabinejad, M. (2004) Hard-tissue healing after application of fresh or set MTA as root-end-filling material. *Journal of Endodontics* **30**(1), 21–24.

[5]Aqrabawi, J. (2000) Sealing ability of amalgam, super EBA cement, and MTA when used as retrograde filling materials. *British Dental Journal* **188**(5), 266–268.

[6]Asrari, M., Lobner, D. (2003) In vitro neurotoxic evaluation of root-end-filling materials. *Journal of Endodontics* **29**(11), 743–746.

[7]August, D.S. (1996) Long-term postsrugical results on teeth with periapical radiolucencies. *Journal of Endodontics* **22**, 380–383.

[8]Baek, S.H., Plenk, H., Jr., Kim, S. (2005) Periapical tissue responses and cementum regeneration with amalgam, SuperEBA, and MTA as root-end filling materials. *Journal of Endodontics* **31**(6), 444–449.

[9]Baek, S.H., Lee, W.C., Setzer, F.C., *et al.* (2010) Periapical bone regeneration after endodontic microsurgery with three different root-end filling materials: amalgam, SuperEBA, and mineral trioxide aggregate. *Journal of Endodontics* **36**(8), 1323–1325.

[10]Balto, H.A. (2004) Attachment and morphological behavior of human periodontal ligament fibroblasts to mineral trioxide aggregate: a scanning electron microscope study. *Journal of Endodontics* **30**(1), 25–29.

[11]Bates, C.F., Carnes, D.L., del Rio, C.E. (1996) Longitudinal sealing ability of mineral trioxide aggregate as a root-end filling material. *Journal of Endodontics* **22**(11), 575–578.

[12]Ber, B.S., Hatton, J.F., Stewart, G.P. (2007) Chemical modification of proroot mta to improve handling characteristics and decrease setting time. *Journal of Endodontics* **33**(10), 1231–1234.

[13]Bodrumlu, E. (2008) Biocompatibility of retrograde root filling materials: a review. *Australian Endodontics Journal* **34**(1), 30–35.

[14]Bonson, S., Jeansonne, B.G., Lallier, T.E. (2004) Root-end filling materials alter fibroblast differentiation. *Journal of Dental Research* **83**(5), 408–413.

[15]Bortoluzzi, E.A., Broon, N.J., Bramante, C.M., *et al.* (2006) Sealing ability of MTA and radiopaque Portland cement with or without calcium chloride for root-end filling. *Journal of Endodontics* **32**(9), 897–900.

[16]Bozeman, T.B., Lemon, R.R., Eleazer, P.D. (2006) Elemental analysis of crystal precipitate from gray and white MTA. *Journal of Endodontics* **32**(5), 425–428.

[17]British Standards Institute (2007) Terminology for the bio-nano inferface. PAS 132. http://shop.bsigroup.com/forms/Nano/PAS-132/

[18]Camilleri, J. (2014) Color stability of white mineral trioxide aggregate in contact with hypochlorite solution. *Journal of Endodontics* **40**(3), 436–440.

[19]Camilleri, J., Pitt Ford, T.R. (2006) Mineral trioxide aggregate: a review of the constituents and biological properties of the material. *International Endodontics Journal* **39**(10), 747–754.

[20]Camilleri, J., Montesin, F.E., Papaioannou, S., *et al.* (2004) Biocompatibility of two commercial forms of mineral trioxide aggregate. *International Endodontics Journal* **37**(10), 699–704.

[21]Casas, M.J., Kenny, D.J., Judd, P.L., *et al.* (2005) Do we still need formocresol in pediatric dentistry? *Journal of the Canadian Dental Association* **71**(10), 749–751.

[22]Chong, B., Pitt Ford, T. (2005) Root-end filling materials: rationale and tissue response. *Endodontics Topics* **11**(1), 114–130.

[23]Chong, B.S., Pitt Ford, T.R., Hudson, M.B. (2003) A prospective clinical study of Mineral Trioxide Aggregate and IRM when used as root-end filling materials in endodontic surgery. *International Endodontics Journal* **36**(8), 520–526.

[24]Crooks, W.G., Anderson, R.W., Powell, B.J., *et al.* (1994) Longitudinal evaluation of the seal of IRM root end fillings. *Journal of Endodontics* **20**(5), 250–252.

[25]Dammaschke, T., Gerth, H.U., Zuchner, H., *et al.* (2005) Chemical and physical surface and bulk material characterization of white ProRoot MTA and two Portland cements. *Dental Materials* **21**(8), 731–738.

[26]Dorn, S.O., Gartner, A.H. (1990) Retrograde filling materials: a retrospective success-failure study of amalgam, EBA, and IRM. *Journal of Endodontics* **16**(8), 391–393.

[27]Eldeniz, A.U., Hadimli, H.H., Ataoglu, H., *et al.* (2006) Antibacterial effect of selected root-end filling materials. *Journal of Endodontics* **32**(4), 345–349.

[28]Estrela, C., Bammann, L.L., Estrela, C.R., *et al.* (2011) Antimicrobial and chemical study of MTA, Portland cement, calcium hydroxide paste, Sealapex and Dycal. *Brazilian Dental Journal* **1**, 3–9.

[29]Felman, D., Parashos. P. (2013) Coronal tooth discoloration and white mineral trioxide aggregate. *Journal of Endodontics* **39**(4), 484–487.

[30]Fischer, E.J., Arens, D.E., Miller, C.H. (1998) Bacterial leakage of mineral trioxide aggregate as compared with zinc-free amalgam, intermediate restorative material, and Super-EBA as a root-end filling material. *Journal of Endodontics* **24**(3), 176–179.

[31]Formosa, L.M., Mallia, B., Camilleri, J. (2012) A quantitative method for determining the antiwashout characteristics of cement-based dental materials including mineral trioxide aggregate. *International Endodontics Journal* **46**(2), 179–186.

[32]Gartner, A.H., Dorn, S.O. (1992) Advances in endodontic surgery. *Dent Clin North Am* **36**(2), 357–378.

[33]Gandolfi, M.G., Taddei, P., Tinti, A., *et al.* (2010) Apatite-forming ability (bioactivity) of ProRoot MTA. *International Endodontics Journal* **43**(10), 917–929.

[34]Gondim, E., Jr., Kim, S., de Souza-Filho, F.J. (2005) An investigation of microleakage from root-end fillings in ultrasonic retrograde cavities with or without finishing: a quantitative analysis. *Oral Surgery, Oral Medicine, Oral Pathology, Oral Radiology and Endodontics* **99**(6), 755–760.

[35]Haglund, R., He, J., Jarvis, J., *et al.* (2003) Effects of root-end filling materials on fibroblasts and macrophages in vitro. *Oral Surgery, Oral Medicine, Oral Pathology, Oral Radiology and Endodontics* **95**(6), 739–745.

[36]Harrison, J.W., Johnson, S.A. (1997) Excisional wound healing following the use of IRM as a root-end filling material. *Journal of Endodontics* **23**(1), 19–27.

[37]Holland, R., Souza, V., Nery, M.J., *et al.* (2002) Reaction of rat connective tissue to implanted dentin tubes filled

with a white mineral trioxide aggregate. *Brazilian Dental Journal* **13**(1), 23–26.

[38]Huang, F.M., Tai, K.W., Chou, M.Y., *et al.* (2002) Cytotoxicity of resin-, zinc oxide-eugenol-, and calcium hydroxide-based root canal sealers on human periodontal ligament cells and permanent V79 cells. *International Endodontics Journal* **35**(2), 153–158.

[39]Huang, T.H., Shie, M.Y., Kao, C.T., *et al.* (2008) The effect of setting accelerator on properties of mineral trioxide aggregate. *Journal of Endodontics* **34**(5), 590–593.

[40]Lee, E.S. (2000) A new mineral trioxide aggregate root-end filling technique. *Journal of Endodontics* **26**(12), 764–765.

[41]Lindeboom, J.A., Frenken, J.W., Kroon, F.H., *et al.* (2005) A comparative prospective randomized clinical study of MTA and IRM as root-end filling materials in single-rooted teeth in endodontic surgery. *Oral Surgery, Oral Medicine, Oral Pathology, Oral Radiology and Endodontics* **100**(4), 495–500.

[42]Lindskog, S., Blomlof, L., Hammarstrom, L. (1983) Repair of periodontal tissues in vivo and in vitro. *Journal of Clinical Periodontology* **10**(2), 188–205.

[43]Lustmann, J., Friedman, S., Shaharabany, V. (1991) Relation of pre- and intraoperative factors to prognosis of posterior apical surgery. *Journal of Endodontics* **17**(5), 239–241.

[44]Keiser, K., Johnson, C.C., Tipton, D.A. (2000) Cytotoxicity of mineral trioxide aggregate using human periodontal ligament fibroblasts. *Journal of Endodontics* **26**(5), 288–291.

[45]Kim, S., Kratchman, S. (2006) Modern endodontic surgery concepts and practice: a review. *Journal of Endodontics* **32**(7), 601–623.

[46]Kogan, P., He, J., Glickman, G.N., *et al.* (2006) The effects of various additives on setting properties of MTA. *Journal of Endodontics* **32**(6), 569–572.

[47]Koh, E.T., Torabinejad, M., Pitt Ford, T.R., *et al.* (1997) Mineral trioxide aggregate stimulates a biological response in human osteoblasts. *Journal of Biomedical Materials Research* **37**(3), 432–439.

[48]Koh, E.T., McDonald, F., Pitt Ford, T.R., *et al.* (1998) Cellular response to Mineral Trioxide Aggregate. *Journal of Endodontics* **24**(8), 543–547.

[49]Mangin, C., Yesilsoy, C., Nissan, R., *et al.* (2003) The comparative sealing ability of hydroxyapatite cement, mineral trioxide aggregate, and super ethoxybenzoic acid as root-end filling materials. *Journal of Endodontics* **29**(4), 261–264.

[50]Miyagak, D.C., de Carvalho, E.M., Robazza, C.R., *et al.* (2006) In vitro evaluation of the antimicrobial activity of endodontic sealers. *Brazilian Oral Research* **20**(4), 303–306.

[51]Mooney, G.C., North, S. (2008) The current opinions and use of MTA for apical barrier formation of non-vital immature permanent incisors by consultants in paediatric dentistry in the UK. *Dental Traumatology* **24**(1), 65–69.

[52]Moretton, T.R., Brown, C.E., Jr., Legan, J.J., *et al.* (2000) Tissue reactions after subcutaneous and intraosseous implantation of mineral trioxide aggregate and ethoxybenzoic acid cement. *Journal of Biomedical Materials Research* **52**(3), 528–533.

[53]Namazikhah, M.S., Nekoofar, M.H., Sheykhrezae, M.S., *et al.* (2008) The effect of pH on surface hardness and microstructure of mineral trioxide aggregate. *International Endodontics Journal* **41**(2), 108–116.

[54]Oynick, J., Oynick, T. (1978) A study of a new material for retrograde fillings. *Journal of Endodontics* **4**(7), 203–206.

[55]Perez, A.L., Spears, R., Gutmann, J.L., *et al.* (2003) Osteoblasts and MG-63 osteosarcoma cells behave differently

when in contact with ProRoot MTA and White MTA. *International Endodontics Journal* **36**(8), 564–570.

[56]Perinpanayagam, H., Al-Rabeah, E. (2009) Osteoblasts interact with MTA surfaces and express Runx2. *Oral Surgery, Oral Medicine, Oral Pathology, Oral Radiology and Endodontics* **107**(4), 590–596.

[57]Pitt Ford, T.R., Andreasen, J.O., Dorn, S.O., *et al.* (1994) Effect of IRM root end fillings on healing after replantation. *Journal of Endodontics* **20**(8), 381–385.

[58]Pitt Ford, T.R., Andreasen, J.O., Dorn, S.O., *et al.* (1995a) Effect of super-EBA as a root end filling on healing after replantation. *Journal of Endodontics* **21**(1), 13–15.

[59]Pitt Ford, T.R., Torabinejad, M., McKendry, D.J., *et al.* (1995b) Use of mineral trioxide aggregate for repair of furcal perforations. *Oral Surgery, Oral Medicine, Oral Pathology, Oral Radiology and Endodontics* **79**(6), 756–763.

[60]Pitt Ford, T.R., Torabinejad, M., Abedi, H.R., *et al.* (1996) Using mineral trioxide aggregate as a pulp-capping material. *Journal of the American Dental Association* **127**(10), 1491–1494.

[61]Rahbaran, S., Gilthorpe, M.S., Harrison, S.D., *et al.* (2001) Comparison of clinical outcome of periapical surgery in endodontic and oral surgery units of a teaching dental hospital: a retrospective study. *Oral Surgery, Oral Medicine, Oral Pathology, Oral Radiology and Endodontics* **91**(6), 700–709.

[62]Rapp, E.L., Brown, C.E., Jr, Newton, C.W. (1991) An analysis of success and failure of apicoectomies. *Journal of Endodontics* **17**, 508–512

[63]Reyes-Carmona, J.F., Felippe, M.S., Felippe, W.T. (2009) Biomineralization ability and interaction of mineral trioxide aggregate and white portland cement with dentin in a phosphate-containing fluid. *Journal of Endodontics* **35**(5), 731–736.

[64]Ribeiro, D.A., Matsumoto, M.A., Duarte, M.A., *et al.* (2005) In vitro biocompatibility tests of two commercial types of mineral trioxide aggregate. *Brazilian Oral Research* **19**(3), 183–187.

[65]Roy, C.O., Jeansonne, B.G., Gerrets, T.F. (2001) Effect of an acid environment on leakage of root-end filling materials. *Journal of Endodontics* **27**(1), 7–8.

[66]Rubinstein, R.A., Kim, S. (1999) Short-term observation of the results of endodontic surgery with the use of a surgical operation microscope and Super-EBA as root-end filling material. *Journal of Endodontics* **25**(1), 43–48.

[67]Rubinstein, R., Torabinejad, M. (2004) Contemporary endodontic surgery. *Journal of the California Dental Association* **32**(6), 485–492.

[68]Rud, J., Munksgaard, E.C., Andreasen, J.O., *et al.* (1991) Retrograde root filling with composite and a dentin-bonding agent. 1. *Endodontics and Dental Traumatology* **7**(3), 118–125.

[69]Rud, J., Rud, V., Munksgaard, E.C. (1996) Long-term evaluation of retrograde root filling with dentin-bonded resin composite. *Journal of Endodontics* **22**(2), 90–93.

[70]Saghiri, M.A., Lotfi, M., Saghiri, A.M., *et al.* (2008) Effect of pH on sealing ability of white mineral trioxide aggregate as a root-end filling material. *Journal of Endodontics* **34**(10), 1226–1229.

[71]Saidon, J., He, J., Zhu, Q., *et al.* (2003) Cell and tissue reactions to mineral trioxide aggregate and Portland cement. *Oral Surgery, Oral Medicine, Oral Pathology, Oral Radiology and Endodontics* **95**(4), 483–489.

[72]Sarkar, N.K., Caicedo, R., Ritwik, P., *et al.* (2005) Physicochemical basis of the biologic properties of mineral trioxide aggregate. *Journal of Endodontics* **31**(2), 97–100.

[73]Saunders, W.P. (2008) A prospective clinical study of periradicular surgery using mineral trioxide aggregate as a root-end filling. *Journal of Endodontics* **34**(6), 660–665.

[74]Scheerer, S.Q., Steiman, H.R., Cohen, J. (2001) A comparative evaluation of three root-end filling materials: an in vitro leakage study using *Prevotella nigrescens*. *Journal of Endodontics* **27**(1), 40–42.

[75]Shahi, S., Rahimi, S., Lotfi, M., *et al*. (2006) A comparative study of the biocompatibility of three root-end filling materials in rat connective tissue. *Journal of Endodontics* **32**(8), 776–780.

[76]Shahi, S., Rahimi, S., Yavari, H.R., *et al*. (2007) Sealing ability of white and gray mineral trioxide aggregate mixed with distilled water and 0.12% chlorhexidine gluconate when used as root-end filling materials. *Journal of Endodontics* **33**(12), 1429–1432.

[77]Song, M., Chung, W., Lee, S.J., *et al*. (2012) Long-term outcome of the cases classified as successes based on short-term follow-up in endodontic microsurgery. *Journal of Endodontics* **38**(9), 1192–1196.

[78]Tai, K.W., Chang, Y.C. (2000) Cytotoxicity evaluation of perforation repair materials on humanperiodontal ligament cells in vitro. *Journal of Endodontics* **26**(7), 395–397.

[79]Takita, T., Hayashi, M., Takeich,i O., *et al*. (2006) Effect of mineral trioxide aggregate on proliferation of cultured human dental pulp cells. *International Endodontics Journal* **39**(5), 415–422.

[80]Tawil, P.Z., Trope, M., Curran, A.E., *et al*. (2009) Periapical microsurgery: an in vivo evaluation of endodontic root-end filling materials. *Journal of Endodonticsontics* **35**(3), 357–362.

[81]Torabinejad, M., Chivian, N. (1999) Clinical applications of mineral trioxide aggregate. *Journal of Endodontics* **25**(3), 197–205.

[82]Torabinejad, M., Watson, T.F., Pitt Ford, T.R. (1993) Sealing ability of a mineral trioxide aggregate when used as a root end filling material. *Journal of Endodontics* **19**(12), 591–595.

[83]Torabinejad, M., Higa, R.K., McKendry, D.J., *et al*. (1994) Dye leakage of four root end filling materials: effects of blood contamination. *Journal of Endodontics* **20**(4), 159–163.

[84]Torabinejad, M., Hong, C.U., Lee, S.J, Monsef, M., *et al*. (1995a) Investigation of mineral trioxide aggregate for root-end filling in dogs. *Journal of Endodontics* **21**(12), 603–608.

[85]Torabinejad, M., Hong, C.U., McDonald, F., *et al*. (1995b) Physical and chemical properties of a new root-end filling material. *Journal of Endodontics* **21**(7), 349–353.

[86]Torabinejad, M., Hong, C.U., Pitt Ford, T.R., *et al*. (1995c) Tissue reaction to implanted super EBA and mineral trioxide aggregate in the mandible of guinea pigs: a preliminary report. *Journal of Endodontics* **21**(11), 569–571.

[87]Torabinejad, M., Hong, C.U., Pitt Ford, T.R., *et al*. (1995d) Antibacterial effects of some root end filling materials. *Journal of Endodontics* **21**(8), 403–406.

[88]Torabinejad, M., Rastegar, A.F., Kettering, J.D., *et al*. (1995e) Bacterial leakage of mineral trioxide aggregate as a root-end filling material. *Journal of Endodontics* **21**(3), 109–112.

[89]Torabinejad, M., Smith, P.W., Kettering, J.D., *et al*. (1995f) Comparative investigation of marginal adaptation of mineral trioxide aggregate and other commonly used root-end filling materials. *Journal of Endodontics* **21**(6), 295–299.

[90]Torabinejad, M., Pitt Ford, T.R., McKendry, D.J., *et al*. (1997) Histologic assessment of mineral trioxide aggregate as a root-end filling in monkeys. *Journal of Endodontics* **23**(4), 225–228.

[91]Trope, M., Lost, C., Schmitz, H.J., *et al*. (1996) Healing of apical periodontitis in dogs after apicoectomy and retrofilling with various filling materials. *Oral Surgery, Oral Medicine, Oral Pathology, Oral Radiology and Endodontics* **81**(2), 221–228.

[92]Valois, C.R., Costa, E.D., Jr. (2004) Influence of the thickness of mineral trioxide aggregate on sealing ability of

root-end fillings in vitro. *Oral Surgery, Oral Medicine, Oral Pathology, Oral Radiology and Endodontics* **97**(1), 108–111.

[93]von Arx, T., Hanni, S., Jensen, S.S. (2010) Clinical results with two different methods of root-end preparation and filling in apical surgery: mineral trioxide aggregate and adhesive resin composite. *Journal of Endodontics* **36**(7), 1122–1129.

[94]von Arx, T., Jensen, S.S., Hanni, S., *et al*. (2012) Five-year longitudinal assessment of the prognosis of apical microsurgery. *Journal of Endodontics* **38**(5), 570–579.

[95]Willians, D.F. (1986) Definitions in biomaterials. Proceedings of a Consensus Conference of the European Society for Biomaterials. England co. 4. Elsevier, New York.

[96]Wu, M.K., Kontakiotis, E.G., Wesselink, P.R. (1998) Long-term seal provided by some root-end filling materials. *Journal of Endodontics* **24**(8), 557–560.

[97]Yasuda, Y., Kamaguchi, A., Saito, T. (2008) In vitro evaluation of the antimicrobial activity of a new resin based endodontic sealer against endodontic pathogens. *Journal of Oral Science* **50**(3), 309–313.

[98]Yazdi, P.M., Schou, S., Jensen, S.S., *et al*. (2007) Dentine-bonded resin composite (Retroplast) for root-end filling: a prospective clinical and radiographic study with a mean follow-up period of 8 years. *International Endodontics Journal* **40**(7), 493–503.

[99]Yoshimine, Y., Ono, M., Akamine, A. (2007) In vitro comparison of the biocompatibility of mineral trioxide aggregate, 4META/MMA-TBB resin, and intermediate restorative material as root-end-filling materials. *Journal of Endodontics* **33**(9), 1066–1069.

[100]Zhu, Q., Haglund, R., Safavi, K.E., *et al*. (2000) Adhesion of human osteoblasts on root-end filling materials. *Journal of Endodontics* **26**(7), 404–406.

第 10 章　硅酸钙基水门汀
Calcium Silicate‑Based Cements

Masoud Parirokh[1] 和 Mahmoud Torabinejad[2]

[1] Department of Endodontics, Kerman University of Medical Sciences School of Dentistry, Iran
[2] Department of Endodontics, Loma Linda University School of Dentistry, USA

Mineral Trioxide Aggregate: Properties and Clinical Applications, First Edition.
Edited by Mahmoud Torabinejad.
© 2014 John Wiley & Sons, Inc. Published 2014 by John Wiley & Sons, Inc.

引言

硅酸钙类水门汀（无机三氧化物聚合体类材料）是以钙和硅酸盐为主要成分的水门汀或根管封闭剂。由于MTA材料相关研究取得了优良结果，并且其具有良好的封闭性、生物相容性以及广泛应用于乳、恒牙盖髓术、根管倒充填术、穿孔修补术、根尖屏障术等临床治疗中。因此，研究人员着力于研发具有相似优良性能，且成本低、相对少于传统MTA现有缺陷的新型生物材料。（Parirokh & Torabinejad 2010a, b; Torabinejad & Parirokh 2010）。鉴于75%的MTA由Portland水门汀

（Portland Cement, PC）组成，因而目前所研究的新材料多以PC为基础材质（Parirokh & Torabinejad 2010a）。研究表明，新材料具有与MTA相似的成分并具有优于MTA的性能，如优良的可操作性、较短的凝固时间、避免牙齿变色以及较强的X线阻射性等。本章节主要探讨几种市面上销售的以钙和硅酸盐组成（主要成分为PC）的生物材料，此外，对以硅酸钙为主要成分的实验性材料配方也进行简要介绍。

Portland 水门汀（Portland Cement, PC）

价格昂贵是MTA的主要缺点之一（Parirokh & Torabinejad 2010b），而PC是一种价格低廉的材料且具有与MTA相似的化学性能，故有学者认为PC有望成为MTA的替代材料。

化学组成

PC与MTA含有相似的化学成分，除三氧化二铋外，还包含硅酸三钙和硅酸二钙，二者可通过水合作用产生水合硅酸钙凝胶和氢氧化钙（Calcium Hydroxide, CH）。与Ⅰ型PC相比，MTA缺乏钾、含有较少量的二铝酸钙以及未水合硫酸钙（Parirokh & Torabinejad 2010a）。

尽管PC与MTA有相似的化学成分，但这两种材料在固化膨胀、化学组成、表面化学成分、孔隙率、抗压程度、阻射性、钙离子释放能力以及颗粒大小等方面仍有诸多不同。有学者将不同剂量的三氧化二铋（阻射剂）加入PC中，研究发现，随着三氧化二铋的含量增加，材料的孔隙率、溶解度和降解度也随之增加。此外，PC和三氧化二铋中存在较多缝隙，从而使二者混合后的固化材料中裂纹的发生率增加（Parirokh & Torabinejad 2010a）。

尽管白色和灰色ProRoot MTA与PC的化学成分相似，但这两种ProRoot MTA的砷含量明显低于PC。此外，在这4种材料中，灰色PC中铅、铬、铜、锰、锌的含量最高（Chang et al. 2010）。在生理溶液（Hank's balanced solution: HBSS）和酸性环境中，PC释放微量元素的量高于其他硅酸钙类材料，如BioAggregate（BA）、Biodentine（BD）、硅酸三钙和Angelus MTA（AMTA）。与AMTA相比，PC具有更高的铬、铅、砷释放量（Camilleri et al. 2012）。尽管这几种材料的化学组成中砷含量无明显差异，但白色PC和AMTA在水中或人工合成体液中，砷的释放量均高于ProRoot MTA。与AMTA、ProRoot MTA相比，灰色PC化学成分中不仅具有高含量的铅、砷和铬，而且其在水中或人工合成体液中，这些元素的释放量也是最高的（Schembri et al. 2010）。不同厂家的白色PC砷含量各不相同，研究表明，某产商的白色PC（Irajazinho; Votorantim Cimentos, Rio Branco, SP, Brazil）中Ⅲ型砷的含量为（4.7±0.36）ppm，而另一产商的白色PC（Juntalider; Brasilatex Ltda, Diadema, SP, Brazil）中Ⅲ型砷的含量较低（De–Deus *et al*. 2009a）。

物理性能

以往研究认为MTA中的铁和锰可能导致治疗后牙齿变色（Asgary *et al*. 2005; Dammaschke *et al*. 2005; Parirokh & Torabinejad 2010b），而近来研究将MTA所致牙齿变色归因于材料组分中所含的铋（Krastl *et al*. 2013; Vallés *et al*. 2013）。与灰色ProRoot MTA相比，PC较少发生变色，但与白色ProRoot MTA相比则无明显差异。被血液污染的白色ProRoot MTA和PC将导致牙体变色，但二者之间无显著性差异（Lenherr *et al*. 2012）。

关于PC的溶解性能仍存在较多争议。早期研究报道，PC溶解度比MTA高（Parirokh & Torabinejad 2010a）；另有研究发现，AMTA溶解度高于改良PC（75% PC + 20%三氧化二铋 + 5%硫酸钙）（Vivan *et al*. 2010）。ISO 6876—2001标准中，白色ProRoot MTA比白色PC的溶解度高。当白色PC和白色ProRoot MTA放置于水或者HBSS中，两种材料与HBSS接触后均出现膨胀，而白色ProRoot MTA具有更显著的液体吸收能力；在HBSS中，白色PC释放的钙、铝、硅多于在水中的释放量（Camilleri 2011）。在蒸馏水或HBSS中，PC较AMTA具有更强的抗冲刷性（Formosa *et al*. 2013）。

评估材料的生物活性有以下几个标准，钙离子的释放量、导电性、氢氧化钙的产生量、水门汀与牙本质之间形成的界面以及合成组织液中在材料表面形成磷灰石晶体的能力（Parirokh *et al*. 2007; Asgary *et al*. 2009a; Parirokh *et al*. 2009; Parirokh & Torabinejad 2010a, 2010b）。PC在水合作用后，pH呈碱性并产生氢氧化钙（Camilleri 2008; Gonçalves *et al*. 2010; Massi *et al*. 2011; Formosa *et al.* 2012）。然而，另一项长期研究结果显示，PC材料在1年后氢氧化钙的产生量显著低于ProRoot MTA，且在这一年中，ProRoot MTA中结构成熟和水化机理也较PC明显（Chedella & Berzins 2010）。上述研究结果表明MTA较PC具有更高的生物活性（Formosa *et al.* 2012）。

白色PC的颗粒明显大于白色ProRoot MTA（Asgary *et al.* 2011b）；水合作用后，白色MTA中的晶体颗粒也小于白色PC（Asgary *et al.* 2004）。

白色和灰色的PC均不符合ANSI/ADA的第57条放射标准（Borges *et al.* 2011），根据ANSI/ADA 57—2000以及ISO 6876—2001标准，即根管封闭材料的阻射量应等同于3mm厚度铝，MTA符合而PC不符合该标准的阻射量。因此，研究人员拟通过加入不同的遮光剂以提升PC阻射性能（Camilleri 2010; Camilleri *et al.* 2011b; Cutajar *et al.* 2011; Formosa *et al.* 2012）。

已有较多学者对PC的生物活性进行研究。体外实验研究表明，白色PC可以使粘接剂–牙本质界面析出并形成中间层（Parirokh & Torabinejad 2010a）。PC在合成体液中，如HBSS、Dubecco磷酸盐缓冲液、磷酸缓冲盐溶液（phosphate-buffered saline, PBS），均有生物相容性（Formosa *et al.* 2012; Gandolfi *et al.* 2010; Reyes-Carmona *et al.* 2010）。白色与灰色PC均能释放钙离子，但在不同的生理性溶液中，磷灰石晶体所需的时间也不同（Gonçalves *et al.* 2010; Massi *et al.* 2011）。在PBS中，PC的粘接强度抵于AMTA和ProRootMTA（Gandolfi *et al.* 2010）。

通过理化性质的对比，MTA与PC的主要差异在于是否含有三氧化二铋，MTA中的铝酸钙和硫酸钙的水平以及溶解度和颗粒大小都小于PC（Reyes-Carmona *et al.* 2010）。

抗菌性能

关于PC和MTA抗菌活性的研究较少。研究表明，MTA和PC对多种细菌如粪肠球菌、藤黄微球菌、金黄色葡萄球菌、表皮葡萄球菌、铜绿假单胞菌具有抗菌性；对白色念珠菌具有抗真菌性；

另有学者认为PC和MTA对于另外一些种类的细菌没有抗菌活性（Parirokh & Torabinejad 2010a）。

封闭性能

PC和ProRoot MTA作为根尖充填材料时染色渗透性无差别（Rekab & Ayoubi 2010; Shahi *et al.* 2011）。当被用于穿孔修补术时，白色PC蛋白渗漏量低于白色和灰色的ProRoot MTA（Shahi *et al.* 2009）。

生物相容性

细胞培养研究

PC与MTA对细胞活性、增殖和迁移能力的影响说法不一，有学者认为PC与MTA无明显差异，其中，含15%三氧化二铋的PC（与白色AMTA相似）对小鼠成纤维细胞无遗传毒性或细胞毒性（Parirokh & Torabinejad 2010a）；另有研究表明，与对照组相比，早期在PC粉末中添加三氧化二铋会显著降低细胞活性（Zeferino *et al.* 2010）。而PC并不影响人牙髓细胞活性，也不促进人牙髓细胞中骨连接蛋白和牙本质涎磷蛋白mRNA的表达（Parirokh & Torabinejad 2010a; Min *et al.* 2007）。ProRoot MTA 和PC均可诱导牙周成纤维细胞表达胶原蛋白、纤维连接蛋白和转化生长因子（transforming growth factor, TGF）β1（Fayazi *et al.* 2011）。人骨髓间充质干细胞中，ProRoot MTA 较PC具有更强的促进细胞增殖和迁移能力（D'Antò *et al.* 2010）。尽管使用类似的材料，体外研究结果也不尽相同，可能与细胞种类、培养时间、材料处理方式、培养液更换的频率、MTA接触方式以及培养基中材料浓度的不一致有关（Torabinejad & Parirokh 2010）。

皮下植入实验

将覆盖PC的牙本质模块植入皮下，结果显示，PC可促进牙本质矿化；而在植入皮下30天以及60天后，PC的促矿化能力却低于AMTA（Dreger *et al.* 2012）。另有皮下植入研究表明，ProRoot

MTA较PC具有更好的生物相容性。皮下植入PC的生物学反应与AMTA相似，PC植入皮下7天后，炎症细胞逐渐减少，从而使炎症反应得以缓解（Shahi *et al.* 2010）；此外，Von Kossa染色发现皮下植入PC还可促进矿化结节形成（Viola *et al.* 2012）。

体内研究

动物实验研究显示，作为盖髓剂的白色ProRoot MTA和PC在盖髓区域的牙本质桥形成能力无显著差异，而与氢氧化钙相比，这两种材料在牙本质桥形成方面都具有明显的优势（Parirokh & Torabinejad 2010b; Al-Hezaimi *et al.* 2011a）。另有研究将Emdogain凝胶分别与白色ProRoot MTA和PC混合作为盖髓剂，结果显示，上述两种组合所形成的修复性牙本质厚度无显著性差异（Al-Hezaimi *et al.* 2011b）。

临床应用

AMTA和PC分别应用于临床上龋源性乳磨牙牙髓切断术，并行X线检查随访24个月。研究结果显示，两种材料运用于牙髓切断术均获得良好的临床疗效，但与灰色AMTA相比，PC治疗的牙齿更容易出现根管弥散性钙化（Sakai *et al.* 2009）。

局限性

1. 由于PC广泛生产于世界各地，很难对每个厂家的产品纯度进行有效评估（De-Deus *et al.* 2009a; Parirokh & Torabinejad 2010a）。因此，目前缺乏对PC组成成分的研究。

2. 与AMTA相比，PC含有较高的铬、铅和砷，且HBSS溶液中，有较高的酸溶性和浸出性（Camilleri *et al.* 2012）。与白色ProRoot MTA相比，PC含有高浓度，有毒重金属，如铜、锰和锶（Parirokh & Torabinejad 2010a）。值得关注的是，PC中的铅和砷会从材料中释放到周围组织中（Schembri *et al.* 2010）。此外，PC中铅、镉、铬、铜、锰、锌以及砷的含量均明显高于ProRootMTA（Parirokh & Torabiejad 2010a）。正是由于PC的高溶解性和释放有毒物质，其临床应用的安全性一直受到质疑。

3. PC的高溶解性可能造成临床使用后材料的降解，从而降低材料的封闭性能（Borges *et al.* 2010; Parirokh & Torabinejad 2010a）。

4. 临床应用于穿孔修补术和盖髓术的材料需具备足够的抗压强度。但与MTA相比，某些类型的PC抗压强度较低，可能将限制PC的临床应用（Parirokh & Torabinejad 2010a）。

5. 根管末端充填材料膨胀过大可能会导致牙隐裂，若将PC取代MTA作为根管末端充填材料，该材料的膨胀性能应成为另一关注的热点。然而，目前对PC膨胀性能鲜有研究（Parirokh & Torabinejad 2010a）。

6. 炎性条件下PC的碳化作用会降低材料的拉伸强度和弹性，MTA的临床应用，如穿孔修补术、盖髓术中，咀嚼力的作用可能使材料出现裂缝甚至变形（Parirokh & Torabinejad 2010a）。

7. MTA作为医用材料必须在强化监督下制作，以确保其成分和避免污染环境，并且需要经美国食品药品监督管理局（FDA）才能应用于人体（Parirokh & Torabinejad 2010a）。

8. PC临床应用1年后，与白色ProRoot MTA相比，水化产生较少氢氧化钙，可能会影响材料长期效能（Chedella & Berzins 2010）。

9. MTA类材料的生物矿化性能高于PC，这点对生物材料来说至关重要（Dreger *et al.* 2012）。

综上所述，尽管MTA与PC在理化性能上有诸多相似之处，但作为MTA的替代品仍有些许局限性。

Angelus MTA

Angelus MTA（MTA–Angelus, Angelus, Londrina, PR, Brazil）是巴西研发的材料，与ProRoot MTA

相似，分为白色和灰色两种（Asgary *et al.* 2005; Parirokh *et al.* 2005）。然而，大多数文章并未提及所使用AMTA的种类，因此本章节将其合并为AMTA。

化学组成

AMTA由80%PC和20%三氧化二铋组成，与灰色ProRoot MTA相比，灰色AMTA中三氧化二铋和磷酸镁的含量较低，而碳酸钙、硅酸钙和磷酸锌的含量较高。此外，AMTA中碳、氧和二氧化硅较灰色ProRoot MTA少，而钙含量较高；与灰色ProRoot MTA相反，AMTA化学组成中有铝而缺少铁。灰色ProRoot MTA的晶体结构中所含三氧化二铋高于灰色AMTA。基于现有数据，AMTA与灰色ProRoot MTA化学组成成分不尽相同（Parirokh & Torabinejad 2010a）。另外，AMTA中氧化铝的含量高于白色ProRoot MTA两倍（Asgary *et al.* 2009b）。

De–Deus等研究发现灰色ProRoot MTA和灰色AMAT中砷含量均低于ISO标准（<2 mg/kg–ISO 9917–1/2007），而白色ProRoot MTA和白色AMTA中砷含量高于许可量，其中白色ProRoot MTA砷含量为（3.3±0.46）ppm，白色AMTA砷含量为（6.5±0.56）ppm（De–Deus *et al.* 2009a）。白色ProRoot MTA和AMTA中，酸溶砷的水平均高于ISO 9917–1/2007标准。AMTA、白色ProRoot MTA和白色PC所含金属离子数相似。在合成体液中，AMTA的铬释放量明显少于ProRoot MTA；而当样品置于水或合成体液中，AMTA的砷释放量却明显高于白色ProRoot MTA（Schembri *et al.* 2010）。MTA成分中砷和微量元素的变化导致ISO9917–1/2007的多样性（Monteiro Bramante *et al.* 2008; Parirokh & Torabinejad 2010a; Schembri *et al.* 2010; Camilleri *et al.* 2012）。不同类型MTA中酸溶性元素的检测方法不同，这可能是由于不同类型MTA中砷和其他微量元素含量不同。尽管酸性环境中砷的释放量高于ISO 9917–1/2007标准，但Camilleri等仍认为AMTA是一种安全的牙科材料（Schembri *et al.* 2010; Camilleri *et al.* 2012）。

物理性能

AMTA的一些物理性质如凝固时间、颗粒大小等与ProRoot MTA不同，但是它们却有相似的pH和钙离子释放能力（Parirokh & Torabinejad 2010a）。

无论是在病例报道、临床试验还是体外研究中，白色或灰色AMTA均会造成牙齿变色（Bortoluzzi *et al.* 2007; Moore *et al.* 2011; Ioannidis *et al.* 2013）。Velles等学者将MTA所致牙体变色归因于阳光照射下金属铋的形成（Velles *et al.* 2013）。为此，有学者对白色和灰色AMTA对牙齿变色的影响进行研究，结果显示，这两种AMTA均可降低牙齿亮度、红度和黄度。其中，灰色AMTA较白色更容易发生牙体变色，灰色AMTA在使用1个月后即可观察到颜色发生改变，而通过肉眼观察到白色AMTA变色则需在3个月以后（Ioannidis *et al.* 2013）。近来有学者通过体外研究发现，在使用灰色或白色AMTA前先涂布牙本质粘接剂以封闭牙本质小管，可降低未来牙齿变色的概率（Akbari *et al.* 2012）。

白色和灰色AMTA调拌后的pH均呈碱性，其中，灰色AMTA的高碱性可维持168小时；两种材料调拌后72小时内，灰色AMTA钙离子释放量高于白色AMTA（de Vasconcelos *et al.* 2009）。与PC相比，白色AMTA具有碱性pH、较低钙离子释放量以及较短的凝固时间（Massi *et al.* 2011; Hungaro Duarte *et al.* 2012）。AMTA溶解度符合ASNI/ADA 57–2000规定的标准（Borges *et al.* 2012），却没达到ISO 6876–2001标准（Parirokh & Torabinejad 2010a）。

AMTA材料的硬度受调拌方式影响，白色和灰色AMTA以超声震动方式调拌，4天后这两种材料的平均微硬度最强。使用银汞调拌机调拌白色AMTA和超声波震动方式调拌灰色AMTA，两种材料的微硬度均在28天后达到最高（Nekoofar *et al.* 2010）。灰色AMTA调和后400分钟，温度并无明显升高。灰色AMTA的孔隙率为28%，而孔的直径为2.5μm。灰色AMTA调拌后15天抗压强度约为34MPa（Oliveira *et al.* 2010）。

AMTA的位移阻力高于PC（Reyes-Carmona *et al.* 2010）。在一项长期研究中，使用AMTA充填根尖尚未发育完全的牙齿，随访1年后，其抗折性能明显高于使用氢氧化钙充填的牙齿；而灰色AMTA与ProRoot MTA对牙齿抗折性能的影响无明显差异（Tuna *et al.* 2011）。

AMTA生产商的数据显示，材料中缺乏无水硫酸钙，使其凝固时间缩短至10分钟。研究发现，AMTA的凝固时间（4.28±0.49分钟）低于白色和灰色ProRoot MTA（Parirokh & Torabinejad 2010a）。

不同种类MTA的阻射性研究结果显示，白色和灰色AMTA的阻射性均低于ProRoot MTA；而AMTA所含异种微粒（dissimilar particles）数量高于ProRoot MTA（Parirokh & Torabinejad 2010a）。

抗菌性能

AMTA具备抗菌和抗真菌性能（Parirokh & Torabinejad 2010a）。AMTA与ProRoot MTA具有相似的抗真菌性，尽管这两种材料在1小时内无法杀灭白色念珠菌，但在24小时和48小时内均呈现较高抗真菌能力（Kangarlou et al. 2012）。

封闭性能

AMTA具有良好的封闭性能和边缘密合性（Torabinejad & Parirokh 2010）。

生物相容性

细胞培养研究

鼠原代成纤维细胞、鼠成纤维细胞系L929、成纤维细胞系3T3，成牙本质样细胞以及人皮肤成纤维细胞中，白色AMTA几乎没有遗传毒性和细胞毒性（Gomes-Filho et al. 2009c; Lessa et al. 2010; Zeferino et al. 2010; Damas et al. 2011; Hirschman et al. 2012; Silva et al. 2012）。在鼠成纤维细胞系L929中，与对照组相比，AMTA对细胞活性和IL-6的释放无明显影响，却可促进IL-1β的释放（Gomes-Filho et al. 2009c）。在人牙周膜成纤维细胞的研究中，ProRoot MTA较AMTA具有更好的生物相容性（Samara *et al.* 2011）。AMTA对金属基质蛋白酶2具有明胶酶活性（Silva *et al.* 2012）。白色ProRoot MTA和AMTA分别处理人皮肤成纤维细胞，处理组的细胞存活率均不小于91.8%（Damas *et al.* 2011）。

灰色AMTA可通过降低CC5、IL–1α和IFN–γ而起抑炎作用（Parirokh & Torabinejad 2010a）。AMTA可促进免疫细胞释放TGF–β1、IL–1β、MIP–2以及白三烯–B4等炎性因子（Torabinejad & Parirokh 2010）。

皮下植入研究

AMTA皮下移植后7天呈现轻度炎症反应，而30天、60天的检测结果显示，炎症细胞数量减少，和对照组结果近似；在AMTA植入30天后，研究发现矿化结节形成并与植入材料紧密相连（Gomes–Filho *et al.* 2009a, b, 2012; Viola *et al.* 2012）。另研究证实，AMTA的生物矿化能力明显高于PC（Dreger *et al.* 2012）。

骨内植入研究

将AMTA植入大鼠牙槽窝内，检测结果显示，牙槽窝组织中有轻微的炎症反应和营养不良性钙化，因此该学者认为AMTA对大鼠牙槽窝具有较高的耐受性（Comes–Filho *et al.* 2010, 2011）。

体内研究

动物实验研究表明，AMTA作为盖髓剂和根管充填材料有较好的效果（Parirokh & Torabinejad 2010b）。使用AMTA行大鼠上颌磨牙穿孔修补术，术后60天，牙周膜宽度以及破骨细胞数量明显减少（da Silva *et al.* 2011）。有学者认为AMTA对根尖周组织而言是最具生物相容性的材料，但研究结果显示，AMTA、super EBA以及IRM作为狗牙齿根管末端充填材料，其对根周组织的影响并无明显差异（Wälivaara *et al.* 2012）。另一研究，在拔出大鼠牙齿并干燥后，用白色AMTA或氢氧化钙行根管充填，再植入牙槽窝内，术后80天比较二者对根周组织的影响；结果显示，尽管两种材料对根周组织影响无显著性差异，但AMTA材料仍较氢氧化钙促进更多的新骨沉积以及诱导较低水平的炎症反应（Marão *et al.* 2012）。

临床应用

AMTA已成功应用于盖髓术、根管末端充填、根折牙齿的根管充填；修补牙体吸收陷窝、髓腔及根管穿孔；并可与三联糊剂联合运用于牙髓再生术（Kvinnsland *et al.* 2010; Parirokh & Torabinejad 2010b; Yilmaz *et al.* 2010; dos Santos *et al.* 2011; Shetty & Xavier 2011; Lenzi & Trope 2012; Vier-Pelisser *et al.* 2012; Carvalho *et al.* 2013）。AMTA作为无龋露髓患牙的盖髓剂时，有较好的牙髓反应（Parirokh & Torabinejad 2010b; Zarrabi *et al.* 2010）。

有学者收集22颗上颌切牙，随机选用白色AMTA或ProRoot MTA作为根管末端充填材料用于根尖屏障术，平均随访23.4个月，结果显示，两组间的疗效及预后无显著性差异。但在5颗出现牙冠变色的患牙中，有4颗是用AMTA治疗的（Moore *et al.* 2011）。

综上所述，尽管有较多研究报道AMTA在临床应用中有较好的疗效，但仍缺乏循证医学研究指导临床医生选用MTA进行临床治疗。

生物聚合体（**Bioaggregate, BA**）

BioAggregate （BA）也被称为DiaRoot （DiaDent）。 BioAggregate（Innovative Bioceramix, Vancouver, BC, Canada）是一种穿孔修补、根管充填以及盖髓材料（De-Deus *et al.* 2009b; Hashem & Wanees Amin 2012）。

化学组成

BA由纳米颗粒、不含铝的粉末和去离子水混合组成的生物陶瓷材料，其中包含SiO_2（13.70%）、P_2O_5（3.92%）、CaO（63.50%）和作为阻射剂的Ta_2O_5（17%）（Camilleri *et al.* 2012）。与ProRoot MTA相似，BA中含有氢氧化钙；BA中铬含量与PC相近（Park *et al.* 2010; Grech *et al.* 2013）。BA中的酸溶砷含量和铅含量均符合ISO 9917‑1/2007标准，而BA可释放的微量元素却微乎其微（Camilleri *et al.* 2012）。

物理性能

BA固化后的pH呈碱性（Zhang *et al.* 2009a; Grech *et al.* 2013）。将BA和白色ProRoot MTA放置于PBS溶液，2个月后可观察到磷灰石晶体的形成并表现出良好的生物活性（Shokouhinejad *et al.* 2012a; Grech *et al.* 2013）。在PBS溶液中，BA的位移阻力明显少于AMTA。当材料暴露于酸性环境4天后，BA的粘接强度几乎不受影响，而AMTA的位移阻力却明显降低。令人惊讶的是，将材料置于酸性PBS溶液中30天，AMTA的粘接强度却高于BA（Hashem & Wanees Amin 2012）。在发育不全的牙齿使用BA行根管充填1年后，抗折性能明显优于使用氢氧化钙充填的牙齿，但AMTA、ProRoot MTA与BA这几种材料对牙齿抗折性的影响无明显差异（Tuna *et al.* 2011）。

抗菌性能

ProRoot MTA 和BA都可以杀灭粪肠球菌，且固化后杀菌能力均有明显升高。有学者提出，在BA中加入牙本质碎屑可提高其抗菌活性（Zhang *et al.* 2009a）。

封闭性能

与白色ProRoot MTA相比，BA的染料渗透率较低（El Sayed & Saeed 2012），而两种材料的葡萄糖渗透率近似（Leal *et al.* 2011）。

生物相容性

细胞培养研究

在牙周膜成纤维细胞中，ProRoot MTA 和BA均诱导细胞分化，促进碱性磷酸盐和Ⅰ型胶原蛋白基因表达（Yan *et al.* 2010）；另一研究认为，这两种材料对成骨细胞均无细胞毒性，而BA促进Ⅰ型胶原蛋白、骨钙素和骨桥蛋白基因表达水平高于ProRoot MTA（Yuan *et al.* 2010）。在人骨髓来源的单核细胞中，BA与ProRoot MTA对细胞活性的影响无显著性差异（De-Deus *et al.* 2009b）。

综上所述，BA颗粒大小适中，具有良好生物活性及抗菌能力，且无细胞毒性。但截止到目前，关于BA的研究多局限于实验室研究，需要更多的体内实验和循证医学研究以指导其在临床中的有效应用。

Biodentine（BD）

Biodentine（Septodont, Saint-Maur-des-Fosse's Cedex, France）是一种粉剂/液剂混合材料。

化学组成

BD粉剂主要由SiO_2（16.90%）、CaO（62.90%）以及ZrO_2（5.47%）组成，液剂由Na（15.8%）、Mg（5%）、Cl（34.7）、Ca（23.6%）以及H_2O（20.9%）组成（Camilleri et al. 2012）。BD水合作用有利于钙硅酸盐和氢氧化钙释放（Grech et al. in press）。

研究显示，在酸性环境中，与AMTA、PC、BA、硅酸三钙相比，BC中的铅浸出量最高。在相同环境中，BD与PC、BA砷的释放量近似，而铬的释放量较低。尽管BD的铅含量很高，不少学者仍然认为BD是一种安全的牙科材料（Camilleri et al. 2012）。

物理性能

BD的pH呈碱性，其生物活性是通过在HBSS溶液中释放钙离子而呈现的（Grech et al. 2013）。BD作为根管充填材料时，根管内钙和硅酸盐的沉积明显高于空白对照组和白色ProRoot MTA组（Han & Okiji 2011）。BD会降低牙本质的挠曲强度（Sawyer et al. 2012）；与牙本质长期接触后将造成胶原基质的降解（Leiendecker et al. 2012）。

生物相容性和临床应用

体外研究结果显示，BD、白色 ProRoot MTA和氢氧化钙作为盖髓剂可促进牙髓组织分泌TGF-β1；此外，BD盖髓处可观察到早期修复性牙本质的形成（Laurent et al. 2012）。

与BA相似，目前关于BD的研究局限于体外研究，要证实BD在临床中的有效性仍需更多的体内实验研究。

iRoot

iRoot（Innovative BioCeramix Inc., Vancouver, Canada）有3种剂型：iRoot SP、iRoot BP以及iRoot BP Plus。iRoot均可用于根管充填，其中，iRoot BP和iRoot BP Plus可用于根管修补，iRoot SP为根管封闭剂。iRoot SP为可注射的白色膏状物，具有随用随取、溶解性低、高阻射性等优点，需要在潮湿的环境中才能固化。

化学组成

iRoot SP与WMTA化学成分相似，是一种不含铝的硅酸钙类根管封闭剂；使用iRoot SP作为根管封闭剂时，应保持根管湿润，有助于材料固化（Nagas et al. 2012）。

物理性能

iRoot用于根管充填时，可单独或与牙胶联合使用（Nagas et al. 2012）。iRoot SP与牙本质粘接性能优于MTA（Sağsen et al. 2011; Nagas et al. 2012）。iRoot与牙本质形成良好的粘接得益于其颗粒小、黏度高以及固化时体积收缩较小。iRoot SP与牙胶联合用于根管充填时，iRoot SP所具颗粒小、黏度高的特点，使其能顺利流入牙本质小管以及根管系统中的其他解剖结构（Shokouhinejad et al. 2013）。有学者提出，不同湿润环境会对iRoot SP与牙本质粘接强度产生影响，微湿润的环境中，iRoot SP与牙本质之间的粘接强度最高（Nagas et al. 2012）。根管充填前使用氢氧化钙作为根管消毒材料，可提高根管封闭剂iRoot SP与根管壁牙本质的粘接强度（Amin et al. 2012）。开放性根尖孔患牙使用iRoot SP和牙胶根管充填，可提高牙齿的抗折性（Ulusoy et al. 2011）。研究发现，iRoot SP在固化后7天呈碱性，可杀灭粪肠球菌（Zhang et al. 2009b）。

iRoot BP是一种注射状白色膏状物，可直接用于根管充填和修补。iRoot BP 和 iRoot BP Plus具有不溶解、X线阻射性、固化不收缩、湿润的条件下可固化等优点。最新研究指出，iRoot SP易溶解且未达到ANSI/ADA 57–2000标准（Borges *et al.* 2012）。iRoot BP和iRoot BP Plus是一种预混剂商品的不同剂型，iRoot BP为注射糊剂，iRoot BP Plus为膏体。

生物相容性

近期研究表明，使用iRoot BP Plus培养的人成骨细胞存活力低于白色ProRoot MTA（De-Deus *et al.* 2012）；在L929细胞系中，iRoot SP的细胞毒性高于ProRoot MTA，而这两种材料的提取物均是无毒的（Zhang *et al.* 2010）。

研究证明，iRoot BP Plus培养后的人成骨细胞生存能力较白ProRoot差。L929细胞研究显示iRoot BP Plus比ProRoot MTA毒性较高在扩散实验中，其提取物都是无毒的。

最近，生产商开发iRoot FS作为下一代的根管充填和修复材料，其具有快速凝固性能，且具有无铝硅酸钙类生物材料的不溶于水、X线阻射性、固化时不收缩、湿润环境下固化等特性。

综上所述，iRoot是一种具有抗菌性、生物活性、碱性以及高毒性材料，但目前尚未对其在临床应用中的疗效进行深入研究。

Calcium Enriched Mixture（CEM）水门汀

CEM是一种粉剂/液剂混合材料

化学组成

CEM由CaO（51.81%）、SiO_2（6.28%）、Al_2O_3（0.95%）、MgO（0.23%）、SO_3（9.48%）、P_2O_5（8.52%）、Na_2O（0.35%）、Cl（0.18%）以及H&C（22.2%）组成（Asgary *et al.* 2008c）。其中，石灰是CEM的主要成分。除了一些微量元素外，CEM其他的成分浓度不同于ProRoot MTA、AMTA以及PC（Asgary *et al.* 2009b）。

物理性能

CEM与白色 ProRoot MTA的pH、操作时间和收缩比例相近，而凝固时间、材料厚度以及流动性等方面有明显差异（Asgary *et al.* 2008c）。CEM的pH呈碱性，释放钙的方式与白色ProRoot MTA相似（Asgary *et al.* 2008c; Amini Ghazvini *et al.* 2009）。CEM混合后1小时，所释放磷酸盐水平高于PC和白色 ProRoot MTA（Amini Ghazvini *et al.* 2009）。CEM的X线显影密度低于 ProRoot MTA和AMTA且未达到ANSI/ADA 57–2000和 ISO 6876/2001标准，即根管内封闭材料的X线显影密度需要达到3mm铝片（Torabzadeh *et al.* 2012）。CEM的颗粒大小为0.5～30μm（Soheilipour *et al.* 2009）。CEM中0.5～2.5μm的粒径百分比明显高于白色ProRoot MTA和PC（Asgary *et al.* 2011b）。分别使用氢氧化钙、ProRoot MTA和CEM处理牛牙本质块30天后，研究结果显示，所有处理组中牙本质挠曲强度均高于对照组，且各组材料之间牙本质挠曲强度无显著性差异（Sahebi *et al.* 2012）。即便是酸蚀，也不会改善CEM、ProRoot MTA与树脂材料之间的抗剪切强度。因此，有学者认为，对于使用CEM或MTA盖髓的活髓治疗牙齿采用复合树脂修复前，可先覆盖一层树脂改良型玻璃离子（Oskoee *et al.* 2011）。采用白色MTA或CEM充填开放性根尖孔，术后6个月，研究结果显示两种材料均可提高牙齿的抗折性且无明显差异（Milani *et al.* 2012）。CEM与白色ProRoot MTA作为根尖充填材料时，两者粘接强度相近；在根端倒预备时，使用超声技术而不是Er–Cr: YSGG激光，可提高这两种材料的抗位移性能（Shokouhinejad *et al.* 2012b）。

为探讨CEM是否具有生物活性，有学者将CEM置于PBS溶液中，1周后即可检测到与标准羟基磷灰石相似的晶体结构，从而证实了CEM的生物活性（Asgary *et al.* 2009a）。

抗菌性能

CEM、灰色和白色 ProRoot MTA、PC以及氢氧化钙对于粪肠球菌、大肠埃希菌、金黄色葡萄球菌的抗菌性研究结果显示，白色和灰色的ProRoot MTA与PC相比，氢氧化钙和CEM 具有更高的抗菌性能（Asgary *et al.* 2007; Asgary & Kamrani 2008）。另有学者将白色念珠菌与白色ProRoot MTA、CEM分别共培养24小时、48小时，结果显示，ProRoot MTA与CEM有相似的杀灭真菌性能（Kangarlou *et al.* 2009）。

封闭性能

作为根端充填材料，CEM与白色ProRoot MTA、 AMTA渗透性无明显差异，但这些材料的染料渗透率明显低于IRM（Asgary *et al.* 2006a, 2008a）。另有学者以CEM作为根端充填材料行根管倒充填术后，将牙齿放置于不同的溶液中浸泡，结果显示，牙齿置于PBS溶液中的渗漏量明显低于蒸馏水中（Ghorbani *et al.* 2009）。细菌渗透研究显示，白色 ProRoot MTA和CEM中细菌的渗漏在70天内无明显差异（Kazem *et al.* 2010）。在血液和唾液污染的条件下，使用ProRoot MTA、CEM作为根尖充填材料，与干燥的条件相比，不同条件对材料发生染料渗漏程度的影响。研究结果显示，除了唾液污染外，这两种材料染料渗漏量无明显差异；唾液污染环境下，CEM染料渗透量低于ProRoot MTA（Hasheminia *et al.* 2010）。流体过滤研究表明，在使用CEM作为根尖充填材料用于根尖屏障前，以氢氧化钙作为根管消毒药物，对CEM的短期或长期疗效无显著性影响（Bidar *et al.* 2011）。另外，与银汞合金和复合树脂相比，MTA和CEM作为根尖屏障材料的微渗漏较低（Yavari *et al.* 2012）。

生物相容性

细胞培养研究

在小鼠成纤维细胞系L929细胞中，CEM和ProRoot MTA对细胞活力与对照组相比无显著性差异（Ghoddusi *et al.* 2008）；在另一项研究中，MTA组细胞存活率高于CEM组，而MTA和CEM组与IRM组相比具有更低的细胞毒性（Mozayeni *et al.* 2012）。在神经细胞中，CEM和白色ProRoot MTA均可抑制神经细胞兴奋和神经细胞放电频率（Abbasipour *et al.* 2012）。另一项研究则通过扫描电镜观察人牙龈成纤维细胞在CEM和白色ProRoot MTA上的细胞形态以及黏附情况，结果显示，两种材料之间无明显差异（Asgary *et al.* 2012）。

皮试和皮下移植

将CEM、白色ProRoot MTA分别植入皮下，CEM所致的皮肤炎症反应程度低于ProRoot MTA（Tabarsi *et al.* 2012）；另一项研究发现，CEM皮下移植后并不会导致组织坏死，但是，这些材料均可诱导钙化结节的产生。因此，研究者认为CEM具有良好的生物相容性（Parirokh *et al.* 2011）。

骨内植入实验

CEM和ProRoot MTA植入骨内8周，研究结果显示，这两种材料在炎症反应及新骨形成中没有明显差异（Rahimi *et al.* 2012）。

体内实验

ProRoot MTA 和 CEM可用于盖髓术和牙髓切断术，这两种材料的钙化桥形成能力优于Dycal（Asgary *et al.* 2006b, 2008b; Tabarsi *et al.* 2010）。

当CEM和ProRoot MTA被用作穿孔修补材料时，会产生轻微的炎症反应以及在穿孔部位形成硬组织，经过3个月的观察，这两种材料对组织的影响没有明显差异（Samiee *et al.* 2010）。

另外，白色ProRoot MTA和CEM分别作为狗牙的根尖充填材料时，结果显示，这两种材料对牙骨质沉积的影响无明显差异（Asgary *et al.* 2010）。

临床研究

在临床上，CEM已成功应用于髓底穿孔修补、牙根内外吸收的缺损修补、根尖孔未发育完成的活髓治疗、在开放性根尖孔的死髓牙血运重建术中覆盖血凝块、再植牙或移植牙根尖充填等治疗（Asgary 2009, 2010, 2011; Nosrat & Asgary 2010a, b; Asgary et al. 2011a; Nosrat et al. 2011b; Asgary & Ahmadyar 2012; Asgary & Eghbal 2012）。使用CEM治疗13颗根尖孔发育未完成或牙髓坏死患牙后，进行平均14.5个月的随访结果证明，CEM可作为良好的根尖封闭材料（Nosrat et al. 2011a）。经8周临床随访活髓治疗牙齿，AMTA和CEM作为盖髓剂时，诱导形成钙化桥的能力相似（Zarrabi et al. 2010）。对纤连蛋白和细胞黏合素进行免疫组化染色，结果显示，AMTA和CEM作为盖髓剂对纤连蛋白和细胞整合素的表达无明显差异（Zarrabi et al. 2011）。CEM和 ProRoot MTA用于乳磨牙直接盖髓术，通过6个月的临床及X线观察，这两种材料都具有较好的临床疗效且无显著性差异（Fallahinejad Ghajari et al. 2010）。另一项研究认为，这两种材料还可用于乳磨牙的牙髓切断术，术后随访24个月，发现这两种材料在临床及X线结果没有明显差异（Malekafzali Ardekani et al. 2011）。也有病例报道CEM用作恒牙的盖髓术后，叩诊检查患牙，发现有轻微不适（Nosrat et al. 2012）。另外，有临床病例报道，因龋病导致磨牙根尖孔未发育完成，进行活髓切断术后使用CEM封闭，12个月后随访，临床及影像学检查结果均证明活髓保存治疗成功（Nosrat & Asgary 2010b）。也有病例报道，对因龋露髓的恒磨牙进行活髓切断，使用CEM作为盖髓材料，并平均随访15.8个月，临床和影像学检查结果显示，12颗牙中有11颗牙治疗成功（Asgary & Ehsani 2009）。此外，有学者分别使用CEM和白色ProRoot MTA作为盖髓材料对由于龋坏导致根尖孔未发育完成的磨牙行活髓切断术，12个月随访的临床及影像学检查均提示两种材料的治疗效果无明显差异（Nosrat et al. 2013）。

对不可复性牙髓炎患者采用一次性根管治疗或使用CEM做牙髓切断术，结果显示，牙髓切断术后1周，患牙疼痛明显降低（Asgary & Eghbal 2010）。同样对于不可复性牙髓炎患者，用CEM和ProRoot MTA作为盖髓剂应用于活髓切断术，12个月的临床及X线观察显示，这两者材料的临床疗效没有差异且患牙疼痛也无明显差异（Asgary & Eghbal 2013）。多中心临床试验对比采用CEM行活髓切断术或一次性根管治疗用于治疗不可复性牙髓炎的临床疗效以及影像学结果，结果显示，活髓切断术与一次性根管治疗相比具有更好的影像学结果（Asgary *et al.* 2013）。

综上所述，CEM是一种碱性材料，颗粒较小，没有细胞毒性，抗菌性及生物活性也较好，然而，许多关于CEM的研究仅关注与其在活髓治疗的作用上，除了活髓治疗外，其他临床应用的研究仅局限于几例病例报道。CEM用于除活髓治疗以外的临床治疗仍有待进一步研究。

MTA Fillapex

MTA Fillapex（Angelus Industria de Produtos Odontologicos S/A, Londrina, Brazil）是一种含有硅酸盐颗粒的MTA类树脂根管封闭剂（Nagas *et al.* 2012）。

化学组成

MTA Fillapex是由天然树脂、水杨酸树脂、稀释树脂、三氧化二铋、纳米二氧化硅、MTA和颜料所组成（Bin *et al.* 2012）。

物理性能

材料溶解度检测实验结果显示，MTA Fillapex 并不符合 ANSI/ADA 57-2000标准；与AMTA 和 AH Plus相比，MTA Fillapex 有较高的溶解性。MTA Fillapex在溶解过程中释放钙离子，溶解度检测后，可在材料表面观察到钙和碳发生形态学改变（Borges *et al.* 2012）。关于MTA Fillapex与牙本质的粘接强度的研究有不同的观点，有学者认为MTA Fillapex与牙本质的粘接强度低于Epiphany（Nagas *et al.* 2012）；另有学者研究发现MTA Fillapex粘接强度低于AH-Plus以及iRoot SP（Sağsen *et al.* 2011; Nagas *et al.* 2012），然而也研究表明MTA Fillapex与AH Plus的粘接强度无明显差异

（Assmann *et al.* 2012）。MTA Fillapex 的抗移动性明显低于 Endo-CPM（Assmann *et al.* 2012）。MTA Fillapex固化前后的pH均呈碱性（Morgental *et al.* 2011; Silva *et al.* 2013）。

有学者探讨不同根管封闭剂，如MTA Fillapex、iRoot SP、AH Plus与牙胶进行根管充填后对牙齿抗折性能的影响，结果显示，所有使用根管封闭剂与牙胶行根管充填的牙齿抗折性能都高于未充填根管，且两两之间抗折性能无明显差异（Sağsen *et al.* 2012）。而另有研究表明，使用MTA Fillapex与牙胶充填开放性根尖孔患牙的根管，该患牙的抗折性能低于采用AH Plus作为根管封闭剂的牙齿（Tanalp *et al.* 2012）。

当使用MTA Fillapex和iRoot SP作为根管封闭剂时，根管内需保持湿润的环境（Nagas *et al.* 2012）。在使用MTA Fillapex根充之前，在根管内放置氢氧化钙并不能提高该材料与牙本质的粘接强度。根管封闭剂与牙本质的粘接强度在临床上至关重要，因为其可在牙齿发生形变或桩道制备时防止材料错位。因此，在一次性根管治疗中使用MTA Fillapex或iRoot SP作为根管封闭剂时，当采用单尖法充填根管时，两种材料之间的牙本质粘接强度相近，但两种材料的粘接强度均低于AH Plus（Amin *et al.* 2012）。MTA Fillapex的流动应力为（31.09 ± 0.67）mm，高于ISO 6876/2001中规定材料流动应力不能低于20 mm的标准。有研究表明MTA Fillapex的流动性明显高于AH Plus。MTA Fillapex的X线显影密度等于7.06 mm铝片，同样高于ISO 6876/2001所规定根管封闭剂显影的标准（Silva *et al.* 2013）。

抗菌性能

MTA Fillapex固化前有抗粪肠球菌的能力，而固化后对粪肠球菌没有抗菌能力（Morgental *et al.* 2011）。

生物相容性

细胞培养研究

MTA Fillapex是一种具有生物相容性的材料，可增加人成骨样细胞中的碱性磷酸酶活性和钙离子沉积。然而，MTA Fillapex在细胞中的作用研究较少。在人成骨样细胞中，加入MTA Fillapex并培养细胞7天后，研究发现该材料的细胞毒性较低；且Epiphany SE、Endofill根管封闭剂固化后材料的细胞毒性均高于MTA Fillapex（Salles *et al*. 2012）。而在仓鼠成纤维细胞、原代人成骨细胞以及BALB/c3T3细胞系中，MTA Fillapex均呈现较高的细胞毒性以及遗传毒性（Bin *et al*. 2012; Scelza *et al*. 2012; Silva *et al*. 2013）。根据ISO 10993–5中对根管封闭剂的要求，MTA Fillapex在BALB/c3T3细胞系培养4周后仍存在细胞毒性（Silva *et al*. 2013）。

皮下植入实验

MTA Fillapex即使在植入皮下90天后，周围组织仍有严重的炎症反应。在另一项研究中，尽管MTA Fillapex和Grossman根管封闭剂均造成相似严重的炎症反应，在不同间隔时间检查均证实两种材料都存在细胞毒性；但在植入皮下90天时，Grossman所致的炎症反应程度却低于MTA Fillapex（Zmener *et al*. 2012）。尽管MTA Fillapex含有MTA组分，但其与AH Plus、Endofill相比对炎症反应的控制没有明显优势（Tavares *et al*. 2013）。但在另一项研究中，MTA Fillapex植入皮下15天后，所出现的轻微组织反应与AMTA相似；通过Von Kossa染色发现MTA Fillapex植入周围组织有矿化结节（Gomes–Filho *et al*. 2012）。

综上所述，MTA Fillapex是一种具有高可溶性、碱性、生物活性的根管封闭材料，但其生物相容性仍受质疑。另外缺乏MTA Fillapex体内研究以证实材料的有效性。

Endo–CPM

Endo–CPM封闭剂（EGEO SRL, Buenos Aires, Argentina）是2004年在阿根廷研发的一种MTA类根管封闭剂（Parirokh & Torabinejad 2010a）。

化学组成

Endo-CPM封闭剂由MTA、氯化钙、碳酸钙、3-三羟酸钠、海藻酸丙二醇酯和丙二醇组成。

物理性质

在Endo-CPM中加入碳酸钙是为了降低材料固化后的pH（Gomes-Filho *et al.* 2009c）。体外研究证实Endo-CPM具有钙离子释放能力（de Vasconcelos *et al.* 2009; TanomaruFilho *et al.* 2009）。Endo-CPM呈碱性且其牙本质粘接强度高于MTA Fillapex和AH Plus（Assmann *et al.* 2012）。

抗菌性能

Endo-CPM的抗菌活性与白色ProRoot MTA、白色AMTA相似（Parirokh & Torabinejad 2010a）；而对粪肠球菌无抗菌活性（Morgental *et al.* 2011）。

封闭性能

对Endo-CPM和含有氢氧化钙的环氧树脂封闭剂（MBPc）渗透性进行研究，结果显示，MBPc染料渗透量高于Endo-CPM，而在扫描电镜下观察这两种材料用于根尖屏障的边缘封闭性与AMTA无明显差异（Orosco *et al.* 2008, 2010）。

生物相容性

细胞学研究

在小鼠成纤维细胞中，Endo-CPM可诱导细胞释放IL-6且不抑制细胞活性（Gomes-Filho *et al.* 2009c）。

皮下植入实验

与MTA相似，皮下植入Endo-CPM可诱导轻至中度炎症反应且30天后出现矿化反应（Gomes-Filho *et al.* 2009a; Scarparo *et al.* 2010）。

体内实验

大鼠中，白色AMTA和Endo-CPM作为穿孔的修补材料，都具有良好的生物相容性（da Silva *et al.* 2011）。

综上所述，Endo-CPM是一种具有抗菌活性的碱性生物材料，该材料的优良性能仅局限于实验室研究和体外实验研究，缺乏对这种材料相关临床应用的体内研究。

Cimento Endodontico Rapido （CER）

CER是Cimento Endodontico Rapido的缩写，是一种快速根管粘接剂。

化学组成

CER是由PC、水、硫酸钡和乳化剂（可提高材料的操作性能）组成的一种凝胶状材料（Santos *et al.* 2005），又被称为MTA-exp（de Vasconcelos *et al.* 2009）。

物理性能

Santos等认为CER混合24小时后的钙离子释放能力和电传导能力明显高于AMTA（Santos *et al.* 2005）。另有研究对CER和灰色AMTA的钙离子释放能力进行探讨，研究发现不同研究阶段的结果各不相同，固化24小时后为灰色AMTA的钙离子释放能力较强，而168小时后这两种材料的钙离子释放能力无明显差异（de Vasconcelos *et al.* 2009）。与AMTA相似，CER的pH随着储存时间延长而发生改变，即起初pH呈酸性，24小时后呈碱性，360小时后又变为中性（Santos *et al.* 2005）。CER的固化时间为7分钟，明显低于AMTA；而两种材料的热膨胀系数无明显差异（Santos *et al.* 2008）。

生物相容性

皮下植入实验

CER植入皮下7天，周围组织有轻度炎症反应，而随着时间延长至30天或60天，其所致的组织反应与空白对照组相似，且在材料周围可观察到矿化结节（Gomes-Filho *et al.* 2009b）。

综上所述，CER相关的实验室研究和体内研究较少，仍需更多的体内外研究以进一步评估该材料的临床应用效果。

Endosequence

Endosequence（Brasseler, Savannah, GA, USA）可分为：Endosequence根管修补材料（Root Repair Material, RRM）、Endosequence根管修补膏（Root Repair Putty, RRP）以及Endosequence BC充填系统（EndoSequence BC牙胶和 EndoSequence BC封闭剂）。EndoSequence BC封闭剂和iRoot SP配方相同而生产商不同。

临床上Endosequence RRM可用于盖髓、修补穿孔、根尖诱导成形、根尖充填以及修补牙根吸收。

化学组成

Endosequence RRM的主要成分为氧化锆、硅酸钙、氧化钽、磷酸二氢钙、填料和增稠剂。RRM和RRP都是由硅酸钙和磷酸钙组成的生物陶瓷类材料。

物理性能

RRM和RRP是由纳米颗粒组成的、预混即用型白色材料。材料中的细微颗粒可进入牙本质小管，与牙本质小管内的液体反应并固化，从而形成良好的机械封闭（Damas *et al.* 2011; Hirschman *et al.* 2012）。与BA、白色ProRoot MTA相似，RRP在PBS溶液中可激发材料的生物活性，放置于溶液中2个月后，可在材料表面观察到磷灰石沉积（Shokouhinejad *et al.* 2012a）。Endosequence

RRM是一种具有高度X线阻射的碱性材料，具有理想的固化时间（超过30分钟），且材料固化后的强度为70~90MPa。在一项体外实验研究中，在牙根吸收患牙根管内放置不同的根充材料，结果显示，使用Endosequence RRM充填患牙的吸收区域表面pH改变低于白色ProRoot MTA（Hansen et al. 2011）。

抗菌性能

RRP、RRM与白色ProRoot MTA对粪肠球菌不同菌株都表现出相似的抗菌活性（Lovato & Sedgley 2011）。

封闭性能

有学者使用粪肠球菌对不同根尖充填材料的细菌渗漏性能检测，结果显示，Endosequence和白色ProRoot MTA的渗透性无明显差异（Nair et al. 2011）。

生物相容性

细胞培养研究

在人皮肤成纤维细胞中，与白色ProRoot MTA、AMTA相似，Endosequence RRM也具有细胞毒性；各组细胞培养24小时后，RRP组的细胞活性最低（Damas et al. 2011）。而另一研究指出，在人牙龈成纤维细胞中，灰色ProRoot MTA、RRP与RRM组的细胞活力相近（Ma et al. 2011）。在人成骨样细胞中，RRM、RRP和ProRoot MTA对细胞生长和形态的影响无明显差异；这些材料均能诱导细胞表达多种细胞因子如IL-1β、IL-6和IL-8，而在培养48小时后，灰色ProRoot MTA组中IL-6的释放显著高于RRP、RRM组（Ciasca et al. 2012）。在另一项研究中，RRP和白色AMTA培养人皮肤成纤维细胞5天内，细胞活力相近；而在第8天，RRP的细胞毒性却低于白色AMTA（Hirschman et al. 2012）。

Endosequence RRM可降低成骨样细胞的细胞活性和碱性磷酸酶活性，而白色ProRoot MTA对二者均没有影响（Modareszadeh et al. 2012）。在鼠成纤维细胞系L929中，无论是新鲜混合的还是固化的白色、灰色ProRoot MTA和Endosequence RRM均对细胞活性和碱性磷酸酶活性的影响无显著性差异（Alanezi *et al*. 2010）。

EndoSequence BC Sealer

EndoSequence BC Sealer是一种预混即用型根管封闭剂，可以用于根管永久充填中的单尖充填法或冷测压充填法。

化学组成

EndoSequence BC Sealer的主要成分为氧化锆、硅酸钙、磷酸二氢钙、氢氧化钙、填料和增稠剂。

物理性能

EndoSequence BC Sealer的pH呈碱性（Candeiro *et al*. 2012）；根管再治疗时，EndoSequence BC Sealer较难取净（Hess *et al*. 2011）。Candeiro等认为EndoSequence BC Sealer具有良好的流动性和X线阻射性（Candeiro *et al*. 2012）。除此之外，该材料释放钙离子能力高于AH Plus。

生物相容性

Loushine等发现在大鼠成骨细胞中，EndoSequence BC Sealer表现中度细胞毒性达5周以上（Loushine *et al*. 2011）。而Zoufan等研究发现在鼠成纤维细胞系L929中，EndoSequence BC Sealer产生的细胞毒性明显低于AH Plus和Tubliseal根管封闭剂（Zoufan *et al*. 2011）。

综上所述，EndoSequence RRM是一种碱性、生物活性、X线阻射、颗粒细小的材料。然而，截至目前，关于EndoSequence RRM的研究仅限于实验室研究，仍需更多相关的体内外实验研究对该材料的性能进行更深入的探索。

Proroot根管封闭剂

ProRoot根管封闭剂（Dentsply Tulsa Dental Specialties, Tulsa, OK, USA）是由液体和硅酸钙以1∶2的比例混合而成。

化学组成

粉剂主要由硅酸三钙，硅酸二钙，硫酸钙（延缓剂），氧化铋（阻射剂）和少量的铝酸三钙组成。液体由水和水溶性聚合物组成。

物理性能

与AH Plus、Pulp Canal Sealer相比，ProRoot Endo Sealer具有更高的位错阻力，特别是在模拟体液中更为明显（Huffman *et al.* 2009）。在含磷酸盐液体中，ProRoot Endo Sealer的封闭性能优于AH Plus、Pulp Canal Sealer（Weller *et al.* 2008）。在合成组织液中，ProRoot Endo Sealer可表现出生物活性（Weller *et al.* 2008; Huffman *et al.* 2009）。

综上所述，为进一步评估ProRoot Endo Sealer还需要更多的实验室、体内外实验以及临床研究。

MTA Plus

化学组成

MTA Plus（Prevest–Denpro, Jammu City, India）和（Avalon Biomed Inc., Bradenton, FL, USA）由ProRoot MTA和AMTA相似的细小颗粒成分组成。通过生产商我们知道 MTA Plus （Prevest–Denpro, Jammu City, India）（Avalon Biomed Inc., Bradenton, FL, USA）是一种同ProRoot MTA和AMTA成分相似的细小颗粒混合物相似。

市场上已有这两种剂型与水或水溶性凝胶联合售卖，是一种具有优良抗冲刷性能的材料（Formosa *et al.* 2013）。

物理性能

Formosa等发现无论是与水还是水溶性凝胶调和的MTA Plus，其抗冲刷性能优于AMTA，其中与水溶性凝胶调和的MTA Plus可大大降低水冲刷实验中材料的损失（Formosa *et al.* 2013）。MTA Plus对牙本质硬度的影响可能通过部分降解牙本质的胶原纤维，从而降低牙本质的抗弯曲强度（Leiendecker *et al.* 2012; Sawyer *et al.* 2012）。

综上所述，尽管前期研究结果显示MTA Plus具有优良的理化性能，但仍需更多的实验室、体内外实验以及临床研究进一步对该材料的性能进行评估。

Ortho MTA

Ortho MTA （BioMTA, Seoul, Korea）是一种新引进的根管充填材料。该材料具有生物活性，可通过与根管牙本质壁之间的机械和化学粘接提高材料的封闭性能。Ortho MTA材料颗粒小于2μm，在根管充填时，有利于材料渗入牙本质小管从而降低微渗漏的发生率。

化学组成

ProRoot MTA 含有1.16 ppm的三氧化二砷 （满足ISO 9917–1少于2 ppm的标准），但是这种成分在Ortho MTA没有检测到。无论是 ProRoot MTA还是Ortho MTA的化学组成中都没有六价铬或者铅。Ortho MTA内铬的含量明显少于ProRoot MTA（Chang *et al.* 2011）。与白色ProRoot MTA 相比，Ortho MTA含有较少量的镉、铜、铁、锰、镍，但是Ortho MTA中锌的含量明显高于白色ProRoot MTA（Kum *et al.* 2013）。

生物相容性

细胞学研究

有学者对ProRoot MTA和Ortho MTA对MG–63细胞活性进行研究，发现24小时内两种材料对细胞活性的影响没有明显差异；而在4～7天内，Ortho MTA组的细胞活性明显低于ProRoot MTA组（Lee

B.N. *et al.* 2012）。Ortho MTA可增强MDPC-23中牙本质涎磷蛋白的表达（Lee B.N. *et al.* 2012）。

综上所述，尽管Ortho MTA较ProRoot MTA含有少量微量元素，但对于Ortho MTA的封闭性能，引进和应用仍是一个难题且受到较多研究者的关注。因此，仍需更多的体外试验和临床调查以深入研究Ortho MTA。

MTA Bio

化学组成

MTA Bio（Angelus; Londrina, or Angelus Solucoes Odontologicas, PR, Brazil）由80% PC和20%氧化铋组成。为避免材料的成分中混入砷，材料必须在实验室中生产（Vivan *et al.* 2010）。然而，De-Deus等学者指出MTA Bio含有（8.6±0.85）ppm的Ⅲ型砷，且砷的含量高于白色、灰色ProRoot MTA和AMTA（De-Deus *et al.* 2009a）。但在另一研究中发现，MTA Bio中砷离子释放量与白色ProRoot MTA相比无明显差异（Gonçalves *et al.* 2010）。

物理性能

MTA Bio开始固化和最后彻底固化的时间分别是11分钟和23.33分钟（Vivan *et al.* 2010）。MTA Bio的溶解度与AMTA相似。与白色ProRoot MTA相似，MTA Bio的pH呈碱性（Gonçalves *et al.* 2010）。Vivan等研究报道MTA Bio在储存液中的pH明显高于light-cured MTA（Vivan *et al.* 2010）。MTA Bio的X线阻射性明显低于AMTA；相反，它却明显高于 light-cured MTA 和灰色以及白色PC（Vivan *et al.* 2009; Borges *et al.* 2011）。MTA Bio的X线显影厚度约等于（3.93±0.22）mm铝片。MTA Bio、白色和灰色 ProRoot MTA三者的X线阻射性并没有明显差异。对于根管封闭剂的阻射性，MTA Bio 满足ANSI/ADA的57-2000以及6876-2001标准（Borges *et al.* 2011; Camilleri *et al.* 2011a）。当材料置于PBS溶液中时，MTA Bio的粘接强度与ProRoot MTA、AMTA相比无明显差异，然而与PC相比，所有类型的MTA均呈现较高的粘接强度（Reyes-Carmona 2010）。众所周知，电传导能力与离子浓度密切相关，而离子的比率与材料的溶解性能直接相关。MTA Bio 的电传导性与PC、白色ProRoot MTA 相比无显著性差异（Gonçalves *et al.* 2010）。MTA Bio的钙离子释放能力在24小时、

168小时时发现均高于AMTA（Vivan *et al.* 2010）；MTA Bio的钙离子释放能力也高于白色ProRoot MTA（Gonçalves *et al.* 2010）。

生物相容性

细胞学研究

与白色AMTA相比，MTA Bio表面多孔且不均匀。MTA Bio、白色AMTA同对照组相似，对成牙本质样细胞培养无明显影响（Lessa *et al.* 2010）。

皮下植入实验

MTA Bio具有生物活性，与AMTA相似可使牙本质小管发生矿化且优于PC。皮下组织反应与AMTA相似，MTA Bio在第30天、第60天具有生物矿化的作用（Dreger *et al.* 2012）。

综上所述，MTA Bio是一种碱性的具有生物活性的无毒材料，具有较低的开始固化和彻底固化的时间。除了已经被证实的该材料具有生物活性和细胞活性外，仍需要更多的实验室实验，体外研究和临床调查对该材料进行评估。

MTA Sealer（MTAS）

化学组成和物理性能

目前有另外两种不同的封闭材料被归为 MTA 封闭剂。第一种是由Camilleri等提出的化学组成为80%白色PC和20%氧化铋的材料。这种MTA封闭剂是一种生物活性材料，在PBS溶液中可释放钙离子且具有形成磷酸钙晶体的潜力。其封闭性能同根管封闭剂相似。另一种是来自巴西的由PC、氧化锆（阻射剂）、氯化钙和树脂组成的材料。该材料的粉液比为 5 : 3；其开始固化和彻底固化的时间分别为（535 ± 29.5）分钟和（982.5 ± 53.46）分钟。固化48小时后这种材料的pH高于AMTA，材料混合后钙离子释放能力在28天时高于白色AMTA（Massi *et al.* 2011）。皮下植入实验结果显示，MTAS与白色AMTA、PC均出现相似的皮下反应（Viola *et al.* 2012）。

该材料的安全性和有效性仍需要更多的实验室研究、体外研究和临床调查对该材料进行评估。

Fluoride-Doped MTA水门汀

Fluoride-doped MTA（FMTA）是一种新型的根管封闭材料。

化学组成

FMTA由氟化钠、白色PC、硬石膏、氧化铋组成。FMTA中的氟化钠可以提高材料的持久性并且产生膨胀性能（Gandolfi & Prati 2010）。氟化钠和氯化钙加入MTA中可提高材料的钙离子释放能力和生物活性，另外在含有磷的环境也可促进氟磷灰石的形成。

物理性能

FMTA在28天时pH呈碱性（Gandolfi *et al.* 2011）。

封闭性能

热牙胶流体过滤试验结果显示，混有阿替卡因麻醉剂（粉和液体的重量比为2.8）的FMTA，其封闭性能在第6个月时与AH Plus相似（Gandolfi & Prati 2010）。

目前仍需要更多的实验室研究和临床调查来评估FMTA的性能。

Capasio

化学组成和物理性能

Capasio（Primus Consulting, Bradenton, FL）是一种新型硅酸钙类材料，采用不同的钙粘固粉以及新型固化反应方式，以获得更短的操作时间和更高的耐酸性能（Porter *et al.* 2010）。该材料是一种由粉末和液体混合而成的钙磷铝酸盐类水门汀，其中粉末中含有作为阻射剂的氧化铋和羟磷灰石（Washington *et al.* 2011）。Capasio调拌后呈现碱性，具有优良的操作性能，其抗冲蚀性能强于白色ProRoot MTA。Capasio固化时间为2.5小时。该材料的阻射性能满足ISO 6876-2001标准却低于白色ProRoot MTA。Capasio的耐压强度略高于白色ProRoot MTA。与白色ProRoot MTA相比，该材料固化后仍具有黏性且pH较低（Porter *et al.* 2010）。Capasio是一种生物活性材料，与白色ProRoot MTA相似，将Capasio置于合成组织液中，会出现磷灰石晶体沉积。扫描电镜下观察，与ProRoot MTA相比，Capasio能更好地渗入牙本质小管（Bird *et al.* 2012）。细胞研究中发现Capasio并不能促进成骨细胞生长（Washington *et al.* 2011）。

综上所述，Capasio具有一些优良的理化性能，但该材料的生物相容性仍需更深入的研究。

Generex A

化学组成和物理性能

Generex-A（Dentsply Tulsa Dental Specialties, Tulsa, OK）是一种硅酸钙类材料，其颗粒较白色ProRoot MTA更为细小。由于该材料为预混凝胶，改善其操作性能以及使其操作时间缩短（Porter *et al.* 2010）。该材料包含羟磷灰石和氧化铋，固化后pH为碱性但低于白色ProRoot MTA，其抗冲刷性能高于白色ProRoot MTA（Washington *et al.* 2011）。Generex-A固化时间为75分钟。Generex-A的X线阻射性能符合ISO 6876-2001标准却低于白色ProRoot MTA；而其耐压强度高于白色ProRoot MTA（Porter *et al.* 2010）。

生物相容性

细胞学研究

Generex-A与白色ProRoot MTA相似，可支持成骨细胞生长。然而，近来提出的另一种新材料Generex B，起初可促进成骨细胞生长，但在3天后成骨细胞停止生长，第六条基本上仅留存少量细胞（Washington *et al.* 2011）。

综上所述，Generex-A相关研究较少，仍需要更多的实验室研究和临床调查以探索这种材料的性能。

Ceramicrete-D

化学组成和物理性能

Ceramicrete-D（Tulsa Dental Specialties/Argonne National Laboratory, Argonne, IL）是一种由羟基磷灰石粉、磷硅酸盐陶瓷和氧化铈阻射填料组成的自凝材料，可能还包含作为阻射剂的氧化铋（Tay & Loushine 2007; Washington *et al.* 2011）。对于该材料的pH在两个研究中有不同的看法，Tay & Loushine等认为该材料为碱性，而Porter等报道该材料呈强酸性（Tay & Loushine 2007; Porter *et al.* 2010）。Ceramicrete-D的阻射性与根管牙本质相近，符合ISO 6876-2001标准，但低于白色ProRoot MTA。该材料的操作性能和抗冲刷性能均优于白色ProRoot MTA，其固化时间为150分钟；而Ceramicrete-D的耐压强度却低于白色ProRoot MTA（Porter *et al.* 2010）。

有研究报道Ceramicrete-D在含磷酸盐的溶液中具有生物活性，其封闭性能也明显优于白色ProRoot MTA（Tay & Loushine 2007）。Ceramicrete-D的生物相容性目前仍受到质疑，因为将该材料与成骨细胞共培养后，未发现有细胞存活（Washington *et al.* 2011）。

综上所述，Ceramicrete-D是否具有生物相容性仍存在疑问。

纳米改性MTA（Nano-Modified MTA, NMTA）

化学组成和物理性能

纳米改性MTA是一种WMTA改良的材料，NMTA（Kamal Asgar Research Center, US patent #13/211.880）与白色ProRoot MTA具有相似的化学组成部分。但该材料已经被证实具有更细小的颗粒，与MTA相比具有更快更好的水化过程。除此之外，该材料含有少量的耐酸性材料——锶。在酸性和中性pH环境中，NMTA的表面显微硬度均明显高于白色ProRoot MTA，且具有更低的孔隙率和更大的表面积。NMTA的固化时间为（6±1）分钟。Saghiri等研究表明NMTA的粘接强度明显高于白色AMTA、BA（Saghiri *et al.* 2013）。

综上所述，由于该材料还没投入临床使用，学者们仅仅对材料的物理性能进行了有限的研究，目前看来仍需要更多的实验室研究，体外试验和临床研究以深入探讨材料的性能。

光固化MTA（Light-Cured MTA）

化学组成和物理性能

Light-cured MTA（Bisco, Itasca, IL）是一种包含氧相二氧化硅（8.0%）、树脂（42.5%）、MTA（44.5%）、硫酸钡（5.0%）的实验性材料（Gomes-Filho *et al.* 2008）。与MTA Bio相比，Light-cured MTA固化需要更多的时间（Vivan *et al.* 2010）。该材料的阻射性相对于AMTA、MTA Bio和 Clinker PC要低，无法满足ISO 6876-2001标准（Vivan *et al.* 2009）。

生物相容性

皮下植入实验

与AMTA相比，light-cured MTA在第30天会产生较为强烈的慢性炎症反应，而在第60天两种材料表现出相似的皮下反应。但是，与AMTA不同的是，植入后60天light-cured MTA未能发生钙化（Gomes-Filho *et al.* 2008）。另有学者将light-cured MTA放置在拔除牙齿的新鲜牙槽窝中，牙槽骨所产生的反应与AMTA相似（Gomes-Filho *et al.* 2010, 2011）。

另一种新型light-cured MTA材料——Theracal（Bisco Inc, Schamburg, IL, USA）包含Ⅲ型硅酸盐水泥、阻射组分、亲水增稠剂（烟雾硅胶）以及树脂，可作为盖髓材料。该材料在储存液中呈现碱性，具有较低的溶解度，钙释放性能高于ProRoot MTA、Dycal；而Theracal水分吸收能力较低。Theracal的阻射性低于白色ProRoot MTA，且无法满足ISO 6876-2001标准。

在各种临床应用中对light-cured MTA的性能评估需要更多的研究。

硅酸钙（Calcium Silicate, CS）

化学组成和物理性能

CS是一种实验性的根管封闭材料，包含粉剂和液体，粉剂的化学成分为硅酸三钙、硅酸二钙、硫酸钙（阻燃剂）、氧化铋（阻射剂）以及少量的铝酸三钙，液体是一种水溶性聚合物的黏性水溶液。CS固化后可产生氢氧化钙，释放钙离子和氢氧根离子，在合成组织液中材料表面可形成磷灰石结构。细胞学研究表明该材料硬化一周后同AH Plus相比，具有极小的细胞毒性。该材料的碱性磷酸酶活性与ProRoot MTA相似（Bryan *et al.* 2010）。

Endocem

Endocem（Maruchi,Wonju, Korea）是一种新推出的与MTA相似的材料。

化学组成和物理性能

Endocem由氧化钙（46.7%）、三氧化二铝3（5.43%）、二氧化硅（12.8%）、氧化镁（3.03%）、三氧化二铁（2.32%）、三氧化硫（2.36%）、二氧化钛（0.21%）、水/二氧化碳（14.5%）以及氧化铋（11%）组成。该材料初始和彻底固化时间分别为（120±30）秒和（240±30）秒，固化时间明显低于ProRoot MTA。Endocem同ProRoot MTA相比具有较高的抗冲刷性能。由于小颗粒火山灰水门汀的存在，降低该材料的固化时间（Choi *et al.* 2013）。

生物相容性

细胞学研究

在MG63细胞中，Endocem和ProRoot MTA对细胞生长和形态的影响相似，与对照组相比无明显差异。将Endocem、ProRoot MTA分别与细胞共培养，通过茜素红染色观察到细胞中的矿化结节均明显增多；同时，两种材料均可促进细胞表达骨桥蛋白和骨涎蛋白（Choi *et al.* 2013）。

总之，Endocem是一种新推出的与MTA相似的材料。其理化性质、抗菌活性以及生物相容性仍有待进一步研究。

其他实验性MTA样混合物

还有一些其他材料的相关研究有限，比如Aureoseal MTA （Giovanni Ogna and Figli, Muggiò，

Milano, Italy）。

结论

尽管市场上有多种硅酸钙类粘接剂材料，但大部分未进行全方位的研究。将来仍需更多的体内外研究以深入探究材料的有效性、安全性以及生物相容性。

参考文献

[1]Abbasipour, F., Akheshteh, V., Rastqar, A., *et al.* (2012) Comparison the cellular effects of mineral trioxide aggregate and calcium enriched mixture on neuronal cells: An electrophysiological approach. *Iranian Endodontic Journal* **7**, 79–87.

[2]Akbari, M., Rouhani, A., Samiee, S., *et al.* (2012) Effect of dentin bonding agent on the prevention of tooth discoloration produced by mineral trioxide aggregate. *International Journal of Dentistry* **563**, 203.

[3]Al-Hezaimi, K., Salameh, Z., Al-Fouzan, K., *et al.* (2011a) Histomorphometric and micro-computed tomography analysis of pulpal response to three different pulp capping materials. *Journal of Endodontics* **374**, 507–512.

[4]Al-Hezaimi, K., Al-Tayar, B.A., Bajuaifer, Y.S., *et al.* (2011b) A hybrid approach to direct pulp capping by using emdogain with a capping material. *Journal of Endodontics* **37**, 667–672.

[5]Alanezi, A.Z., Jiang, J., Safavi, K.E., *et al.* (2010) Cytotoxicity evaluation of endosequence root repair material. *Oral Surgery Oral Medicine Oral Pathology Oral Radiology Endodontics* **109**, e122–e125.

[6]Amin, S.A., Seyam, R.S., El-Samman, M.A. (2012) The effect of prior calcium hydroxide intracanal placement on the bond strength of two calcium silicate-based and an epoxy resin-based endodontic sealer. *Journal of Endodontics* **38**, 696–699.

[7]Amini Ghazvini, S., Abdo Tabrizi, M., Kobarfard, F., *et al.* (2009) Ion release and pH of a new endodontic cement, MTA and Portland cement. *Iranian Endodontic Journal* **4**, 74–78.

[8]Asgary, S. (2009) Autogenous transplantation of mandibular third molar to replace vertical root fractured tooth. *Iranian Endodontic Journal* **4**, 117–121.

[9]Asgary, S. (2010) Furcal perforation repair using calcium enriched mixture cement. *Journal of Conservative Dentistry* **13**, 156–158.

[10]Asgary, S. (2011) Management of a hopeless mandibular molar: A case report. *Iranian Endodontic Journal* **6**, 35–38.

[11]Asgary, S., Ahmadyar, M. (2012) One-visit endodontic retreatment of combined external/internal root resorption using a calcium-enriched mixture. *General Dentistry* **60**, e244–e248.

[12]Asgary, S., Eghbal, M.J. (2007) Root canal obturation of an open apex root with calcium enriched mixture. *International Journal of Case Reports and Images* **3**, 50–52.

[13]Asgary, S., Eghbal, M.J. (2010) The effect of pulpotomy using a Calcium-Enriched Mixture cement versus one-

visit root canal therapy on postoperative pain relief in irreversible pulpitis: a randomized clinical trial. *Odontology* **98**, 126–133.

[14]Asgary, S., Eghbal, M.J. (2012) Root canal obturation of an open apex root with calcium enriched mixture. *International Journal of Case Reports and Images* **3**, 50–52.

[15]Asgary, S., Eghbal, M.J. (2013) Treatment outcomes of pulpotomy in permanent molars with irreversible pulpitis using biomaterials: A multi-center randomized controlled trial. *Acta Odontologica Scandinavica* **71**, 130–136.

[16]Asgary, S., Ehsani, S. (2009) Permanent molar pulpotomy with a new endodontic cement: A case series. *Journal of Conservative Dentistry* **12**, 31–36.

[17]Asgary, S., Kamrani, F.A. (2008) Antibacterial effects of five different root canal sealing materials. *Journal of Oral Science* **50**, 469–474.

[18]Asgary, S., Parirokh, M., Eghbal, M.J., *et al.* (2004) A comparative study of mineral trioxide aggregate and white Portland cements using x-ray analysis. *Australian Endodontic Journal* **30**, 86–89.

[19]Asgary, S., Parirokh, M., Eghbal, M., *et al.* (2005) Chemical differences between white and grey mineral trioxide aggregate. *Journal of Endodontics* **31**, 101–103.

[20]Asgary, S., Eghbal, M.J., Parirokh, M., *et al.* (2006a) Sealing ability of three commercial mineral trioxide aggregates and an experimental root-end filling material. *Iranian Endodontic Journal* **1**, 101–105.

[21]Asgary, S., Parirokh, M., Eghbal, M.J., *et al.* (2006b) SEM evaluation of pulp reaction to different pulp capping materials in dog's teeth. *Iranian Endodontic Journal* **1**, 117–122.

[22]Asgary, S., Akbari Kamrani, F., Taheri, S. (2007) Evaluation of antimicrobial effect of mineral trioxide aggregate, calcium hydroxide, and CEM cement. *Iranian Endodontic Journal* **2**, 105–109.

[23]Asgary, S., Eghbal, M.J., Parirokh, M. (2008a) Sealing ability of a novel endodontic cement as a root-end filling material. *Journal of Biomedical Material Research Part A* **87**, 706–709.

[24]Asgary, S., Eghbal, M.J., Parirokh, M., *et al.* (2008b) A comparative study of histologic response to different pulp capping materials and a novel endodontic cement. *Oral Surgery Oral Medicine Oral Pathology Oral Radiology Endodontics* **106**, 609–614.

[25]Asgary, S., Eghbal, M.J., Parirokh, M., *et al.* (2009a) Effect of two storage solutions on surface topography of two root-end fillings. *Australian Endodontic Journal* **35**, 147–152.

[26]Asgary, S., Eghbal, M.J., Parirokh, M., *et al.* (2009b) Comparison of mineral trioxide aggregate's composition with Portland cements and a new endodontic cement. *Journal of Endodontics* **35**, 243–250.

[27]Asgary, S., Eghbal, M.J., Ehsani, S. (2010) Periradicular regeneration after endodontic surgery with calcium-enriched mixture cement in dogs. *Journal of Endodontics* **36**, 837–841.

[28]Asgary, S., Nosrat, A., Seifi, A. (2011a) Management of inflammatory external root resorption using Calcium Enriched Mixture cement. *Journal of Endodontics* **37**, 411–413.

[29]Asgary, S., Kheirieh, S., Soheilipour, E. (2011b) Particle size of a new endodontic cement compared to MTA and Portland cement. *Biointerface Research in Applied Chemistry* **1**, 83–88.

[30]Asgary, S., Moosavi, S.H., Yadegari, Z., *et al.* (2012) Cytotoxic effect of MTA and CEM cement in human gingival fibroblast cells. Scanning electronic microscope evaluation. *The NewYork State Dental Journal* **78**, 51–54.

[31]Asgary, S., Eghbal, M.J., Ghoddusi, J., *et al.* (2013) One-year results of vital pulp therapy in permanent molars with irreversible pulpitis: an ongoing multicenter, randomized, non-inferiority clinical trial. *Clinical Oral Investigation* **17**, 431–439.

[32]Asgary, S., Shahabi, S., Jafarzadeh, T., *et al.* (2008c) The properties of a new endodontic material. *Journal of Endodontics* **34**, 990–993.

[33]Assmann, E., Scarparo, R.K., Böttcher, D.E., *et al.* (2012) Dentin bond strength of two mineral trioxide aggregate-based and one epoxy resin-based sealers. *Journal of Endodontics* **38**, 219–221.

[34]Bidar, M., Disfani, R., Gharagozlo, S., *et al.* (2011) Effect of previous calcium hydroxide dressing on the sealing properties of the new endodontic cement apical barrier. *European Journal of Dentistry* **5**, 260–264.

[35]Bin, C.V., Valera, M.C., Camargo, S.E., *et al.* (2012) Cytotoxicity and genotoxicity of root canal sealers based on mineral trioxide aggregate. *Journal of Endodontics* **38**, 495–500.

[36]Bird, D.C., Komabayashi, T., Guo, L., *et al.* (2012) In vitro evaluation of dentinal tubule penetration and biomineralization ability of a new root-end filling material. *Journal of Endodontics* **38**, 1093–1096.

[37]Borges, A.H., Pedro, .FL., Miranda, C.E., et al. (2010) Comparative study of physico-chemical properties of MTA-based and Portland cements. *Acta Odontológica Latinoamericana* **23**, 175–181.

[38]Borges, A.H., Pedro, F.L., Semanoff-Segundo, A., *et al.* (2011) Radiopacity evaluation of Portland and MTA-based cements by digital radiographic system. *Journal of Applied Oral Science* **19**, 228–232.

[39]Borges, R.P., Sousa-Neto, M.D., Versiani, M.A., *et al.* (2012) Changes in the surface of four calcium silicate-containing endodontic materials and an epoxy resin-based sealer after a solubility test. *International Endodontic Journal* **45**, 419–428.

[40]Bortoluzzi, E.A., Arau´jo, G.S., Guerreiro Tanomaru, J.M., *et al.* (2007) Marginal gingiva discoloration by gray MTA: a case report. *Journal of Endodontics* **33**, 325–327.

[41]Bryan, T.E., Khechen, K., Brackett, M.G., *et al.* (2010) In vitro osteogenic potential of an experimental calcium silicate-based root canal sealer. *Journal of Endodontics* **36**, 1163–1169.

[42]Camilleri, J. (2008) Characterization and chemical activity of Portland cement and two experimental cements with potential for use in dentistry. *International Endodontic Journal* **41**, 791–799.

[43]Camilleri, J. (2010) Evaluation of the physical properties of an endodontic Portland cement incorporating alternative radiopacifiers used as root-end filling material. *International Endodontic Journal* **43**, 231–240.

[44]Camilleri, J. (2011) Evaluation of the effect of intrinsic material properties and ambient conditions on the dimensional stability of white mineral trioxide aggregate and Portland cement. *Journal of Endodontics* **37**, 239–245.

[45]Camilleri, J., Gandolfi, M.G., Siboni, F., *et al.* (2011a) Dynamic sealing ability of MTA root canal sealer. *International Endodontic Journal* **44**, 9–20.

[46]Camilleri, J., Cutajar, A., Mallia, B. (2011b) Hydration characteristics of zirconium oxide replaced Portland cement for use as a root-end filling material. *Dental Materials* **27**, 845–854.

[47]Camilleri, J., Kralj, P., Veber, M., *et al.* (2012) Characterization and analyses of acid-extractable and leached trace elements in dental cements. *International Endodontic Journal* **45**, 737–743.

[48]Candeiro, G.T., Correia, F.C., Duarte, M.A., *et al.* (2012) Evaluation of radiopacity, pH, release of calcium ions, and flow of a bioceramic root canal sealer. *Journal of Endodontics* **38**, 842–845.

[49]Carvalho, F.B., Gonçalves, P.S., Lima, R.K., *et al.* (2013) Use of cone-beam tomography and digital subtraction radiography for diagnosis and evaluation of traumatized teeth treated with endodontic surgery and MTA. A case report. *Dental Traumatology* **29**, 404–409.

[50]Chang, S.W., Shon, W.J., Lee, W., *et al.* (2010) Analysis of heavy metal contents in gray and white MTA and

2 kinds of Portland cement: a preliminary study. *Oral Surgery Oral Medicine Oral Pathology Oral Radiology Endodontics* **109**, 642–646.

[51]Chang, S.W., Baek, S.H., Yang, H.C., *et al.* (2011) Heavy metal analysis of ortho MTA and ProRoot MTA. *Journal of Endodontics* **37**, 1673–1676.

[52]Chedella, S.C., Berzins, D.W. (2010) A differential scanning calorimetry study of the setting reaction of MTA. *International Endodontic Journal* **43**, 509–518.

[53]Choi, Y., Park, S.J., Lee, S.H., *et al.* (2013) Biological effects and washout resistance of a newly developed fast-setting pozzolan cement. *Journal of Endodontics* **39**, 467–472.

[54]Ciasca, M., Aminoshariae, A., Jin, G., *et al.* (2012) A comparison of the cytotoxicity and proinflammatory cytokine production of EndoSequence root repair material and ProRoot mineral trioxide aggregate in human osteoblast cell culture using reverse-transcriptase polymerase chain reaction. *Journal of Endodontics* **38**, 486–489.

[55]Cutajar, A., Mallia, B., Abela, S., *et al.* (2011) Replacement of radiopacifier in mineral trioxide aggregate; characterization and determination of physical properties. *Dental Materials* **27**, 879–891.

[56]D'Antò, V., Di Caprio, M.P., Ametrano, G., *et al.* (2010) Effect of mineral trioxide aggregate on mesenchymal stem cells. *Journal of Endodontics* **36**, 1839–1843.

[57]da Silva, G.F., Guerreiro-Tanomaru, J.M., Sasso-Cerri, E., *et al.* (2011) Histological and histomorphometrical evaluation of furcation perforations filled with MTA, CPM and ZOE. *International Endodontic Journal* **44**, 100–110.

[58]Damas, B.A., Wheater, M.A., Bringas, J.S., *et al.* (2011) Cytotoxicity comparison of mineral trioxide aggregates and EndoSequence bioceramic root repair materials. *Journal of Endodontics* **37**, 372–375.

[59]Dammaschke, T., Gerth, H.U., Züchner, H., *et al.* (2005) Chemical and physical surface and bulk material characterization of white ProRoot MTA and two Portland cements. *Dental Materials* **21**, 731–738.

[60]De-Deus, G., de Souza, M.C., Sergio Fidel, R.A., *et al.* (2009a) Negligible expression of arsenic in some commercially available brands of Portland cement and mineral trioxide aggregate. *Journal of Endodontics* **35**, 887–890.

[61]De-Deus, G., Canabarro, A., Alves, G., *et al.* (2009b) Optimal cytocompatibility of a bioceramic nanoparticulate cement in primary human mesenchymal cells. *Journal of Endodontics* **35**, 1387–1390.

[62]De-Deus, G., Canabarro, A., Alves, G.G., *et al.* (2012) Cytocompatibility of the ready-to-use bioceramic putty repair cement iRoot BP Plus with primary human osteoblasts. *International Endodontic Journal* **45**, 508–513.

[63]de Vasconcelos, B.C., Bernardes, R.A., Cruz, S.M., *et al.* (2009) Evaluation of pH and calcium ion release of new root-end filling materials. *Oral Surgery Oral Medicine Oral Pathology Oral Radiology Endodontics* **108**, 135–139.

[64]dos Santos, C.L., Saito, C.T., Luvizzuto, E.R., *et al.* (2011) Influence of a parafunctional oral habit on root fracture development after trauma to an immature tooth. *Journal of Craniofacial Surgery* **22**, 1304–1306.

[65]Dreger, L.A., Felippe, W.T., Reyes-Carmona, J.F., *et al.* (2012) Mineral trioxide aggregate and Portland cement promote biomineralization in vivo. *Journal of Endodontics* **38**, 324–349.

[66]El Sayed, M., Saeed, M. (2012) In vitro comparative study of sealing ability of Diadent BioAggregate and other root-end filling materials. *Journal of Conservative Dentistry* **15**, 249–252.

[67]Fallahinejad Ghajari, M., Asgharian Jeddi, T., Iri, S., *et al.* (2010) Direct pulp-capping with calcium enriched mixture in primary molar teeth: a randomized clinical trial. *Iranian Endodontic Journal* **1**, 1–4.

[68]Fayazi, S., Ostad, S.N., Razmi, H. (2011) Effect of ProRoot MTA, Portland cement, and amalgam on the

expression of fibronectin, collagen I, and TGFβ by human periodontal ligament fibroblasts in vitro. *Indian Journal of Dental Research* **22**, 190–194.

[69]Formosa, L.M., Mallia, B., Bull, T., *et al.* (2012) The microstructure and surface morphology of radiopaque tricalcium silicate cement exposed to different curing conditions. *Dental Materials* **28**, 584–595.

[70]Formosa, L.M., Mallia, B., Camilleri, J. (2013) A quantitative method for determining the antiwashout characteristics of cement-based dental materials including mineral trioxide aggregate. *International Endodontic Journal* **46**, 179–186.

[71]Gandolfi, M.G., Prati, C. (2010) MTA and F-doped MTA cements used as sealers with warm gutta-percha. Long-term study of sealing ability. *International Endodontic Journal* **43**, 889–901.

[72]Gandolfi, M.G., Taddei, P., Tinti, A., *et al.* (2010) Kinetics of apatite formation on a calcium-silicate cement for root-end filling during ageing in physiological-like phosphate solutions. *Clinical Oral Investigation* **14**, 659–668.

[73]Gandolfi, M.G., Taddei, P., Siboni, F, *et al.* (2011) Fluoride-containing nanoporous calcium-silicate MTA cements for endodontics and oral surgery: early fluorapatite formation in a phosphate-containing solution. *International Endodontic Journal* **44**, 938–949.

[74]Gandolfi, M.G., Siboni, F., Prati, C. (2012) Chemical-physical properties of TheraCal, a novel light-curable MTA-like material for pulp capping. *International Endodontic Journal* **45**, 571–579.

[75]Ghoddusi, J., Tavakkol Afshari, J., Donyavi, Z., *et al.* (2008) Cytotoxic effect of a new endodontic cement and mineral trioxide aggregate on L929 line culture. *Iranian Endodontic Journal* **3**, 17–23.

[76]Ghorbani, Z., Kheirieh, S., Shadman, B., *et al.* (2009) Microleakage of CEM cement in two different media. *Iranian Endodontic Journal* **4**, 87–90.

[77]Gomes-Filho, J.E., de Faria, M.D., Bernabé, P.F., *et al.* (2008) Mineral trioxide aggregate but not light-cure mineral trioxide aggregate stimulated mineralization. *Journal of Endodontics* **34**, 62–65.

[78]Gomes-Filho, J.E., Watanabe, S., Bernabé, P.F., *et al.* (2009a) A mineral trioxide aggregate sealer stimulated mineralization. *Journal of Endodontics* **35**, 256–260.

[79]Gomes-Filho, J.E., Rodrigues, G., Watanabe, S., *et al.* (2009b) Evaluation of the tissue reaction to fast endodontic cement (CER) and Angelus MTA. *Journal of Endodontics* **35**, 1377–1380.

[80]Gomes-Filho, J.E., Watanabe, S., Gomes, A.C., *et al.* (2009c) Evaluation of the effects of endodontic materials on fibroblast viability and cytokine production. *Journal of Endodontics* **35**, 1577–1579.

[81]Gomes-Filho, J.E., de Moraes Costa, M.T., Cintra, L.T., *et al.* (2010) Evaluation of alveolar socket response to Angelus MTA and experimental light-cure MTA. *Oral Surgery Oral Medicine Oral Pathology Oral Radiology Endodontics* **110**, e93–e97.

[82]Gomes-Filho, J.E., de Moraes Costa, M.M., Cintra, L.T., *et al.* (2011) Evaluation of rat alveolar bone response to Angelus MTA or experimental light-cured mineral trioxide aggregate using fluorochromes. *Journal of Endodontics* **37**, 250–254.

[83]Gomes-Filho, J.E., Watanabe, S., Lodi, C.S., *et al.* (2012) Rat tissue reaction to MTA FILLAPEX(®). *Dental Traumatology* **28**, 452–456.

[84]Gonçalves, J.L., Viapiana, R., Miranda, C.E., *et al.* (2010) Evaluation of physico-chemical properties of Portland cements and MTA. *Brazilian Oral Research* **24**, 277–283.

[85]Grech, L., Mallia, B., Camilleri, J. (2013) Characterization of set IRM, Biodentine, Bioaggregate and a prototype calcium silicate cement for use as root-end filling materials. *International Endodontic Journal* **46**, 632–641.

[86]Han, L., Okiji, T. (2011) Uptake of calcium and silicon released from calcium silicate-based endodontic materials into root canal dentine. *International Endodontic Journal* **44**, 1081–1087.

[87]Hansen, S.W., Marshall, J.G., Sedgley, C.M. (2011) Comparison of intracanal EndoSequence Root Repair Material and ProRoot MTA to induce pH changes in simulated root resorption defects over 4 weeks in matched pairs of human teeth. *Journal of Endodontics* **37**, 502–506.

[88]Hashem, A.A., Wanees Amin, S.A. (2012) The effect of acidity on dislodgment resistance of mineral trioxide aggregate and bioaggregate in furcation perforations: an in vitro comparative study. *Journal of Endodontics* **38**, 245–249.

[89]Hasheminia, M., Loriaei Nejad, S., Asgary, S. (2010) Sealing ability of MTA and a new endodontic cement as root-end fillings of human teeth in dry, saliva or blood-contaminated conditions. *Iranian Endodontic Journal* **5**, 151–156.

[90]Hess, D., Solomon, E., Spears, R., *et al.* (2011) Retreatability of a bioceramic root canal sealing material. *Journal of Endodontics* **37**, 1547–1549.

[91]Hirschman, W.R., Wheater, M.A., Bringas, J.S., *et al.* (2012) Cytotoxicity comparison of three current direct pulp-capping agents with a new bioceramic root repair putty. *Journal of Endodontics* **38**, 385–388.

[92]http://www.biomta.com (accessed 31 January 2014).

[93]http://www.technomedics.no/Produkter/Endo/obturasjon/images/pdf/bcsealer/Bioceramic %20brosjyre.pdf. (accessed 3 February 2014)

[94]http://www.ibioceramix.com/iRootSP.html (accessed 31 January 2014).

[95]http://www.ibioceramix.com/products.html (accessed 31 January 2014).

[96]Huffman, B.P., Mai, S., Pinna, L., *et al.* (2009) Dislocation resistance of ProRoot Endo Sealer, a calcium silicate-based root canal sealer, from radicular dentine. *International Endodontic Journal* **42**, 34–46.

[97]Hungaro Duarte, M.A., Minotti, P.G., Rodrigues, C.T., *et al.* (2012) Effect of different radiopacifying agents on the physicochemical properties of white Portland cement and white mineral trioxide aggregate. *Journal of Endodontics* **38**, 394–397.

[98]Ioannidis, K., Mistakidis, I., Beltes, P., *et al.* (2013) Spectrophotometric analysis of coronal discolouration induced by grey and white MTA. *International Endodontic Journal* **46**, 137–144.

[99]Kangarlou, A., Sofiabadi, S., Yadegari, Z., *et al.* (2009) Antifungal effect of Calcium Enriched Mixture (CEM) cement against *Candida albicans*. *Iranian Endodontic Journal* **4**, 101–105.

[100]Kangarlou, A., Sofiabadi, S., Asgary, S., *et al.* (2012) Assessment of antifungal activity of Proroot mineral trioxide aggregate and mineral trioxide aggregate-Angelus. *Dental Research Journal (Isfahan)* **9**, 256–260.

[101]Kazem, M., Eghbal, M.J., Asgary, S. (2010) Comparison of bacterial and dye microleakage of different root-end filling materials. *Iranian Endodontic Journal* **5**, 17–22.

[102]Krastl, G., Allgayer, N., Lenherr, P., *et al.* (2013) Tooth discoloration induced by endodontic materials: a literature review. *Dental Traumatology* **29**, 2–7.

[103]Kum, K.Y., Zhu, Q., Safavi, K., *et al.* (2013) Analysis of six heavy metals in Ortho mineral trioxide aggregate and ProRoot mineral trioxide aggregate by inductively coupled plasma–optical emission spectrometry. *Australian Endodontic Journal* **39**, 126–130.

[104]Kvinnsland, S.R., Bårdsen, A., Fristad, I. (2010) Apexogenesis after initial root canal treatment of an immature maxillary incisor - a case report. *International Endodontic Journal* **43**, 76–83.

[105]Laurent, P., Camps, J., About, I. (2012) Biodentine(TM) induces TGF-β1 release from human pulp cells and early dental pulp mineralization. *International Endodontic Journal* **45**, 439–448.

[106]Leal, F., De-Deus, G., Brandão, C., *et al*. (2011) Comparison of the root-end seal provided by bioceramic repair cements and White MTA. *International Endodontic Journal* **44**, 662–668.

[107]Lee, B.N., Son, H.J., Noh, H.J. *et al*. (2012) Cytotoxicity of newly developed ortho MTA root-end filling materials. *Journal of Endodontics* **38**, 1627–1630.

[108]Lee, W., Oh, J.H., Park, J.C., *et al*. (2012) Performance of electrospun poly(ε-caprolactone) fiber meshes used with mineral trioxide aggregates in a pulp capping procedure. *Acta Biomaterialia* **8**, 2986–2995.

[109]Leiendecker, A.P., Qi, Y.P., Sawyer, A.N., *et al*. (2012) Effects of calcium silicate-based materials on collagen matrix integrity of mineralized dentin. *Journal of Endodontics* **38**, 829–833.

[110]Lenherr, P., Allgayer, N., Weiger, R., *et al*. (2012) Tooth discoloration induced by endodontic materials: a laboratory study. *International Endodontic Journal* **45**, 942–949.

[111]Lenzi, R., Trope, M. (2012) Revitalization procedures in two traumatized incisors with different biological outcomes. *Journal of Endodontics* **38**, 411–414.

[112]Lessa, F.C., Aranha, A.M., Hebling, J., *et al*. (2010) Cytotoxic effects of White-MTA and MTA-Bio cements on odontoblast-like cells (MDPC-23). *Brazilian Dental Journal* **21**, 24–31.

[113]Loushine, B.A., Bryan, T.E., Looney, S.W., *et al*. (2011) Setting properties and cytotoxicity evaluation of a premixed bioceramic root canal sealer. *Journal of Endodontics* **37**, 673–677.

[114]Lovato, K.F., Sedgley, C.M. (2011) Antibacterial activity of endosequence root repair material and proroot MTA against clinical isolates of *Enterococcus faecalis*. *Journal of Endodontics* **37**, 1542–1546.

[115]Ma, J., Shen, Y., Stojicic, S., *et al*. (2011) Biocompatibility of two novel root repair materials. *Journal of Endodontics* **37**, 793–798.

[116]Malekafzali Ardekani, B., Shekarchi, F., Asgar,y S. (2011) Treatment outcomes of pulpotomy in primary molars using two endodontic biomaterials: A 2-year randomized clinical trial. *European Journal of Paediatric Dentistry*, **12**:189–193.

[117]Marão, H.F., Panzarini, S.R., Aranega, A.M., *et al*. (2012) Periapical tissue reactions to calcium hydroxide and MTA after external root resorption as a sequela of delayed tooth replantation. *Dental Traumatology* **28**, 306–313.

[118]Massi, S., Tanomaru-Filho, M., Silva, G.F., *et al*. (2011) pH, calcium ion release, and setting time of an experimental mineral trioxide aggregate-based root canal sealer. *Journal of Endodontics* **37**, 844–846.

[119]Milani, A.S., Rahimi, S., Borna, Z., *et al*. (2012) Fracture resistance of immature teeth filled with mineral trioxide aggregate or calcium-enriched mixture cement: An ex vivo study. *Dental Research Journal (Isfahan)* **9**, 299–304.

[120]Min, K.S., Kim, H.I., Park, H.J., *et al*. (2007) Human pulp cells response to Portland cement in vitro. *Journal of Endodontics* **33**, 163–166.

[121]Modareszadeh, M.R., Di Fiore, P.M., Tipton, D.A., *et al*. (2012) Cytotoxicity and alkaline phosphatase activity evaluation of endosequence root repair material. *Journal of Endodontics* **38**, 1101–1105.

[122]Monteiro Bramante, C., Demarchi, A.C., de Moraes, I.G., *et al*. (2008) Presence of arsenic in different types of MTA and white and gray Portland cement. *Oral Surgery Oral Medicine Oral Pathology Oral Radiology Endodontics* **106**, 909–913.

[123]Moore, A., Howley, M.F., O'Connell, A.C. (2011) Treatment of open apex teeth using two types of white mineral

trioxide aggregate after initial dressing with calcium hydroxide in children. *Dental Traumatology* **27**, 166–173.

[124]Morgental, R.D., Vier-Pelisser, F.V., Oliveira, S.D., *et al.* (2011) Antibacterial activity of two MTA-based root canal sealers. *International Endodontic Journal* **44**, 1128–1133.

[125]Mozayeni, M.A., Salem Milani, A., Alim Marvasti, L., *et al.* (2012) Cytotoxicity of calcium enriched mixture (CEM) cement compared with MTA and IRM. *Australian Endodontic Journal* **38**, 70–75.

[126]Nagas, E., Uyanik, M.O., Eymirli, A., *et al.* (2012) Dentin moisture conditions affect the adhesion of root canal sealers. *Journal of Endodontics* **38**, 240–244.

[127]Nair, U., Ghattas, S., Saber, M., *et al.* (2011) A comparative evaluation of the sealing ability of 2 root-end filling materials: an in vitro leakage study using *Enterococcus faecalis*. *Oral Surgery Oral Medicine Oral Pathology Oral Radiology Endodontics* **112**, e74–e77.

[128]Nekoofar, M.H., Aseeley, Z., Dummer, P.M. (2010) The effect of various mixing techniques on the surface microhardness of mineral trioxide aggregate. *International Endodontic Journal* **43**, 312–320.

[129]Nosrat, A., Asgary, S. (2010a) Apexogenesis of a symptomatic molar with Calcium Enriched Mixture: a case report. *International Endodontic Journal* **43**, 940–944.

[130]Nosrat, A., Asgary, S. (2010b) Apexogenesis treatment with a new endodontic cement: a case report. *Journal of Endodontics* **36**, 912–914.

[131]Nosrat, A., Asgary, S., Eghbal, M.J., *et al.* (2011a) Calcium-enriched mixture cement as artificial apical barrier: A case series. *Journal of Conservative Dentistry* **14**, 427–431.

[132]Nosrat, A., Asgary, S., Seifi, A. (2011b) Regenerative endodontic treatment (revitalization) for necrotic immature permanent molars: A review and report of two cases using a new biomaterial. *Journal of Endodontics* **37**, 562–567.

[133]Nosrat, A., Asgary, S., Homayounfar, N. (2012) Periapical healing after direct pulp capping with calcium-enriched mixture cement: A case report. *Operative Dentistry* **37**, 571–575.

[134]Nosrat, A., Seifi, A., Asgary, S. (2013) Pulpotomy in caries-exposed immature permanent molars using calcium-enriched mixture cement or mineral trioxide aggregate: a randomized clinical trial. *International Journal of Paediatric Dentistry* **23**, 56–63.

[135]Oliveira, I.R., Pandolfelli, V.C., Jacobovitz, M. (2010) Chemical, physical and mechanical properties of a novel calcium aluminate endodontic cement. *International Endodontic Journal* **43**, 1069–1076.

[136]Orosco, F.A., Bramante, C.M., Garcia, R.B., *et al.* (2008) Sealing ability of grar MTA AngelusTM, CPM TM and MBPc used as apical plugs. *Journal of Applied Oral Sciences* **16**, 50–54.

[137]Orosco, F.A., Bramante, C.M., Garcia, R.B., *et al.* (2010) Sealing ability, marginal adaptation and their correlation using three root-end filling materials as apical plugs. *Journal of Applied Oral Sciences* **18**, 127–134.

[138]Oskoee, S.S., Kimyai, S., Bahari, M., *et al.* (2011) Comparison of shear bond strength of calcium-enriched mixture cement and mineral trioxide aggregate to composite resin. *Journal of Contemporary Dental Practice* **12**, 457–462.

[139]Parirokh, M., Torabinejad, M. (2010a) Mineral trioxide aggregate: a comprehensive literature review- Part I: Chemical, Physical, and antibacterial properties. *Journal of Endodontics* **36**, 16–27.

[140]Parirokh, M., Torabinejad, M. (2010b) Mineral trioxide aggregate: a comprehensive literature review- Part III: Clinical applications, drawbacks, and mechanism of action. *Journal of Endodontics* **36**, 400–412.

[141]Parirokh, M., Asgary, S., Eghbal, M.J., *et al.* (2005) A comparative study of white and grey mineral trioxide

aggregate as pulp capping agent. *Dental Traumatology* **21**, 150–154.

[142]Parirokh, M., Asgary, S., Eghbal, M.J., *et al.* (2007) The long-term effect of saline and phosphate buffer solution on MTA: an SEM and EPMA Investigation. *Iranian Endodontic Journal* **3**, 81–86.

[143]Parirokh, M., Askarifard, S., Mansouri, S., *et al.* (2009) Effect of phosphate buffer saline on coronal leakage of mineral trioxide aggregate. *Journal of Oral Science* **51**, 187–192.

[144]Parirokh, M., Mirsoltani, B., Raoof, M., *et al.* (2011) Comparative study of subcutaneous tissue responses to a novel root-end filling material and white and grey mineral trioxide aggregate. *International Endodontic Journal* **44**, 283–289.

[145]Park, J.W., Hong, S.H., Kim, J.H., *et al.* (2010) X-ray diffraction analysis of white ProRoot MTA and Diadent BioAggregate. *Oral Surgery Oral Medicine Oral Pathology Oral Radiology Endodontics* **109**, 155–158.

[146]Porter, M.L., Bertó, A., Primus, C.M., *et al.* (2010) Physical and chemical properties of new-generation endodontic materials. *Journal of Endodontics* **36**, 524–528.

[147]Rahimi, S., Mokhtari, H., Shahi, S., *et al.* (2012) Osseous reaction to implantation of two endodontic cements: mineral trioxide aggregate (MTA) and calcium enriched mixture (CEM). *Medicina Oral, Patología Oral y Cirugía Bucal* **17**, e907–e911.

[148]Rekab, M.S., Ayoubi, H.R. (2010) Evaluation of the apical sealability of mineral trioxide aggregate and portland cement as root canal filling cements: an in vitro study. *Journal of Dentistry (Tehran)* **7**, 205–213.

[149]Reyes-Carmona, J.F., Felippe, M.S., Felippe, W.T. (2010) The biomineralization ability of mineral trioxide aggregate and Portland cement on dentin enhances the push-out strength. *Journal of Endodontics* **36**, 286–291.

[150]Saghiri, M.A., Asgar, K., Lotfi, M., *et al.* (2012) Nanomodification of mineral trioxide aggregate for enhanced physiochemical properties. *International Endodontic Journal* **45**, 979–988.

[151]Saghiri, M.A., Garcia-Godoy, F., Gutmann, J.L., *et al.* (2013) Push-out bond strength of a nano-modified mineral trioxide aggregate. *Dental Traumatology* **29**, 323–327.

[152]Sağsen, B., Ustün, Y., Demirbuga, S., *et al.* (2011) Push-out bond strength of two new calcium silicate-based endodontic sealers to root canal dentine. *International Endodontic Journal* **44**, 1088–1091.

[153]Sağsen, B., Ustün, Y., Pala, K., *et al.* (2012) Resistance to fracture of roots filled with different sealers. *Dental Materials Journal* **31**, 528–532.

[154]Sahebi, S., Nabavizadeh, M., Dolatkhah, V., *et al.* (2012) Short term effect of calcium hydroxide, mineral trioxide aggregate and calcium-enriched mixture cement on the strength of bovine root dentin. *Iranian Endodontic Journal* **7**, 68–73.

[155]Sakai, V.T., Moretti, A.B., Oliveira, T.M., *et al.* (2009) Pulpotomy of human primary molars with MTA and Portland cement: a randomised controlled trial. *British Dental Journal* 207,E5.

[156]Salles, L.P., Gomes-Cornélio, A.L., Guimarães, F.C. *et al.* (2012) Mineral trioxide aggregate-based endodontic sealer stimulates hydroxyapatite nucleation in human osteoblast-like cell culture. *Journal of Endodontics* **38**, 971–976.

[157]Samara, A., Sarri, Y., Stravopodis, D., *et al.* (2011) A comparative study of the effects of three root-end filling materials on proliferation and adherence of human periodontal ligament fibroblasts. *Journal of Endodontics* **37**, 865–870.

[158]Samiee, S., Eghbal, M.J., Parirokh, M., *et al.* (2010) Repair of furcal perforation using a new endodontic cement. *Clinical Oral Investigation* **14**, 653–658.

[159]Santos, A.D., Moraes, J.C., Araújo, E.B., *et al.* (2005) Physico-chemical properties of MTA and a novel experimental cement. *International Endodontic Journal* **38**, 443–447.

[160]Santos, A.D., Araújo, E.B., Yukimitu, K., *et al.* (2008) Setting time and thermal expansion of two endodontic cements. *Oral Surgery Oral Medicine Oral Pathology Oral Radiology Endodontics* **106**, e77–e79.

[161]Sawyer, A.N., Nikonov, S.Y., Pancio, A.K., *et al.* (2012) Effects of calcium silicate-based materials on the flexural properties of dentin. *Journal of Endodontics* **38**, 680–683.

[162]Scarparo, R.K., Haddad, D., Acasigua, G.A., *et al.* (2010) Mineral trioxide aggregate-based sealer: analysis of tissue reactions to a new endodontic material. *Journal of Endodontics* **36**, 1174–1178.

[163]Scelza, M.Z., Linhares, A.B., da Silva, L.E., *et al.* (2012) A multiparametric assay to compare the cytotoxicity of endodontic sealers with primary human osteoblasts. *International Endodontic Journal* **45**, 12–18.

[164]Schembri, M., Peplow, G., Camilleri, J. (2010) Analyses of heavy metals in mineral trioxide aggregate and Portland cement. *Journal of Endodontics* **36**, 1210–1215.

[165]Shahi, S., Rahimi, S., Hasan, M., *et al.* (2009) Sealing ability of mineral trioxide aggregate and Portland cement for furcal perforation repair: a protein leakage study. *Journal of Oral Science* **51**, 601–606.

[166]Shahi, S., Rahimi, S., Yavari, H.R., *et al.* (2010) Effect of mineral trioxide aggregates and Portland cements on inflammatory cells. *Journal of Endodontics* **36**, 899–903.

[167]Shahi, S., Yavari, H.R., Rahimi, S., *et al.* (2011) Comparison of the sealing ability of mineral trioxide aggregate and Portland cement used as root-end filling materials. *Journal of Oral Science* **53**, 517–522.

[168]Shetty, P., Xavier, A.M. (2011) Management of a talon cusp using mineral trioxide aggregate. *International Endodontic Journal* **44**, 1061–1068.

[169]Shokouhinejad, N., Gorjestani, H., Nasseh, A.A., *et al.* (2013) Push-out bond strength of gutta-percha with a new bioceramic sealer in the presence or absence of smear layer. *Australian Endodontic Journal* **39**, 102–106.

[170]Shokouhinejad, N., Nekoofar, M.H., Razmi, H., *et al.* (2012a) Bioactivity of EndoSequence Root repair material and bioaggregate. *International Endodontic Journal* **45**, 1127–1134.

[171]Shokouhinejad, N., Razmi, H., Fekrazad, R., *et al.* (2012b) Push-out bond strength of two root-end filling materials in root-end cavities prepared by Er,Cr:YSGG laser or ultrasonic. *Australian Endodontic Journal* **38**, 113–117.

[172]Silva, E.J., Herrera, D.R., Almeida, J.F., *et al.* (2012) Evaluation of cytotoxicity and up-regulation of gelatinases in fibroblast cells by three root repair materials. *International Endodontic Journal* **45**, 815–820.

[173]Silva, E.J.L., Rosa, T.P., Herrera, D.R., *et al.* (2013) Evaluation of cytotoxicity and physicochemical properties of calcium silicate-based endodontic sealer MTA Fillapex. *Journal of Endodontics* **39**, 274–247.

[174]Soheilipour, E., Kheirieh, S., Madani, M., *et al.* (2009) Particle size of a new endodontic cement compared to Root MTA and calcium hydroxide. *Iranian Endodontic Journal* **4**, 112–116.

[175]Tabarsi, B., Parirokh, M., Eghbal, M.J., *et al.* (2010) A comparative study of dental pulp response to several pulpotomy agents. *International Endodontic Journal* **43**, 565–571.

[176]Tabarsi, B., Pourghasem, M., Moghaddamnia, A., *et al.* (2012) Comparison of skin test reactivity of two endodontic biomaterials in rabbits. *Pakistan Journal of Biological Sciences* **15**, 250–254.

[177]Tanalp, J., Dikbas, I., Malkondu, O., *et al.* (2012) Comparison of the fracture resistance of simulated immature permanent teeth using various canal filling materials and fiber posts. *Dental Traumatology* **28**, 457–464.

[178]Tanomaru-Filho, M., Chaves Faleiros, F.B., Saçaki, J.N., *et al.* (2009) Evaluation of pH and calcium ion release

of root-end filling materials containing calcium hydroxide or mineral trioxide aggregate. *Journal of Endodontics* **35**, 1418–1421.

[179]Taschieri, S., Tamse, A., Del Fabbro, M., *et al.* (2010) A new surgical technique for preservation of endodontically treated teeth with coronally located vertical root fractures: a prospective case series. *Oral Surgery Oral Medicine Oral Pathology Oral Radiology Endodontics* **110**, e45–e52.

[180]Tavares, C.O., Bottcher, D.E., Assmann, E., *et al.* (2013) Tissue reactions to a new mineral trioxide aggregate–containing endodontic sealer. *Journal of Endodontics* **39**, 653–657.

[181]Tay, K.C., Loushine, B.A., Oxford, C., *et al.* (2007) In vitro evaluation of a Ceramicrete-based root-end filling material. *Journal of Endodontics* **33**, 1438–1443.

[182]Torabinejad, M., Parirokh, M. (2010) Mineral trioxide aggregate: a comprehensive literature review- Part II: Sealing ability and biocompatibility properties. *Journal of Endodontics* **36**, 190–202.

[183]Torabzadeh, H., Aslanzadeh, S., Asgary, S. (2012) Radiopacity of various dental biomaterials. *Research Journal of Biological Science* **7**, 152–158.

[184]Tuna, E.B., Dinçol, M.E., Gençay, K., *et al.* (2011) Fracture resistance of immature teeth filled with BioAggregate, mineral trioxide aggregate and calcium hydroxide. *Dental Traumatology* **27**. 174–178.

[185]Ulusoy, Ö.İ., Nayır, Y., Darendeliler-Yaman, S. (2011) Effect of different root canal sealers on fracture strength of simulated immature roots. *Oral Surgery Oral Medicine Oral Pathology Oral Radiology Endodontics* **112**, 544–547.

[186]Vallés, M., Mercadé, M., Duran-Sindreu, F., *et al.* (2013) Color stability of white mineral trioxide aggregate. *Clinical Oral Investigation* **17**, 1155–1159.

[187]Vier-Pelisser, F.V., Pelisser, A., Recuero, L.C., *et al.* (2012) Use of cone beam computed tomography in the diagnosis, planning and follow up of a type III dens invaginatus case. *International Endodontic Journal* **45**, 198–208.

[188]Viola, N.V., Guerreiro-Tanomaru, J.M., da Silva, G.F., *et al.* (2012) Biocompatibility of an experimental MTA sealer implanted in the rat subcutaneous: quantitative and immunohistochemical evaluation. *Journal of Biomedical Material Research B Applied Biomaterials* **100B**, 1773–1781.

[189]Vivan, R.R., Ordinola-Zapata, R., Bramante, C.M., *et al.* (2009) Evaluation of the radiopacity of some commercial and experimental root-end filling materials. *Oral Surgery Oral Medicine Oral Pathology Oral Radiology Endodontics* **108**, e35–e38.

[190]Vivan, R.R., Zapata, R.O., Zeferino, M.A., *et al.* (2010) Evaluation of the physical and chemical properties of two commercial and three experimental root-end filling materials. *Oral Surgery Oral Medicine Oral Pathology Oral Radiology Endodontics* **110**, 250–256.

[191]Wälivaara, D.Å., Abrahamsson, P., Isaksson, S., *et al.* (2012) Periapical tissue response after use of intermediate restorative material, gutta-percha, reinforced zinc oxide cement, and mineral trioxide aggregate as retrograde root-end filling materials: a histologic study in dogs. *Journal of Oral & Maxillofacial Surgery* **70**, 2041–2047.

[192]Washington, J.T., Schneiderman, E., Spears, R., *et al.* (2011) Biocompatibility and osteogenic potential of new generation endodontic materials established by using primary osteoblasts. *Journal of Endodontics* **37**, 1166–1170.

[193]Weller, R.N., Tay, K.C., Garrett, L.V., *et al.* (2008) Microscopic appearance and apical seal of root canals filled with gutta-percha and ProRoot Endo Sealer after immersion in a phosphate-containing fluid. *International Endodontic Journal* **41**, 977–986.

[194]Yan, P., Yuan, Z., Jiang, H., *et al.* (2010) Effect of bioaggregate on differentiation of human periodontal ligament fibroblasts. *International Endodontic Journal* **43**, 1116–1121.

[195]Yavari, H.R., Samiei, M., Shahi, S., *et al.* (2012) Microleakage comparison of four dental materials as intra-orifice barriers in endodontically treated teeth. *Iranian Endodontic Journal* **7**, 25–30.

[196]Yilmaz, H.G., Kalender, A., Cengiz, E. (2010) Use of mineral trioxide aggregate in the treatment of invasive cervical resorption: a case report. *Journal of Endodontics* **36**, 160–163.

[197]Yuan, Z., Peng, B., Jiang, H., *et al.* (2010) Effect of bioaggregate on mineral-associated gene expression in osteoblast cells. *Journal of Endodontics* **36**, 1145–1148.

[198]Zarrabi, M.H., Javidi, M., Jafarian, A.H., *et al.* (2010) Histologic assessment of human pulp response to capping with mineral trioxide aggregate and a novel endodontic cement. *Journal of Endodontics* **36**, 1778–1781.

[199]Zarrabi, M.H., Javidi, M., Jafarian, A.H., *et al.* (2011) Immunohistochemical expression of fibronectin and tenascin in human tooth pulp capped with mineral trioxide aggregate and a novel endodontic cement. *Journal of Endodontics* **37**, 1613–1618.

[200]Zeferino, E.G., Bueno, C.E., Oyama, L.M., *et al.* (2010) Ex vivo assessment of genotoxicity and cytotoxicity in murine fibroblasts exposed to white MTA or white Portland cement with 15% bismuth oxide. *International Endodontic Journal* **43**, 843–848.

[201]Zhang, H., Pappen, F.G., Haapasalo, M. (2009a) Dentin enhances the antibacterial effect of mineral trioxide aggregate and bioaggregate. *Journal of Endodontics* **35**, 221–224.

[202]Zhang, H., Shen, Y., Ruse, N.D., *et al.* (2009b) Antibacterial activity of endodontic sealers by modified direct contact test against *Enterococcus faecalis*. *Journal of Endodontics* **35**, 1051–1055.

[203]Zhang, W., Li, Z., Peng, B. (2010) Ex vivo cytotoxicity of a new calcium silicate-based canal filling material. *International Endodontic Journal* **43**, 769–774.

[204]Zmener, O., Martinez Lalis, R., Pameijer, C.H., *et al.* (2012) Reaction of rat subcutaneous connective tissue to a mineral trioxide aggregate-based and a zinc oxide and eugenol sealer. *Journal of Endodontics* **38**, 1233–1238.

[205]Zoufan, K., Jiang, J., Komabayashi, T., *et al.* (2011) Cytotoxicity evaluation of Gutta Flow and Endo Sequence BC sealers. *Oral Surgery Oral Medicine Oral Pathology Oral Radiology Endodontics* **112**, 657–661.